AF358435

73

T x 156.

T 3505.
7 aug 6

TRAITÉ
DES MALADIES
CHIRURGICALES
ET DES OPERATIONS
QUI LEUR CONVIENNENT.

IMPRIMERIE DE MIGNERET,
RUE DU DRAGON, F. S.-G., N.º 20.

TRAITÉ
DES MALADIES
CHIRURGICALES
ET DES OPERATIONS
QUI LEUR CONVIENNENT;

Par M. le Baron BOYER,

Membre de la Légion-d'Honneur, Professeur de Chirurgie-pratique à la Faculté de Médecine de Paris, Chirurgien en chef-adjoint de l'Hôpital de la Charité, Membre de plusieurs Sociétés savantes nationales et étrangères, etc., etc.

TOME SIXIÈME.

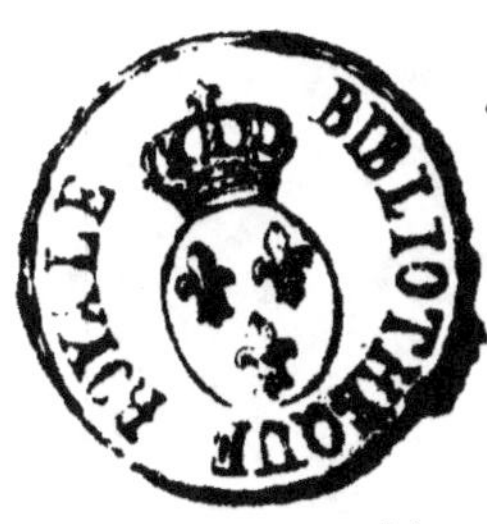

A PARIS,

CHEZ
{
L'Auteur, rue de Grenelle, faubourg Saint-Germain, N.º 9;
MIGNERET, Imprimeur, rue du Dragon, faubourg Saint-Germain, N.º 20.

1818.

[illegible]
[illegible]

[illegible]

[illegible]

TRAITÉ

DES

MALADIES CHIRURGICALES

ET DES OPÉRATIONS

QUI LEUR CONVIENNENT.

SUITE DES MALADIES DE LA FACE.

CHAPITRE PREMIER.

Des Maladies de l'Oreille.

Nous suivrons, pour la description des maladies de l'oreille, l'ordre adopté par les Anatomistes dans l'exposition des différentes parties qui concourent à former l'organe de l'ouïe. Nous traiterons d'abord des maladies de l'oreille externe, et nous parlerons ensuite de celles de l'oreille interne. Nous comprenons dans l'oreille externe le pavillon, le conduit auditif et la membrane du tympan. L'oreille interne,

6.   1

renfermée dans la portion pierreuse du temporal et dans la cavité gutturale , est formée par la caisse du tambour, le labyrinthe et la trompe d'eustache.

Article premier.

Maladies de l'Oreille externe.

Nous allons traiter successivement des maladies du pavillon de l'oreille, de celles qui attaquent le conduit auditif, et des maladies qui affectent la membrane du tambour.

Maladies du Pavillon de l'Oreille.

Le pavillon de l'oreille est quelquefois mar conformé ; il est sujet aux plaies , aux tumeurs aux ulcères , etc. Le pavillon de l'oreille, destiné à recueillir les rayons sonores et à les diriger vers le conduit auditif, n'est point une partie absolument essentielle à la perception des sons : les personnes qui naissent privées de cette portion du système auditif, ou qui n'en ont qu'une sorte d'appendice, ont l'ouïe presque aussi fine que celles dont le pavillon de l'oreille est bien conformé. A la vérité, lorsque par un accident quelconque cette partie est détruite , l'ouïe devient dure ; mais bientôt elle recouvre presque toute sa finesse.

— Le tragus , l'anti-tragus et l'anthélix sont quelquefois tellement enfoncés dans le conduit auditif, que son ouverture s'en trouve retrécie ; l'ouïe est dure alors , parce que les sons ne peuvent être admis qu'en petite quantité. L'usage d'un corps dilatant ne doit être ici que d'une utilité bien faible ; car, agissant sur des parties élastiques , ces parties reviendront bientôt à leur position primitive dès qu'elles ne seront plus tenues écartées. On remédie à ce rétrécissement de l'entrée du conduit auditif par un cornet acoustique, au moyen duquel les rayons sonores sont recueillis et portés dans ce conduit. On y remédie plus efficacement encore en excisant les prolongemens difformes, et en ouvrant aux sons un passage permanent.

Quelquefois le lobule de l'oreille manque entièrement. Ce n'est point un grand objet de difformité : mais lorsqu'il a une longueur démesurée et une forme irrégulière , il en résulte une difformité réelle. J'ai vu chez un jeune homme cette partie se porter sur la joue d'une manière désagréable ; j'en fis l'excision avec des ciseaux, après avoir marqué d'une ligne d'encre la forme que je voulais donner à l'incision ; la plaie fut guérie promptement et la difformité fut détruite.

— Les instrumens tranchans peuvent porter leur action sur le pavillon de l'oreille, et y faire des plaies plus ou moins étendues. Ces plaies doivent être réunies au moyen des emplâtres agglutinatifs, et si leur étendue et l'irrégularité de leurs bords rendent la réunion, par les agglutinatifs, impossible, on pratiquera un ou deux points de suture, qui réussiront d'autant mieux ici, qu'il n'y a pas de muscle dont la contraction puisse déterminer l'écartement des lèvres de la plaie. En pratiquant cette opération, les anciens évitaient avec soin de comprendre le cartilage dans la suture : cette précaution est tout-à-fait inutile. On sait maintenant que la piqûre de ce cartilage n'en détermine pas la gangrène, quoique Paré assure que cela soit *souventes fois arrivé*.

— On perce quelquefois le lobe de l'oreille, et on place dans l'ouverture un corps étranger pour y déterminer une irritation et une suppuration salutaires dans quelques maladies des yeux, dans certaines fluxions catarrheuses, etc. Mais bien plus souvent encore cette ouverture est destinée à recevoir des bijoux. On pratique cette petite opération avec une alène qu'on enfonce dans le milieu du lobe, appuyé sur un morceau de liège : on met ensuite dans l'ouverture un fil de plomb ou un anneau d'or. Il survient un gonflement et un suintement léger ; peu de temps après la partie se sèche et se cicatrise. Si le gonflement et la douleur deviennent considérables et la suppuration abondante, on a recours aux applications émollientes, et on ôte le corps étranger. Mais il est rare que l'inflammation soit portée à ce degré, à moins qu'il n'existe chez l'individu un principe morbifique, que l'irritation a appelé vers l'oreille ; dans ce cas, l'évacuation devient salutaire.

Lorsque le bijou que l'on suspend au lobe de l'oreille est trop pesant, il tiraille cette partie, l'alonge, la fend même quelquefois et laisse une bifurcation désagréable ; on perce alors plus haut ou sur les côtés ; mais quand on ne le peut point, et qu'on veut remédier à la difformité, il faut rendre saignans les bords de cette fente, pour les réunir ensuite par un ou plusieurs points de suture. Si l'on veut rétablir une ouverture, on place un fil de plomb dans l'angle de la bifurcation pour en empêcher la réunion. Dans la suite, on aura l'attention de faire soutenir les pendeloques dont le poids est considérable, par un ruban ou une agrafe passée derrière l'oreille, et fixée sur le pavillon de l'oreille ou dans les cheveux.

— La fracture du cartilage de l'oreille, dont Celse fait mention, et que quelques auteurs disent pouvoir exister chez les vieillards, est je crois, sans exemple : je pense même qu'elle est impossible. Pour que cette fracture pût avoir lieu, il faudrait que le cartilage fût ossifié ; cette ossification n'existe jamais, même dans l'âge le plus avancé.

— La compression trop forte et long-temps continuée de l'oreille, cause d'abord de la douleur ; la partie la plus saillante devient rouge, et si la compression persiste, l'inflammation se termine par gangrène. On doit donc éviter de comprimer l'oreille ; et toutes les fois qu'on est obligé de passer un bandage sur elle, il faut avoir soin de l'envelopper de charpie ou de coton qui la garantisse sans la gêner. La gangrène causée par la compression forte et long-temps continuée de l'oreille, ne se borne pas toujours aux tégumens ; elle peut s'étendre jusqu'au cartilage : c'est ce que j'ai vu sur un jeune étudiant en médecine. Dans une maladie de longue durée, un large ulcère qui s'était formé sur la partie postérieure du bassin, força ce jeune homme à se tenir couché sur le côté : la partie la plus saillante de la face externe de l'oreille, c'est-à-dire l'anthélix, devint le siége d'une escarre, dont la chute laissa dans le pavillon de l'oreille, un trou qui pouvait admettre l'extrémité du petit doigt.

— Le pavillon de l'oreille est sujet aux tumeurs inflammatoires ; mais comme il entre peu de tissu cellulaire dans sa composition, et

que ce tissu est dense, serré et presque entièrement dépourvu de graisse , l'inflammation
qui s'y manifeste est de nature érysipélateuse ;
par la même raison , cette inflammation se termine rarement par suppuration , et lorsqu'il se
forme un abcès au pavillon de l'oreille, il occupe le plus souvent l'anti-tragus et le lobe qui
contiennent un peu de graisse.

— Il se développe quelquefois des tumeurs
enkystées sur le pavillon de l'oreille ; mais elles
prennent rarement un accroissement considérable. Si elles sont petites et stationnaires , on
peut les abandonner à la nature ; mais si elles
augmentent de volume, il faut en faire l'extirpation. Une dame portait depuis plus de dix
ans, sur la face externe du lobe, une tumeur
de ce genre ; elle ne consentit à la laisser enlever que lorsqu'elle fut devenue un objet de
difformité.

—L'humeur sébacée, qui lubréfie les replis du
cartilage de l'oreille s'amasse quelquefois dans les
follicules qui la fournissent, les distend et forme
de petites tumeurs nommées *tannes*, qui in-
commodent et rendent presque toujours l'ouïe
dure. On fait disparaître ces tumeurs en enlevant, avec une curette , l'humeur sébacée qui
les forme, après avoir percé, avec une aiguille
ou une lancette , le point noirâtre qu'on voit
à leur sommet. Pour empêcher qu'elles ne reviennent, ou pour arrêter leurs progrès, on
fait faire des lotions avec de l'eau de savon.

— Les croûtes *laiteuses* dont le pavillon de
l'oreille est très-souvent couvert chez les enfans, et les ulcérations qui , à cet âge , existent
fréquemment dans l'enfoncement qui sépare l'o-
reille de la partie latérale de la tête , ne deman-

dent que de la propreté : elles ne doivent point
être pansées avec des corps gras , à moins qu'il
ne soit nécessaire d'entretenir la suppuration ;
si le suintement est abondant , on appliquera
des linges secs ou imbibés d'une décoction de
guimauve ou de sureau. L'usage des médicamens répercussifs pourrait être nuisible. Dans les
adultes , le pavillon de l'oreille est quelquefois
le siège d'une éruption dartreuse , qui réclame
l'application d'un vésicatoire à la nuque , et
l'usage des médicamens propres à combattre
le vice dartreux.

Maladies du Conduit auditif.

L'imperforation congéniale du conduit auditif
présente des variétés. S'il est simplement bouché
par une membrane placée à l'extérieur, il est aussi
facile de reconnaître ce vice de conformation
que d'y remédier. Si la membrane est située un
peu avant dans le canal , le diagnostic est un
peu plus obscur, et la maladie plus difficile à
traiter. Pour découvrir la membrane, il faut ,
comme dans toutes les circonstances où l'on
veut examiner le conduit auditif , placer le
malade de façon que la lumière frappe directement l'oreille , et tirer en haut le pavillon, pour
faire disparaître la courbure du conduit. Lorsqu'on a reconnu l'existence d'une membrane
contre-nature , on doit l'inciser avec un bistouri enveloppé de linge jusqu'à deux lignes de
sa pointe ; emporter les petits lambeaux si cela
est possible, et tenir les bords de l'ouverture écartés au moyen d'une tente. On pourrait également
percer la membrane avec un trois-quarts , si l'é-
troitesse du conduit ou quelque autre circons-

tance rendait difficile l'introduction du bistouri.
Lorsque la membrane est placée profondément,
il est difficile de l'apercevoir, et très-rare qu'on
soupçonne son existence dans les premiers instans de la vie. Ce n'est qu'à mesure que les
enfans grandissent qu'on découvre leur surdité,
et qu'on en cherche la cause. Si la position de
la membrane faisait craindre qu'en l'ouvrant
on n'intéressât la membrane du tympan, on
pourrait essayer de la détruire par la cautérisation avec le nitrate d'argent fondu. *Lesche-
vin* (1) propose, dans ce cas, de fixer un morceau
de ce caustique dans un petit tuyau de plume,
de le porter directement sur le centre de la
membrane, à travers une canule. On peut laisser le caustique plus ou moins de temps, et en
réitérer l'application plus ou moins souvent;
selon la dureté et l'épaisseur de la membrane
contre-nature.

Quelquefois le conduit auditif manque entièrement; mais comme ce conduit est peu développé chez les enfans, il n'est pas toujours
facile de juger s'il est seulement imperforé, ou
s'il manque réellement. Cependant on peut
présumer qu'il existe, si en appuyant avec le
doigt sur le point où il doit se trouver, ce point
cède à la pression. Il faut soupçonner le contraire, si l'on sent de la dureté. Dans tous les cas,
il est bon de pratiquer une ouverture sur l'endroit où l'orifice du conduit a coutume d'exister; et si après avoir percé à la profondeur de
quelques lignes, on ne trouve point de vide,
il est certain alors que le conduit auditif manque complètement.

-----

(1) **Prix de l'Acad. Roy. de Chirurgie.**

Au lieu d'être simplement fermé par une membrane, le conduit auditif se trouve quelquefois bouché dans une certaine portion de sa longueur, par l'adhérence innée ou accidentelle de ses parois. Une imperforation de cette espèce est bien plus difficile à guérir que la précédente. L'opération nécessaire dans ce second cas est plus délicate, et l'on ne doit l'entreprendre que lorsqu'il y a adhésion dans les deux conduits, et surdité complète. Pour exécuter cette opération, il faut se servir d'un trois-quarts très-court, dont la pointe peu aiguë n'excède la canule que le moins possible. On enfonce l'instrument avec lenteur dans le lieu où doit exister le conduit, en suivant la direction du canal osseux ; le défaut de résistance annonce qu'on a franchi l'obstacle. On retire alors le trois-quarts, et on laisse la canule qui servira de guide pour l'introduction d'une tente ou d'un morceau de bougie élastique. Avant d'introduire le corps dilatant et de retirer la canule, on peut éprouver si le malade entend : le corps dilatant sera entretenu dans le conduit, quelque temps même après la cicatrisation.

L'étroitesse du conduit est quelquefois un obstacle à l'audition. Si cette disposition est due à l'épaississement de ses parois, on peut, en faisant long-temps usage d'un corps dilatant, affaisser, amincir ces parois. Mais si le mal tient à une conformation vicieuse de l'os, il est tout-à-fait incurable.

Le conduit auditif présente quelquefois un vice de conformation d'une autre nature, et qui produit également la dureté de l'ouïe et quelquefois même la surdité, c'est son applatissement et le contact de ses parois dans une étendue plus ou moins grande. Je fus consulté par une personne qui étoit presqu'entièrement sourde par cette cause. Je fis construire une canule d'or, du diamètre et de la forme du conduit auditif, et évasée du côté de la conque; je l'introduisis dans le conduit. Depuis ce temps, le malade qui la porte toujours, entend parfaitement bien.

— Le conduit auditif peut contenir des corps étrangers dont la nature, la figure et le volume varient, et dont par conséquent les effets sur les parties et sur l'ouïe doivent varier aussi : ils ont seulement cela de commun qu'ils interceptent plus ou moins les sons et rendent l'ouïe plus ou moins dure; quelques-uns peuvent même causer la surdité. Ces corps étrangers, ou se forment dans le conduit, ou viennent du dehors. Les premiers sont toujours le résultat de l'accumulation et de l'épaississement du cérumen. C'est ordinairement chez les vieillards que l'obturation du conduit provient de cette cause. On a toujours raison de la soupçonner, lorsque la dureté ou la perte de l'ouïe est survenue peu-à-peu, sans douleurs et sans écoulement; il est facile, au reste, de s'en convaincre en examinant l'oreille; car alors on aperçoit dans le fond du conduit, un corps jaunâtre dont la dureté est presque toujours fort considérable. On tâche d'abord de ramollir ce corps avec de l'eau de savon chaude ou de l'huile que l'on retient dans l'oreille avec du coton; ensuite on en fait l'extraction avec une curette ou des pinces.

On trouve quelquefois dans le conduit auditif, des corps étrangers liquides ou solides venus du dehors. Les substances liquides y produisent une sensation incommode dont il est facile de se débarrasser en inclinant la tête de côté, et en la secouant un peu ; on peut les aspirer avec une seringue, ou les absorber avec une petite éponge ou un pinceau de charpie. Les corps solides sont ou vivans ou inanimés : des larves de mouches éclosent quelquefois dans l'oreille ; des insectes, tels qu'une puce, un poux, une punaise, un perce-oreille peuvent s'y introduire et déterminer par leurs mouvemens une sensation très-douloureuse. Il est souvent difficile de faire l'extraction de ces insectes entrés profondément dans le conduit auditif. Une puce se prend ordinairement dans un petit flocon de laine ou de coton introduit dans ce conduit. Si ce moyen ne suffit pas, on y verse, comme pour les autres insectes, de l'huile, de l'eau chaude ou du mercure pour faire périr l'insecte ; on le retire ensuite avec un cure-oreille. On peut aussi porter dans ce conduit un stylet enveloppé à son extrémité d'un peu de laine trempée dans la térébenthine ou le miel, pour engluer l'insecte et l'amener au-dehors.

Les corps étrangers inanimés introduits dans le conduit auditif, peuvent être plus ou moins volumineux, remplir le conduit en totalité ou seulement en partie ; être de nature à ne pas augmenter de volume par leur séjour dans ce conduit, ou y grossir par l'humidité et la la chaleur. Quoique l'effet général de ces corps étrangers soit de produire la surdité et des douleurs plus ou moins vives, cependant il arrive quelquefois qu'ils sont portés pendant plusieurs années sans que les personnes qui les ont s'en apperçoivent. Il est rare que la présence d'un corps étranger dans le conduit auditif donne lieu à des accidens graves ; cependant on trouve dans Fabrice de Hildan une observation qui montre qu'elle peut avoir les suites les plus fâcheuses. Une fille de dix ans jouait avec d'autres enfans de son âge ; une d'elles lui jeta dans le conduit auditif de l'oreille gauche une petite boule de verre de la grosseur d'un poids. Les tentatives que firent différens chirurgiens pour l'extraire ne servirent qu'à l'enfoncer d'avantage. La douleur causée par la présence de ce corps et par des tentatives infructueuses pour le retirer , se dissipa ; mais il lui en succéda une très-vive sur le côté de la tête jusqu'à la suture sagittale , et qui augmentait lorsque le temps était humide. Il survint à la malade de l'engourdissement· au bras , aux lombes, à la cuisse et à la jambe gauches, de sorte que cette partie du corps était dans un état de stupeur. Cet engourdissement fit place à des douleurs aiguës dans les mêmes parties ; une toux sèche et continuelle se joignit à ces symptômes ; les menstrues ne vinrent plus qu'une fois en trois mois, et en petite quantité. Enfin, après quatre ou cinq ans de souffrances , la malade eut des attaques d'épilepsie, et le bras gauche tomba dans l'atrophie.

La mère consulta beaucoup de gens de l'art , sans parler du corps étranger introduit dans l'oreille, parce que sa fille ne ressentait plus de douleurs dans cette partie. Fabrice de Hildan fut aussi prié, en 1595, de voir la jeune personne à laquelle il donna des soins qui furent inutiles : **il** commençait à désespérer de pouvoir la soulager, lorsqu'elle lui raconta ce qui lui était arrivé huit ans auparavant. Fabrice pensa que la présence de la boule de verre pouvait bien être la cause de la maladie, et il détermina la malade à se soumettre à de nouvelles tentatives ; il tira la boule avec assez de facilité, quoiqu'elle fut située profondément, et qu'elle fût pour ainsi dire collée aux parois du conduit auditif par le pus et les autres humeurs. Les douleurs, les engourdissemens, les convulsions épileptiques et tous les autres symptômes se dissipèrent ; le bras reprit son volume naturel, en sorte que la santé de la malade se rétablit parfaitement.

Sabatier dit avoir vu une boule de papier attirer des maux plus graves encore. On était incertain qu'elle fût entrée dans l'oreille ; on fit des recherches si peu méthodiques que la boule fut enfoncée très-avant, et qu'on crut qu'elle avait seulement frappé l'oreille sans y entrer. Le malade continua à jouir d'une bonne santé pendant quelques mois ; au bout de ce temps, il fut attaqué d'une fièvre maligne accompagnée de douleurs de tête violentes ; il mourut le dix-septième ou le dix-huitième jour. A l'ouverture de la tête, on remarqua que la partie du cerveau qui repose sur la face supérieure du rocher du côté gauche, avait contracté une adhérence intime avec la dure-mère ; il y avait à l'endroit de cette adhérence un abcès de peu d'étendue, dont le pus tombait dans la caisse du tambour par une ouverture qui s'était faite à l'os des tempes. La boule de papier était dans cette cavité, et y avait pénétré, après avoir détruit le tympan ; elle était couverte de pus.

Sabatier fut convaincu, ainsi que les assistans, que la présence de ce corps avait produit tous les désordres de la tête et de l'organe de l'ouïe.

La dureté de l'ouïe et la douleur sont des signes qui peuvent faire soupçonner qu'un corps étranger a été porté dans l'oreille; l'aveu du malade, qui souvent l'a introduit lui-même, est un guide plus sûr; mais la vue de ce corps est encore nécessaire, et l'on peut toujours l'apercevoir, lors même qu'il est très-enfoncé vers la membrane du tympan, en examinant le conduit à une grande lumière. Ainsi, quoiqu'il semble qu'on ne puisse pas se méprendre sur l'existence d'un corps étranger dans le conduit auditif externe, il est toujours bon de s'en assurer par la vue, indépendamment du récit du malade et du témoignage des personnes qui l'entourent : les deux observations suivantes en sont la preuve. Un enfant âgé de huit ans environ, jouant avec ses camarades, leur dit qu'il voulait escamoter un petit caillou qu'il tenait dans sa main, et le faire passer de l'oreille dans la bouche. Aussitôt les autres enfans se mirent à crier qu'il s'était introduit un caillou dans l'oreille; la maîtresse de pension accourut et fit des tentatives pour retirer le corps étranger. Le chirurgien ordinaire de la maison fit imprudemment des essais qui furent aussi inutiles, car le caillou n'avait pas été introduit. Il résulta de toutes ces tentatives, une irritation que suivit bientôt un écoulement puriforme avec dureté de l'ouïe. L'enfant me fut présenté; je reconnus qu'il n'existait aucun corps étranger; je calmai l'irritation en faisant instiller de l'huile d'olive tiède dans le conduit auditif.

Au bout de deux ou trois jours, les douleurs et l'écoulement cessèrent, et l'enfant fut guéri.

M. de *** fut réveillé tout-à-coup, au milieu de la nuit, par des douleurs vives dans l'oreille droite; il y poussa profondément un bourdonnet de coton imprégné d'huile d'amandes douces. Le lendemain, les douleurs avaient cessé; mais il restait encore des bourdonnemens et un peu de surdité. Pour enlever le coton et le renouveler, le malade porta dans l'oreille la tête d'une longue épingle, puis une curette. Ne pouvant rien saisir, et persuadé que le coton n'avait pu quitter l'oreille, il la tourmenta au point d'y déterminer une inflammation assez vive. Je fus appelé; j'examinai le fond du conduit auditif, et n'y vis aucun corps étranger; je prescrivis des injections émollientes. Les douleurs de l'oreille et l'embarras de l'ouïe disparurent en peu de jours. Le temps seul a pu rassurer M. de ***, et le convaincre que le coton qu'il avait introduit dans l'oreille, en était sorti pendant son sommeil.

Le corps étranger une fois reconnu, il faut en faire l'extraction le plutôt possible. Sa sortie spontanée est un événement sur lequel il ne faut point compter; cependant si ce corps était peu volumineux et de forme ronde, il serait possible qu'excitant de la suppuration dans l'oreille, les parois de ce conduit se relâchassent au point qu'il sortit de lui-même. Fabrice de Hildan en cite un exemple : Un noyau de cerise fut lancé dans l'oreille droite d'un enfant de dix ans. Les gens de l'art auxquels il fut confié firent des tentatives pour retirer ce corps au moyen d'un crochet qui causa beaucoup de douleurs. Il s'établit un peu de suppuration dans le conduit auditif, **et** lorsque le père de l'enfant se disposait à le conduire chez Fabrice, il vit que le noyau se présentait au-dehors avec le pus dont il était couvert, et il le retira aisément avec la pointe d'une aiguille : l'enfant guérit en peu de temps. Fabrice observe avec raison que ce fait ne doit pas encourager à laisser des corps étrangers dans l'oreille, où leur présence peut attirer de la suppuration, donner lieu à la carie, à la formation de fongosités difficiles à détruire, et produire enfin la surdité.

L'extraction de ces corps devient plus urgente lorsqu'ils sont de nature à augmenter de volume par la chaleur et l'humidité : cette augmentation de volume, jointe au gonflement des parois du conduit qui en est la suite, rend l'extraction de ces corps d'autant plus difficile, qu'elle a été plus retardée ; elle met quelquefois dans la nécessité de les diviser avec une *feuille de myrte* étroite et pointue, et de les enlever par parties.

On a proposé différens instrumens pour extraire les corps étrangers du conduit auditif externe : les plus usités sont les pinces et la curette. Les pinces ne peuvent convenir que pour les corps longs et pointus, pour ceux qui ayant une autre forme, sont peu volumineux et ont une surface irrégulière; enfin, pour ceux dont la substance est assez molle pour donner prise aux pinces. Quant aux corps durs, on les extrait avec une curette mince qu'on porte le long de la paroi inférieure du conduit sous le corps étranger, en poussant en haut ce corps et se servant de la curette comme d'un levier du premier genre. Il faut avoir soin, quand on a déja un peu amené le corps étranger, de repousser légèrement la curette, afin d'avoir une nouvelle prise pour l'extraire tout-à-fait.

Nous disons qu'on doit introduire la curette le long de la paroi inférieure du conduit, et nous devons le dire aussi pour tous les instrumens qu'on est obligé de porter dans l'oreille, parce que la membrane du tambour étant oblique de haut en bas et de dehors en dedans, on peut pousser plus profondément l'instrument à la partie inférieure du conduit sans craindre de léser cette membrane : en outre le diamètre vertical du conduit étant plus grand que le transversal, si le corps est rond et qu'il occupe exactement tout le diamètre transversal, il reste sur l'autre diamètre un vide par lequel on peut glisser l'instrument sous le corps étranger.

Si c'est un corps très-fragile, il faut, en cherchant à l'extraire, prendre garde de le briser : les pinces, les curettes même ne conviennent point ici. On doit se servir d'un pinceau à barbes courtes et enduites d'une substance gluante, la térébenthine, par exemple, avec laquelle on agglutine le corps étranger. Une dame avait laissé tomber une fausse perle dans l'oreille gauche. Un chirurgien voulut l'extraire et la cassa. Les débris tranchans de cette perle devinrent bientôt la cause d'une inflammation vive, d'une suppuration abondante; la membrane du tympan fut détruite et l'organe perdit ses fonctions.

Avant d'extraire du conduit auditif externe, un corps étranger quelconque, il faut lubréfier ce conduit avec de l'huile, pour rendre

6.

l'opération plus facile et moins douloureuse; et après l'extraction, si l'oreille est fatiguée, on y insinuera de l'huile ou de l'eau de guimauve, ou tout autre médicament adoucissant.

— Le conduit auditif externe, formé en partie par l'os temporal, et en plus grande partie par un cartilage, est tapissé par une membrane continue avec la peau qui couvre le pavillon. Cette membrane, parsemée d'un grand nombre de nerfs, jouit d'une sensibilité très-grande : aussi son inflammation est-elle toujours remarquable par les vives douleurs qu'elle cause, et auxquelles contribue, sans doute, la structure serrée des parois du conduit.

La chaleur, la rougeur, le gonflement, le tintement d'oreilles, une douleur presque insupportable, accompagnée de pulsations et de bourdonnemens, sont les symptômes de cette inflammation. Une irritation quelconque occasionnée par l'action chimique ou mécanique d'un corps étranger, un coup sur l'oreille, une cause interne peuvent la déterminer. Lorsqu'elle se déclare spontanément et sans cause évidente, ou par l'influence d'une atmosphère froide et humide, on a coutume de la regarder comme un engorgement fluxionnaire. L'inflammation du conduit auditif se termine par résolution, par suppuration, ou bien elle passe à l'état de phlegmasie chronique.

On oppose à cette inflammation les remèdes anti-phlogistiques. Les saignées générales seraient indiquées, s'il y avait de la fièvre et une grande intensité dans les douleurs ; mais les saignées locales sont toujours fort utiles, et cinq ou six sangsues appliquées aux environs de l'oreille procurent un dégorgement qui soulage constamment le malade. Les émolliens et les anodins, tels que l'eau de guimauve, le lait tiède dans lequel on fait infuser du safran, l'huile d'amandes douces, sont encore des moyens qu'on emploie avec avantage pour calmer les douleurs et combattre l'inflammation. On instille ces substances dans le conduit auditif, et on les y retient en plaçant à son entrée un bourdonnet de charpie. La vapeur tiède d'une décoction émolliente ou de l'eau simple, dirigée avec un entonnoir, l'application sur l'oreille d'un cataplasme, sont aussi des moyens dont on se sert utilement pour calmer la douleur et le gonflement. Lorsque l'inflammation doit se terminer par résolution, on voit bientôt les symptômes diminuer et le mal disparaître peu-à-peu. Mais si c'est par la suppuration qu'elle doit finir, les symptômes se prolongent, puis se calment, et un écoulement, ou un petit abcès achève la guérison.

— Il survient quelquefois à la surface du conduit auditif des ulcérations superficielles couvertes d'une matière jaunâtre qui se dessèche et forme une croûte. Cette affection véritablement dartreuse est difficile à détruire, lorsqu'elle existe depuis longtemps. On doit tâcher de la déplacer le plus promptement possible. Pour cela on établit un exutoire à la nuque ou derrière l'oreille, on emploie les résolutifs astringens, les injections détersives, et à l'intérieur les médicamens qu'on nomme vulgairement dépuratifs. Il est bon d'observer que les topiques répercussifs ne doivent être mis en usage que lorsqu'on a pris les précautions convenables pour prévenir la rétrocession de l'humeur dartreuse sur un organe intérieur.

— Les ulcères du conduit auditif peuvent avoir pour cause un vice vénérien, dartreux, scrofuleux ou cancéreux; provenir d'une forte inflammation, du séjour d'un corps étranger, etc. Ces ulcères sont plus ou moins fâcheux suivant la nature de leur cause, la profondeur à laquelle ils sont situés et leur étendue. La difficulté de panser méthodiquement dans un canal étroit et recourbé, l'impossibilité de voir et d'apprécier l'étendue du mal, l'humidité de ce canal, l'inclinaison de sa portion osseuse qui favorise le séjour du pus, sont autant de circonstances qui rendent difficile la guérison des ulcères dont nous parlons.

Les injections, les instillations, les bains de vapeur et les fumigations sont, outre les remèdes propres à combattre l'affection de laquelle dépendent ces ulcères, des moyens que la chirurgie met en usage.

Les injections sont employées dans la vue d'empêcher le séjour du pus et de l'entraîner au dehors. L'infusion de sureau, l'eau d'orge, la décoction de racine de guimauve conviennent dans le premier temps de la maladie. On peut ensuite instiller dans le conduit, comme détersifs ou toniques, le suc de poireau, seul ou mêlé avec du miel, le vin miellé ou sucré, les eaux de Barège, de Balaruc, de Plombières, etc.; les bains de vapeur doivent être préparés avec les plantes vulnéraires et détersives, que tout le monde connaît, et qu'on peut varier suivant les indications qu'on se propose. Lorsqu'il est nécessaire de diminuer la trop grande humidité de l'oreille, qui s'oppose souvent à la guérison des ulcères, on a recours aux fumigations. On peut, dans ce cas, mêler ensemble parties égales de mastic, de sucre, de roses et de marjolaine pulvérisées et jetées ensuite sur des charbons ardens pour en introduire la fumée dans l'oreille, au moyen d'un entonnoir. Lorsque ces ulcères sont vénériens, on emploie avec avantage la vapeur de l'oxide sulfuré rouge de mercure (cinabre) ; mais il faut en user avec prudence. On doit toujours faire concourir, avec les remèdes dont nous venons de parler, des bourdonnets de charpie sèche qu'on introduit mollement dans le conduit, et qu'on a soin de renouveler souvent. Ce moyen est, peut-être, un des meilleurs qu'on puisse employer pour dessécher et cicatriser les ulcères de cette partie.

— La membrane qui tapisse le conduit auditif, a de l'analogie avec les membranes muqueuses et est sujette, comme elles, aux excroissances polypeuses.

Les polypes de l'oreille prennent rarement naissance au fond du conduit ; sans doute à cause de la texture serrée de la membrane dans cet endroit. Ces polypes ressemblent à ceux de la membrane pituitaire. Ils sont d'abord peu volumineux ; ils augmentent par degrés, et comme la portion osseuse du conduit n'est point dilatable, et que sa portion cartilagineuse l'est très-peu, à mesure qu'ils prennent de l'accroissement ils se portent en-dehors, remplissent la conque de l'oreille, et s'étendent même quelquefois au-delà. Il exude de leur surface qui est ordinairement lisse et blanchâtre, une humeur puriforme plus ou moins abondante, et qui est quelquefois très-fétide. La substance de ces polypes est molle, muqueuse ou vésiculaire, et ne contient qu'un petit nombre de vaisseaux sanguins ; quelquefois cependant elle est dure, sarcomateuse et parsemée d'une grande quantité de vaisseaux qui lui donnent une couleur rouge foncée, et la disposent à saigner au plus léger attouchement, et quelquefois même spontanément.

Quelque petits que soient les polypes du conduit auditif, on peut presque toujours les apercevoir en examinant l'oreille exposée au soleil, et en relevant son pavillon pour effacer la courbure de la portion cartilagineuse du conduit ; mais comme ces polypes ne causent ordinairement aucune douleur, et que leurs effets se bornent au suintement puriforme dont nous avons parlé, et à la dureté de l'ouïe, le plus souvent les malades ne s'en plaignent que lorsque le mal est déja fort ancien, et que la tumeur remplit entièrement le conduit auditif. Alors le plus léger examen suffit pour faire reconnaître la maladie : on aperçoit une tumeur plus ou moins volumineuse, dont la surface est tantôt égale et arrondie, tantôt inégale et bosselée, et dont la couleur et la consistance varient, comme nous venons de le dire. On s'assurera de l'endroit du conduit auditif où le polype est attaché, et même jusqu'à un certain point de l'épaisseur de son pédicule, en portant dans ce conduit un stylet boutonné que l'on promènera entre ses parois et la surface de la tumeur : l'endroit où le stylet est arrêté, est celui où le polype s'attache ; et, si après avoir porté l'instrument d'un côté, on le porte ensuite du côté opposé, en ayant égard au chemin qu'il a pu parcourir de côté et d'autre sans être arrêté, on jugera par approximation de l'épaisseur du pédicule de la tumeur.

Mais en faisant cette exploration, on doit agir avec beaucoup de prudence, crainte d'irriter la tumeur, de la déchirer, et sur-tout d'intéresser la membrane du tympan.

Les polypes mous, vésiculaires ou muqueux de l'oreille peuvent, comme ceux des fosses nasales, exister pendant long-temps sans causer d'accidens, et sans prendre un mauvais caractère. Ainsi on ne doit pas les regarder comme une maladie dangereuse. Mais leur guérison est souvent difficile, parce que, quel que soit le moyen qu'on emploie pour les extirper, il reste presque toujours une portion de leur pédicule, en sorte que pour en empêcher la repullulation, on est obligé de détruire cette portion restante avec le cautère actuel ou les caustiques ; moyens dont la structure même de la partie rend l'emploi difficile, et qui peuvent donner lieu à divers accidens. Les polypes durs, sarcomateux, sont beaucoup plus graves, et lorsqu'on les irrite imprudemment, ils peuvent prendre un caractère cancéreux. On doit donc être très-réservé dans le pronostic que l'on porte sur ces sortes de polypes, et l'on doit sur-tout ne les attaquer qu'avec la plus grande circonspection.

Selon la grosseur des polypes de l'oreille, la largeur de leur base, le point de leur insertion, on emploie pour les détruire la ligature, l'instrument tranchant, l'arrachement, le cautère ou les caustiques.

Ceux qui ont un pédicule mince, et qui prennent naissance d'un endroit peu profond, peuvent être enlevés avec l'instrument tranchant. Pour cela on saisit le polype avec une érigne, on le tire à soi, et avec un bistouri à lame étroite, et dont la pointe est garnie d'un bouton, on en coupe le pédicule, le plus près possible de la membrane du conduit.

Les circonstances favorables à l'excision se rencontrent rarement ; et presque toujours les polypes naissent trop profondément pour qu'on puisse, en sûreté, couper leur pédicule avec le bistouri. On a recours alors à l'arrachement ou à la ligature. Pour arracher un polype de l'oreille, on se sert d'une pince dont les branches très-minces présentent à leur extrémité une ouverture oblongue, et du côté par lequel elles se touchent, une excavation sur les bords de laquelle sont pratiquées des dentelures disposées de manière que celles de l'une sont logées, quand on ferme la pince, dans les intervalles des dentelures de l'autre : c'est ce que les ouvriers appellent pinces à *dent-de-loup*. Après s'être assuré, autant que possible, de l'endroit où le polype est attaché, de la grosseur de son pédicule, les branches de la pince étant écartées autant que le permet le diamètre du conduit auditif, on les porte dans ce conduit, on saisit le polype le plus près possible de son pédicule, ou dans ce pédicule même ; ensuite en tirant la pince à soi et en tournant un peu on arrache la tumeur. Le sang qui coule aussitôt remplit l'oreille, et empêche de voir si la tumeur a été emportée en entier. On arrête l'hémorragie en remplissant le conduit avec de la charpie, et le lendemain ou le surlendemain, lorsqu'on enlève cette charpie, on voit s'il reste encore quelque portion du polype.

Pour porter une ligature sur le pédicule d'un polype du conduit auditif, on se sert des porte-nœuds de Desault, ou bien à l'exemple de Fabrice de Hildan, on passe autour du polype, le plus près possible de l'entrée du conduit auditif, un fil ciré avec lequel on fait un nœud simple très-lâche ; ensuite pendant qu'un aide tire la tumeur en dehors au moyen d'un fil avec lequel on l'a embrassée, on enfonce l'espèce d'anneau formé par le premier fil avec un stylet boutonné, et on fait parvenir le nœud le plus avant possible. Lorsqu'on s'est servi des porte-nœuds de Dusault pour placer la ligature, on emploie le serre-nœud de ce chirurgien pour comprimer et étrangler, pour ainsi dire, le pédicule du polype. Si la ligature a été placée par le procédé de Fabrice de Hildan, on serrera le nœud avec l'instrument que cet auteur a inventé à cet effet, et dont on peut prendre une idée exacte, en jetant un coup-d'œil sur la figure qu'il en a donnée, *Cent.* III, *Obs.* 1.

Soit que le polype ait été enlevé avec une pince, soit qu'on ait déterminé sa chûte au moyen d'une ligature, il reste presque toujours une portion de son pédicule qu'il faut détruire si l'on veut obtenir une guérison complète : pour cela, on se sert du cautère actuel ou du caustique. L'étroitesse et la direction du conduit auditif rendent l'introduction du cautère actuel difficile ; on risque, en s'en servant, de brûler des parties auxquelles il est dangereux de toucher. A la vérité, on conseille d'introduire le cautère dans une canule fermée par le bout et ouverte sur le côté, pour préserver la membrane du tambour et la partie saine du conduit ; mais cette canule devient elle-même dangereuse par la promptitude avec laquelle elle s'échauffe. Malgré ces inconvéniens, le cautère actuel a été employé avec

succès par Scultet et par Marchétis , pour détruire le pédicule d'un polype arraché avec des
pinces.

L'action des caustiques étant plus facile à
maîtriser dans le cas dont il s'agit, que celle du
cautère actuel, nous pensons que les premiers
méritent la préférence. Les caustiques qui paraissent les plus convenables sont le nitrate
d'argent fondu et le muriate d'antimoine liquide. Quel que soit le caustique dont on fasse
usage , on doit placer au fond du conduit auditif, le plus près possible de la membrane du
tympan , qu'il importe de garantir de l'action
du caustique, un bourdonnet lié avec un fil
qu'on laisse hors de l'oreille, et qui sert à retirer le bourdonnet lorsque le caustique a
produit son effet. On doit aussi protéger la
portion du conduit opposée à la racine du
polype , en la garnissant avec une petite
lame de métal ou de cire , figurée convenablement, comme le faisait Fabrice de Hildan.

Les choses étant ainsi disposées, si l'on se sert
du muriate d'antimoine liquide, on trempe
un petit bourdonnet de charpie fine dans ce
caustique, et après l'avoir exprimé, on le saisit
avec une pince à anneau très-mince ; on le
porte sur l'endroit qui doit être cautérisé, et
après l'y avoir tenu pendant quelques secondes,
on le retire. Lorsqu'on fait usage du nitrate
d'argent fondu, on en choisit un morceau assez mince pour pouvoir entrer librement dans
le conduit auditif; on le porte sur la portion
restante du polype, et on l'y tient appliqué
plus ou moins long-temps suivant la profondeur à laquelle on veut cautériser ; après l'a-
voir retiré, on absorbe avec de la charpie les

parcelles de ce caustique qui ont été dissoutes, et qui pourraient étendre leur action sur les parties voisines. Lorsque l'escarre est tombée, si l'on aperçoit encore quelques restes du polype, on a de nouveau recours au caustique, et l'on en réitère l'application autant de fois que cela paraît nécessaire, et que la prudence le permet.

L'emploi des caustiques doit être borné à la destruction de la portion restante des polypes qui ont été liés ou arrachés. Si l'on s'en servait pour détruire la totalité de la tumeur, il faudrait en réitérer l'application trop souvent, et l'on risquerait de faire prendre au polype un mauvais caractère, sur-tout s'il était dur, livide, douloureux, et s'il saignait au moindre attouchement; et, lors même qu'il ne s'agit que de détruire les racines d'un polype qui a été extirpé, on doit être très-réservé sur l'usage des caustiques dont l'application imprudente pourrait donner lieu à des accidens graves, et faire dégénérer la maladie en cancer.

— Il survient souvent chez les enfans, et quelquefois chez les adultes, un écoulement d'humeur séreuse et purulente par l'oreille. Cet écoulement peut être plus ou moins dangereux suivant le lieu d'où il vient, les causes qui le produisent et les parties de l'organe qui sont affectées. Ses sources les plus ordinaires sont les parois même du conduit auditif, la caisse du tambour, des abcès formés aux environs de l'oreille.

Dans les enfans, la matière puriforme qui sort de l'oreille, est fournie presque toujours par la membrane qui tapisse le conduit auditif. Ce suintement, qui peut être regardé comme une espèce de gourme, est salutaire, et il serait très-dangereux de le supprimer : on se contentera donc de laver l'oreille avec de l'eau tiède ou de la décoction de guimauve. La suppression de cet écoulement peut donner lieu à des accidens graves; ainsi on a vu une bouffissure de tout un côté de la tête et du visage, une ophtalmie violente, des convulsions, des accès épileptiques, etc., survenir à la suite de cette suppression, et ne cesser que par le rétablissement de l'écoulement, ou par l'application d'un vésicatoire à la nuque ou derrière les oreilles. Le suintement qui se fait par la face interne du pavillon de l'oreille chez quelques enfans du premier âge qui jouissent d'ailleurs d'une bonne santé, provient assez souvent de l'incurie des nourrices qui négligent de laver cette partie, d'y placer des linges secs et d'empêcher que le bonnet de l'enfant ne comprime l'oreille contre la tête; il doit être considéré sous le même point de vue que l'écoulement puriforme par le conduit auditif, c'est-à-dire, comme une évacuation salutaire qu'il faut bien se donner de garde de supprimer par l'usage des topiques repercussifs, et qu'il faut rappeler en appliquant un vésicatoire derrière les oreilles, lorsqu'elle a été supprimée et qu'il est survenu des accidens. Quand la durée et l'abondance de l'écoulement puriforme qui a lieu par les oreilles d'un enfant, le rendent fort incommode et qu'elles font craindre une altération profonde de la membrane du conduit, et par suite la lésion de l'ouïe, on peut chercher à y remédier en corrigeant la disposition vicieuse du corps par des remèdes internes et un régime convenable, et en établissant un exutoire à la nuque pour prévenir les inconvéniens qui pourraient résulter de la cessation de l'écoulement.

Dans les adultes, la matière purulente qui sort de l'oreille, peut être fournie aussi par les parois du conduit auditif dont la membrane alors est excoriée et quelquefois même ulcérée. Le vice dartreux est la cause la plus ordinaire de cet écoulement. On juge que la matière purulente est fournie par la membrane du conduit, lorsqu'elle est peu abondante, qu'en nettoyant le conduit avec un cure-oreille on rend cette matière sanguinolente, que l'écoulement n'a été précédé d'aucun abcès dans le voisinage de l'oreille, que l'ouïe n'est point altérée, enfin lorsque dans une forte expiration, la bouche et le nez étant fermés, il ne sort point d'air par l'oreille. On oppose à cet écoulement les remèdes internes et un régime propres à en combattre la cause, un exutoire à la nuque ou derrière les oreilles, et des topiques appropriés à l'état de la membrane du conduit.

Le pus qui coule par l'oreille a quelquefois sa source dans des abcès formés au voisinage de cette partie, et particulièrement sur la région mastoïdienne du temporal et dans le tissu cellulaire qui environne la parotide, ou dans cette glande elle-même. Lorsqu'on néglige d'ouvrir ces abcès, le pus qu'ils renferment se forme une issue dans le conduit auditif, en détruisant le tissu cellulaire qui remplit les incisures de la portion cartilagineuse de ce conduit. Nous traiterons, par la suite, des abcès de la parotide ; il ne sera question ici que de ceux qui ont leur siége sur la région mastoïdienne.

Ces abcès diffèrent entr'eux par rapport à leur profondeur, à leur cause et à l'état de la portion mastoïdienne du temporal, qui est tantôt saine et tantôt altérée. Lorsque l'abcès a son siége immédiatement sous la peau, l'os n'est point altéré, et la maladie présente tous les caractères du phlegmon. La tumeur a beauconp d'élévation ; sa circonférence est œdémateuse, l'oreille est poussée en devant et écartée de la tête, l'enfoncement qui l'en sépare disparaît ; la suppuration se forme promptement, et lorsqu'on ouvre l'abcès, il en sort un pus louable : la maladie suit la marche ordinaire des abcès phlegmoneux, et guérit en peu de temps. Abandonné à lui-même, un abcès qui a son siége sous la peau de la région mastoïdienne peut, lorsqu'il n'est pas très-volumineux, s'ouvrir dans le conduit auditif avant que la peau soit amincie et rompue ; alors le pus s'écoule par l'oreille, la peau s'affaisse sans se recoller avec les parties sous-jacentes, et la maladie se convertit en une fistule qui verse la matière dans le conduit auditif. On juge que cet écoulement vient de cette source par les circonstances commémoratives, et par l'état de la peau qui couvre la région mastoïdienne. On guérit cette fistule en pratiquant aux tégumens, soulevés par le pus qu'on a eu soin de retenir en remplissant le conduit auditif avec de la charpie, une incision assez grande pour que la matière puisse s'écouler librement au dehors.

Les abcès de la région mastoïdienne situés au-dessous des aponévroses des muscles, sont précédés ordinairement de vives douleurs dans toute la tête. La partie malade est rouge et tendue, les douleurs sont lancinantes et pulsatives; la fièvre est peu considérable, mais elle est accompagnée de frissons irréguliers. Quelques malades ne dorment point; d'autres sont assoupis, et en dormant, ont des mouvemens convulsifs aux jambes, aux bras, et particulièrement aux lèvres et aux muscles des mâchoires. La tumeur qui est étendue en largeur, mais peu élevée, se ramollit, et la fluctuation s'y fait sentir. A l'ouverture de ces abcès, on trouve ordinairement l'os dépouillé de son périoste et carié ou nécrosé. Autrefois on attribuait l'altération de l'os au trop long séjour du pus, et à son action sur le périoste et sur l'os lui-même; mais on croit généralement aujourd'hui que le pus contenu dans un abcès n'a aucune qualité malfaisante, et que, quelque long séjour qu'il fasse sur un os, il n'en détache jamais le périoste et n'en altère jamais la substance; ensorte que, lorsqu'à l'ouverture d'un abcès situé sur un os, on trouve celui-ci carié ou nécrosé, c'est que la substance osseuse et le périoste ont été primitivement affectés; l'abcès a été l'effet et non la cause de l'altération de l'os. Dans le cas dont il s'agit ici, des douleurs sourdes pendant plusieurs mois, ensuite vives et aiguës, annoncent que le siége primitif du mal est dans la portion mastoïdienne du temporal, et que les parties molles ne sont affectees que consécutivement. On a vu des abcès dans la région mastoïdienne disparaître et revenir tout-à-coup, se montrer sur-tout et grossir lorsque le malade, fermant la bouche et pressant les narines avec les doigts, soufflait comme pour forcer l'air à sortir par l'oreille : ces phénomènes indiquent que le crâne est percé, et que la matière reflue sur la dure-mère.

Les abcès de la région mastoïdienne arrivent à tout âge, et peuvent être causés par des coups à la tête; mais le plus souvent ils se développent spontanément et dépendent d'une cause interne, telle que le virus vénérien, celui de la petite-vérole ou celui de la rougeole, un vice rhumatismal, etc. Ces abcès sont plus ou moins graves, suivant que le pus a son siège sous les tégumens, sous les aponévroses des muscles, ou sous le périoste; que l'os est simplement denudé, ou qu'il est carié ou nécrosé à une profondeur plus ou moins grande. Abandonnés à eux-mêmes, ces abcès s'ouvrent souvent dans le conduit auditif, et la matière qu'ils renferment s'écoule par l'oreille; mais comme l'ouverture n'est ni assez grande, ni située assez favorablement pour que le pus puisse sortir entièrement, elle reste fistuleuse, comme nous l'avons dit, et la matière continue à couler par l'oreille jusqu'à ce qu'on ait pratiqué à la peau une ouverture assez grande pour vider complètement le foyer purulent.

On doit ouvrir ces abcès aussitôt que la fluctuation est sensible; et même sans attendre qu'elle soit manifeste, on doit inciser les tégumens s'il y a empâtement et rougeur, si des douleurs sourdes et profondes se font sentir depuis long-temps. Une incision longitudinale, d'une étendue proportionnée au volume de la tumeur, est suffisante lorsque l'abcès est situé immédiatement sous la peau, et que l'os n'est point altéré; mais quand le pus s'est formé sous les aponévroses des muscles, et que l'os est altéré, on doit faire une incision cruciale pour découvrir l'os dans toute l'étendue de son affection. Dans le premier cas, la maladie suit la marche ordinaire des phlegmons, et des pansemens avec un plumasseau couvert de digestif simple ou de cérat, suffisent pour la conduire à parfaite guérison; dans le second cas, la marche de la maladie varie, et la conduite du chirurgien doit être subordonnée à l'espèce et à la profondeur de l'altération de l'os. Quand il est simplement dénudé, tantôt il se couvre de bourgeons charnus sans s'exfolier, tantôt ces bourgeons ne se montrent qu'après l'exfoliation. Lorsqu'il est nécrosé, on doit attendre que la portion morte se détache d'elle-même. Quelquefois l'exfoliation est très-prompte à se faire après l'ouverture de l'abcès, parce qu'elle était commencée depuis long-temps; d'autrefois elle n'a lieu qu'au bout de plusieurs mois, et même d'une année. Dans tous les cas, il convient de tenir les bords de la plaie écartés; car s'ils se réunissaient trop tôt, il se formerait un nouvel abcès. Si l'os est carié, on aura recours à la rugine, au trépan ou au cautère actuel, suivant l'étendue et la profondeur de la carie, ou bien on aggrandira le trou qu'elle a déjà formé, avec le couteau lenticulaire ou la feuille de myrte. Quelle que soit la nature de l'altération de l'os, on n'obtiendra une guérison parfaite que lorsque toute la portion affectée aura été séparée ou détruite, et qu'il se sera élevé des bourgeons charnus sur la surface osseuse saine.

Le pus qui s'écoule par l'oreille vient quelquefois de la caisse du tambour, qui communique avec le conduit auditif : la membrane du tympan est alors perforée ou détruite. On juge que le pus vient de la caisse par les douleurs profondes qui ont précédé sa formation, par l'abondance de la suppuration, par la sortie d'un ou de plusieurs osselets de l'ouïe et de quelques lames osseuses, par le passage dans l'arrière-bouche d'un liquide injecté dans le conduit auditif, enfin par celui de l'air qui sort en sifflant par l'oreille, lorsque le malade fait une forte expiration, la bouche et le nez étant fermés. Le pus qui s'amasse dans la caisse du tambour, et qui s'échappe ensuite par le conduit auditif, peut venir de différentes sources dont nous parlerons bientôt en traitant des maladies de l'oreille interne.

Maladies de la Membrane du Tympan.

Des corps solides, pointus ou mousses, poussés trop avant dans le fond du conduit auditif, peuvent percer ou déchirer la membrane qui sépare l'oreille externe de l'oreille interne. La rupture de cette membrane peut être produite encore par l'air poussé dans la trompe d'Eustache pendant l'éternuement ou pendant l'action de se moucher avec force, la bouche et le nez étant fermés ; par une suppuration dont la membrane est le siége, ou qui s'est formée dans les parties voisines. On admet aussi, comme causes du déchirement de la membrane du tambour, un bruit très-fort et l'agitation de l'air extérieur ; mais si quelquefois ces deux causes ont produit la surdité, c'est plutôt à leur action sur le nerf auditif que sur la membrane du tympan qu'il faut l'attribuer. La perforation de cette membrane a été, dans ces derniers temps, l'objet des recherches de M. Ribes. Aux causes déja connues de cette perforation, il en a ajouté deux autres dont personne n'a fait mention : il a trouvé sur le cadavre une petite ouverture placée vers le centre de la membrane, et répondant à la saillie que forme l'extrémité inférieure du manche du marteau ; il présume que cette partie du marteau se détachant, par une cause quelconque, pousse au dehors et use le point de la membrane qu'elle touche. Cette espèce de perforation est fort rare ; M. Ribes ne l'a rencontrée que deux fois. L'autre est bien plus commune, et il l'a trouvée sur un grand nombre de cadavres. Elle est l'effet de l'action du cérumen accumulé, et épaissi dans le conduit auditif. Cette humeur prend souvent chez les vieillards beaucoup de consistance, devient très-dure et produit sur la membrane mince, avec laquelle elle est en contact, le même effet qu'un corps étranger qui la comprimerait. Les lames de la membrane sont successivement usées du centre à la circonférence et de dehors en dedans. L'ouverture est d'abord très-petite ; M. Ribes l'a trouvée quelquefois du diamètre d'une tête d'épingle ; et d'autres fois occupant la moitié, les trois-quarts, ou même presque la totalité de la membrane ; dans ce dernier cas, il ne restait plus qu'un cercle membraneux frangé, et usé en biseau, comme le sont quelquefois les os par les anévrismes. Lorsque la membrane est détruite en totalité, le bouchon formé par le cérumen s'enfonce dans la caisse du tympan, et les osselets s'y implantent. Il est à peine nécessaire de dire que pour prévenir l'usure de la membrane du tambour par le cérumen amassé et épaissi dans le conduit auditif, il faut enlever de bonne heure l'espèce de bouchon qui remplit ce conduit, en se servant des moyens que nous avons indiqués. Mais lorsque la membrane est détruite, le mal est au-dessus de tous les remèdes. Le détachement du manche du marteau, qui est la première des deux causes que M. Ribes a signalées comme produisant quelquefois la perforation du tympan, ne réclame et n'admet aucune sorte de traitement.

Les effets de la perforation de la membrane du tympan par rapport à l'audition sont différens selon l'étendue de l'ouverture. Lorsqu'elle est très-petite et qu'elle a été faite par un instrument pointu, il en résulte seulement une dureté d'ouïe plus ou moins grande; quelquefois même l'ouïe se rétablit au bout de quelque temps. Il n'en est pas ainsi lorsque l'ouverture est très-grande, et sur-tout lorsque la membrane est presque entièrement détruite. L'ouïe alors est perdue tout-à-fait, ou grandement altérée, soit parce que cette membrane ne garantissant plus de l'impression des corps extérieurs, les parties renfermées dans la caisse, elles perdent les conditions nécessaires à l'exercice de leurs fonctions, soit parce que les impressions des corps sonores ne sont plus communiquées convenablement aux parties intérieures de l'organe de l'ouïe.

Ce qu'on a dit du relâchement et de la tension de la membrane du tympan, pour expliquer la perception des sons aigus et des sons graves, nous paraît purement hypothétique. Willis raconte (1) qu'un homme ne pouvait en-

____

(1) *De Animâ Brutorum*, cap. XIV, p. 198.

tendre et se livrer à la conversation que lorsque les cloches d'une église voisine étaient en
branle. Il parle aussi d'une femme qui ne recouvrait la faculté d'entendre que quand le
bruit du tambour avait réveillé l'organe de
l'ouïe. Osera-t-on conclure avec Willis que dans
l'un et l'autre cas, la membrane du tympan
était relâchée, et en déduire l'existence de cette
espèce de maladie ?

La membrane du tambour est sans doute
sujette à plusieurs autres affections : elle peut
s'enflammer, s'épaissir, s'endurcir, etc., mais
le diagnostic de ces affections est trop incertain pour que nous leur consacrions quelques
détails.

Maladies de la Trompe d'Eustache.

La communication de l'air extérieur avec celui de la caisse du tambour est absolument nécessaire au mécanisme de l'audition. Aussi
toutes les fois que la trompe d'Eustache est engorgée, obstruée ou oblitérée, l'ouïe devient
dure ou se perd entièrement.

L'inflammation de la gorge et des fosses nasales, lorsqu'elle s'étend jusqu'à la membrane
qui tapisse la trompe, l'accumulation et l'é-
paississement du mucus que verse cette membrane, un corps étranger, l'engorgement et
l'ulcération des parois du conduit, des tumeurs
aux parties voisines, le gonflement excessif des
amygdales, sont les causes ordinaires de l'obstruction de la trompe d'Eustache. Ce conduit
peut manquer, ou être oblitéré par vice de
conformation ; mais c'est bien rarement à ces
deux causes qu'est due l'occlusion de la trompe;

elle provient presque toujours d'un ulcère vénérien qui a rongé une partie de ses parois,
et a donné lieu à leur adhérence. On juge que
la dureté de l'ouïe, la surdité, le bourdonnement et le tintement qui les accompagnent
ordinairement dépendent de l'obstruction ou
de l'oblitération de la trompe d'Eustache, par
les symptômes et le siége de l'affection conco-
mitante, par l'examen de la bouche et par
l'impossibilité où est le malade de faire pénétrer
de l'air dans la caisse du tambour, au moyen
d'une forte expiration, la bouche et le nez étant
fermés. On fait cesser l'obstruction que cause
une autre maladie en guérissant celle-ci ;
à mesure que la trompe reprend son diamètre
ordinaire, l'ouïe se rétablit peu-à-peu et revient à son état naturel. Lorsque la dureté de
l'ouïe et la surdité sont venues par degrés chez
une personne âgée, qui n'est atteinte d'aucune
maladie capable d'agir sur la trompe d'Eustache, il est à présumer que ce conduit est
bouché par du mucus épaissi, et on peut tenter de le déboucher en y injectant un liquide.
On doit ce moyen à un homme qui n'était point
de l'art. En 1724, M. Guyot, maître de poste
à Versailles, après avoir employé inutilement
contre une surdité opiniâtre un nombre infini de remèdes, et après avoir étudié avec
soin la structure de l'oreille, imagina de s'injecter de l'eau dans la trompe d'Eustache. Il fit
fabriquer une seringue propre à cet usage, et
recouvra au moyen de ces injections la faculté
d'entendre. On peut voir la description et la
figure de cette seringue dans la seconde édi-
tion du *Traité des Intrumens de Chirurgie*,
de Garangeot. L'emploi d'un pareil instrument

est fort incommode et très-difficile. Le tuyau
destiné à entrer dans l'orifice de la trompe est
introduit dans la bouche ; il passe au-dessus
du voile du palais, et n'étant pas fixé, les mouvemens involontaires que sa présence occasionne, doivent le déranger facilement.

Il est plus aisé d'injecter la trompe d'Eustache
par le nez que par la bouche. Placé au-dessus
du méat inférieur des fosses nasales, l'orifice
de ce conduit permet d'engager avec assez de
facilité dans la trompe le syphon d'une seringue. Ce syphon aura une ligne et demie de
diamètre et quatre pouces de long ; les six dernières lignes seront courbées et formeront un
angle de 136 degrés. A l'autre extrémité, il
portera un écrou pour être monté sur la vis de
la seringue. Une petite patte correspondant à
la concavité de l'autre bout du syphon servira
à en faire connaître la situation lorsqu'il sera
caché dans la narine. Voici comment on place
le syphon : on le porte horizontalement dans
la fosse nasale, et on lui fait parcourir toute
la longueur du méat inférieur, en dirigeant la
convexité en haut. Lorsqu'il est arrivé à l'extrémité postérieure du méat, au-dessus du voile
du palais, on lui fait exécuter un léger mouvement de rotation, au moyen duquel son extrémité se tourne en haut et en dehors vers l'orifice
de la trompe dans lequel on l'enfonce en poussant un peu l'instrument. On pourrait aussi
introduire le syphon dans la fosse nasale en dirigeant la concavité de sa courbure en haut,
et en la tournant ensuite un peu en dehors,
lorsque son extrémité serait parvenue au-dessus du voile du palais. On juge que l'instrument
a pénétré dans la trompe d'Eustache à sa direc-

tion, à son immobilité et à une sensation désagréable que le malade éprouve dans l'oreille interne. Alors on adapte au syphon la seringue remplie d'eau tiède, et on fait l'injection. Il ne faut pas la pousser avec trop de force, de peur qu'elle ne blesse les parties contenues dans la caisse, et qu'elle ne reflue dans la gorge.

Il est assez facile de faire pénétrer dans la trompe d'Eustache l'extrémité du syphon, en l'introduisant par la fosse nasale ; mais cette introduction excite un chatouillement désagréable, des éternuemens et de la douleur. Chez certaines personnes la grande sensibilité de la membrane pituitaire, la position très-basse du cornet inférieur, et d'autres circonstances relatives à la forme et à la grandeur du méat inférieur ou de la trompe, qu'il est impossible de prévoir, rendent l'introduction du syphon très-difficile et quelquefois même impossible.

Au reste, on conçoit aisément que les injections dans la trompe d'Eustache ne peuvent guère convenir qu'autant que la surdité dépend de l'obstruction de ce conduit par du mucus, et c'est probablement le cas dans lequel se trouvait le maître de postes de Versailles, et les autres personnes qu'on dit avoir recouvré l'ouïe par ce moyen. On a pensé que ces injections pourraient être utiles dans différentes maladies de l'oreille interne, telles que les inflammations, les abcès, les caries, etc.; mais les avantages qu'on pourrait en tirer sont trop incertains, ces maladies elles-mêmes trop obscures pour qu'on doive se déterminer à y avoir recours.

On a proposé un moyen plus simple pour

l'introduction d'un fluide par la trompe d'Eustache. Il consiste à remplir le nez et la bouche du malade d'une grande quantité de vapeur d'hydromel, et à la pousser dans les trompes ne faisant une forte expiration, le nez et la bouche étant fermés. Ce moyen est moins efficace encore que l'autre. Il ne pourrait avoir d'action que sur du mucus non épaissi, qui, pour sortir de la trompe, n'a besoin que de son propre poids. Ces insufflations ne pourraient-elles pas d'ailleurs produire un effet contraire à celui qu'on veut obtenir, en poussant le mucus dans le fond de la trompe et jusque dans l'oreille interne ; en obstruant au lieu de déboucher ?

L'oblitération de la trompe d'Eustache, et son absence, par vice de conformation, sont deux maladies au-dessus des ressources de l'art. Cependant on a proposé, pour remédier à la surdité qui en résulte, de rétablir la communication de l'air extérieur avec celui de la caisse du tambour, en perçant la membrane du tympan, ou en pratiquant à la portion mastoïdienne du temporal une ouverture qui pénètre dans les cellules qu'elle renferme.

M. Astley Cooper, célèbre chirurgien de Londres, est le premier qui ait perforé la membrane du tympan pour guérir la surdité produite par l'oblitération de la trompe d'Eustache. Il décrivit son procédé, et fit connaître les résultats heureux de cette pratique dans les *Transactions philosophiques*, cahier de juin 1801. Depuis, plusieurs Chirurgiens de France, d'Angleterre et d'Allemagne ont fait cesser des surdités par la perforation de la membrane du tympan. Nous ne révoquons point en doute de pareils succès ; mais nous ne croyons

point à leur durée. En effet, comment empêcher que la petite ouverture qu'on a faite
à la membrane ne se ferme? et si l'ouverture
a un peu de largeur, comment éviter de briser
le manche du marteau, et de détruire la
membrane mince et délicate, sur laquelle on
agit? Les expériences faites sur les animaux
vivans ne prouvent rien : ceux de ces animaux
qui, après de semblables essais, ont conservé
la faculté d'entendre, l'ont due probablement
à la réunion de la plaie faite à la membrane.
Cependant comme la perforation de la membrane du tympan ne peut donner lieu à aucun
accident grave, nous croyons devoir indiquer la manière de la faire. Il faut toutefois
prévenir ceux qui veulent l'entreprendre qu'ils
doivent, avant d'en venir là, acquérir la certitude que le nerf acoustique n'est point pa-
ralysé, et que la surdité provient uniquement
de l'occlusion de la trompe d'Eustache.

1.º La trompe est ouverte si la personne
sourde ressent une sorte de gonflement dans
l'oreille, en soufflant fortement, le nez et la
bouche étant fermés. La perforation est inutile
alors.

2.º Le nerf auditif est sans doute affecté si
le malade ne peut entendre les battemens d'une
montre placée entre ses dents, s'il est insensible
à toute espèce de bruit. Dans ce cas encore
la perforation ne peut avoir aucun résultat.

3.º La trompe est probablement oblitérée, si
la surdité a été précédée de fréquentes inflammations gutturales et tonsillaires ;

4.º Si le malade n'a pas la sensation de cette
espèce de bruit dans la tête que causent les
surdités qui dépendent de l'affection des nerfs.

Pour percer la membrane du tympan , on se sert d'un trois-quarts légèrement recourbé, dont la tige, qui a deux pouces et demi de longueur et une ligne de diamètre, ne doit dépasser la canule que d'environ un huitième de pouce. L'extrémité de la canule est coupée un peu obliquement de sa convexité vers sa concavité, pour qu'elle s'applique , par tous les points de sa circonference , sur la membrane du tympan. Le malade étant assis devant une croisée bien éclairée, penche sa tête du côté opposé à celui qu'on doit opérer , et l'appuie sur la poitrine d'un aide ; celui-ci pose une main sur la tempe, et avec l'autre main élève le pavillon de l'oreille pour effacer la courbure de la portion cartilagineuse du conduit auditif. Le Chirurgien, après avoir fait rentrer la pointe du trois-quarts dans la canule, enfonce doucement dans l'oreille l'instrument, dont la concavité doit être tournée en bas et appuyer sur la paroi inférieure du conduit auditif ; dès qu'il touche la membrane , il saisit la canule avec le pouce et l'indicateur de la main gauche , la tient immobile, pendant qu'avec la main droite il pousse le trois-quarts et traverse la membrane dans sa partie inférieure et antérieure. En général, cette opération est très-peu douloureuse , et les malades qui viennent d'y soumettre une oreille , n'hésitent pas à la laisser pratiquer sur l'autre. Il coule à peine quelques gouttes de sang, à moins que l'instrument n'ait intéressé d'autres parties que la membrane du tympan. Mais soit que l'instrument ait borné son action à cette membrane, ou qu'il ait frappé la paroi interne de la caisse du tambour, la perforation n'est accompagnée d'aucun accident grave.

On n'a pas borné l'usage de cette opération à la surdité produite par l'obturation de la trompe d'Enstache ; on l'a conseillée encore pour celle que font naître l'endurcissement de la membrane du tympan, l'accumulation du sang, du mucus ou d'une matière terreuse dans la caisse. Mais en supposant que la perforation de la membrane du tympan puisse être utile dans ces cas-là, comment les reconnaître ?

Cette opération a eu le sort de la plupart des moyens nouveaux en médecine. A peine M. Cooper l'eut-il fait connaître, que la plupart des Chirurgiens qui ont du goût pour la nouveauté, saisirent toutes les occasions qui se présentèrent de la pratiquer, et s'empressèrent de faire retentir les journaux des succès qu'ils disaient avoir obtenus. Mais bientôt l'enthousiasme s'est dissipé, et le temps, ce juste appréciateur des choses, a réduit à sa juste valeur la perforation du tympan. Il paraît que M. Cooper lui-même l'a abandonnée ; c'est du moins ce qu'on peut inférer du silence de M. Roux sur cet objet, dans son intéressant ouvrage qui a pour titre : *Relation d'un Voyage fait à Londres en* 1814.

Toutes les opérations de la chirurgie doivent avoir un certain degré de certitude. Il ne suffit pas qu'on puisse les faire sans danger ; il faut encore qu'elles présentent de grandes probabilités de succès. Leur innocuité ne s'étend pas jusqu'à la science, qu'une opération inutile compromet toujours. J'ai de la prévention contre toute opération qui ayant pour objet le rétablissement des fonctions d'un organe, porte atteinte à sa structure et détruit une des conditions nécessaires à l'exercice de ces fonctions,

Aussi quoique les occasions de pratiquer la perforation de la membrane du tympan se soient présentées assez souvent à moi, n'ai-je fait cette opération qu'une seule fois; et encore même, ce fut moins dans l'espérance d'obtenir un heureux résultat que pour condescendre aux desirs du père de la malade. C'était une jeune demoiselle de seize à dix-sept ans, sourde-muette, élève de M. l'abbé Sicard. Elle n'était pas venue au monde privée de l'ouïe; mais à l'âge de deux ans ce sens s'était éteint à la suite de la rougeole. Tous les phénomènes qui portent à croire que la surdité dépend de l'oblitération de la trompe d'Eustache existaient chez cette jeune personne. Je perçai les deux membranes du tympan; cette opération n'eut aucun succès.

La perforation de l'apophyse mastoïde du temporal a été proposée, non-seulement contre la surdité produite par l'oblitération de la trompe d'Eustache, mais encore contre toutes les surdités dont on présume que la cause se trouve dans la caisse du tambour. Ainsi on a pensé que cette opération pourrait être utile, 1.º lorsqu'une matière âcre, irritante séjourne dans les cellules mastoïdiennes, ou dans la cavité du tympan; 2.º quand le mucus qui, dans l'état de santé, humecte ces petites cellules, s'accumule et s'épaissit; 3.º lorsqu'une percussion ou tout autre accident a déterminé un épanchement sanguin dans ces cavités; 4.º pour déterger ou détacher une carie des osselets de l'ouïe (1); 5.º pour amollir les membranes

____

(1) On trouve des observations de carie des osselets de

et les autres parties molles de la cavité du tambour, et rendre la souplesse aux articulations des os de l'ouïe (1).

Appliquée au traitement de la surdité qui provient de l'oblitération de la trompe d'Eustache, la perforation de l'apophyse mastoïde ne promet pas des résultats plus heureux que celle de la membrane du tympan, et elle n'a pas, comme celle-ci, l'avantage de ne donner lieu à aucun accident fâcheux. On lit dans l'Almanach de Gruner, pour l'année 1792, que le docteur Jeanjust, médecin du Roi de Danemark, est mort le 16 mars, martyr de l'opération de la perforation de l'apophyse mastoïde que lui avait faite le professeur Koelpin pour le guérir de la surdité.

Quant aux autres maladies de l'oreille dans lesquelles on a pensé que la térébration de l'apophyse mastoïde peut être utile, comme il est impossible de reconnaître les signes de la surdité qui proviennent de ces maladies, il y aurait de l'imprudence et de la témérité à pratiquer une opération dont le danger est probable et le succès fort incertain. Le seul cas qui puisse justifier cette opération, est celui où l'apophyse mastoïde est cariée, et où les cellules et la caisse du tympan sont remplies d'une matière sanieuse et irritante ; encore même ne faut-il pas se trop hâter d'opérer, parce qu'on a plusieurs exemples de l'exfoliation

l'ouïe dans Cassebohm, *de Aure Tract.* IV, p. 62, et dans l'ouvrage de Valsalva, *de Aure humana*, p. 10.

(1) Hoffmeister rapporte l'exemple d'une ankilose des osselets de l'ouïe dans sa Dissertation *de Organo Auditûs et ejus Vitiis.* Leyde, 1741.

d'une portion de l'apophyse cariée, et de la sortie du pus contenu dans la caisse du tambour. Au reste, dans ce cas, comme dans celui où l'on a cru devoir perforer l'apophyse mastoïde, il faut faire des injections dans le tympan, en ayant soin de se servir d'une seringue dont le tube remplisse exactement l'ouverture de l'os. L'injection sort ordinairement par la trompe d'Eustache ; elle ne doit point être poussée avec trop de force, sur tout si l'on éprouve de la résistance ; car on pourrait rompre la membrane du tympan, ou irriter et désorganiser les parties qu'il renferme.

Maladies de la Caisse du Tambour.

La membrane qui revêt la caisse du tambour est susceptible de s'enflammer, comme toutes les autres membranes du corps. Cette inflammation peut être bornée à cette membrane, ou s'étendre à celle qui tapisse les cellules mastoïdiennes et à la trompe d'Eustache. Elle est ou légère ou intense. Lorsqu'elle est légère et qu'elle n'occupe que la cavité du tympan, elle cause une douleur sourde et profonde, un sentiment de tension et quelques tintemens ; symptômes auxquels le malade fait ordinairement peu d'attention, et qu'il supporte sans beaucoup d'incommodité. Lorsque l'inflammation est plus considérable, et qu'elle se propage jusqu'à la trompe, les symptômes ont plus de violence ; la douleur est vive et se communique jusqu'à la gorge ; la déglutition est pénible, et produit un sentiment d'érosion du côté de l'oreille affectée. Le moindre effort pour tousser, se moucher ou éternuer, cause une sensation douloureuse dans

cette partie ; les mouvemens de rotation de la
tête et du cou sont gênés ; l'ouïe est dure, ou
même entièrement suspendue, sur-tout vers la
fin de la maladie. Il y a quelquefois de l'enchifrènement, d'autres fois une toux sèche et fréquente, des douleurs de tête, un mouvement
fébrile le soir. Bientôt tous ces symptômes diminuent, excepté la dureté de l'ouïe, qui,
quand elle a lieu, va toujours croissant jusqu'au quinzième ou au vingtième jour. A cette
époque elle disparaît ordinairement d'elle-même, à moins que quelque cause particulière ne
fasse prendre à l'inflammation le caractère chronique.

Enfin, lorsque l'otite est portée au plus haut
degré, aux symptômes dont nous venons de
parler, se joignent des douleurs excessives dans
le tympan, et qui s'étendent dans toute la
tête, la fièvre, l'insomnie, le délire, des mouvemens convulsifs, des syncopes, quelquefois
la phrénésie et des attaques d'épilepsie. On a
vu cette inflammation violente de l'oreille interne causer la mort. Mais le plus communément la sortie subite et abondante d'une matière séreuse, fétide par le conduit auditif ou
par la trompe d'Eustache, fait tout-à-coup cesser les accidens.

Les coups de soleil, l'intempérie de l'air, la
présence d'un corps irritant dans l'oreille, l'imprudente application de certains médicamens
huileux ou spiritueux, la suppression d'une
évacuation habituelle, les métastases, la crise
d'une maladie aiguë, etc., peuvent donner
lieu à l'inflammation de la membrane qui tapisse le tympan, à laquelle sont plus exposées
les personnes sujettes aux fluxions.

Cette inflammation se termine par résolution ou par suppuration. Dans le premier cas, ses symptômes disparaissent par degrés, et l'ouïe qui était devenue dure, se rétablit avec plus ou moins de lenteur. Dans le second, le pus amassé dans la caisse sort quelquefois par la trompe d'Eustache; mais le plus ordinairement il s'ouvre une issue au travers de la membrane du tympan, et s'échappe par le conduit auditif, entraînant souvent avec lui les osselets de l'ouïe. Le pus est d'abord séreux, abondant et fétide; il devient ensuite plus épais, inodore, et diminue peu-à-peu de quantité. Lorsque la membrane qui a été enflammée revient à son etat naturel, l'écoulement qui a lieu par l'oreille se tarit au bout d'un temps plus ou moins long, et l'organe se rétablit; cependant l'ouïe reste souvent très-dure, sur-tout lorsque quelqu'un des osselets de la caisse est sorti. Mais si la membrane qui a été le siége de l'inflammation s'est épaissie, s'est ulcérée, et sur-tout si les parois de la caisse sont cariées, l'écoulement purulent par l'oreille devient habituel, et l'on ne peut en tarir la source. Il serait même dangereux de dessécher cet égoût lorsqu'il est ancien; car les affections comateuses, l'apoplexie et même la mort pourraient en être la suite. Lorsque les parois de la caisse ne sont pas affectées, l'écoulement ne cause pas beaucoup d'incommodité; il peut subsister toute la vie. Mais lorsque ces parois sont cariées, il arrive quelquefois que la carie se propage jusqu'au labyrinthe, qu'elle détruit en partie ou en totalité; et alors, si les malades ne succombent pas, l'ouïe est entièrement perdue. D'autrefois la carie étend ses ravages plus loin encore : elle détruit la portion pierreuse du temporal jusque dans le crâne où le pus se répand, altère la dure-mère et le cerveau; le malade meurt.

L'inflammation de la membrane qui tapisse la caisse du tympan pouvant, lorsqu'elle est portée à un certain degré, amener les plus grands dangers, on ne saurait trop se hâter de lui opposer les moyens propres à en arrêter les progrès, et à en favoriser la résolution. Ces moyens sont les saignées du bras et du pied, l'application des sangsues derrière l'oreille, les boissons délayantes et adoucissantes, la diète la plus sévère : à l'extérieur, les relâchans et les anodins, tels que les injections avec l'eau de guimauve, le lait camphré, ou le lait dans lequel on a fait infuser du safran, l'huile de lis ou d'amandes douces, etc. On peut couvrir l'oreille après l'avoir bouchée avec du coton ou de la laine grasse, d'un cataplasme émollient de farine de graine de lin et d'eau de guimauve, ou de mie de pain, de lait et d'une pincée de safran en poudre. Très-souvent même il suffit, pour soulager le malade, de porter dans le conduit auditif, au moyen d'un cornet, la vapeur d'une décoction émolliente. Enfin, lorsque la douleur est très-vive, on peut instiller dans l'oreille un mélange d'huile de lis ou d'amandes douces et de laudanum, ou y faire entrer la vapeur d'une décoction de morelle et de jusquiame. Mais il faut être réservé sur l'emploi de l'opium; son usage trop long-temps continué pourrait altérer la sensibilité de l'ouïe.

Si malgré l'emploi de ces moyens les élancemens pulsatifs subsistent ou prennent de l'intensité, la suppuration est inévitable ; la matière purulente ne tarde pas à se faire jour à travers la membrane du tympan, et à sortir par l'oreille. Il faut alors faire, plusieurs fois par jour, dans le conduit auditif, des injections avec l'eau d'orge et le miel rosat. Lorsqu'il n'y a plus de douleur, que le pus est louable et en petite quantité, on peut chercher à cicatriser l'ulcération qui le fournit par des injections d'eau de Balaruc, de Barège, de Bagnères, par la décoction d'aigremoine, d'aristoloche, d'hypéricum, etc., à laquelle décoction on ajoute un peu d'eau vulnéraire ou de baume du Commandeur. Par ces moyens, et les remèdes internes appropriés à l'état du malade et à la cause présumée de la maladie, on parvient quelquefois à tarir l'écoulement, et à rendre à l'organe son intégrité ou une portion de ses facultés. Mais le plus souvent l'écoulement continue : il serait dangereux de l'arrêter, lorsqu'il est ancien. On doit donc alors se borner aux soins que la propreté exige, et tenir l'oreille habituellement bouchée avec du coton pour empêcher l'action de l'air sur les parties malades.

Les abcès qui se forment sur la région mastoïdienne du temporal, derrière l'oreille, dépendent presque toujours de l'altération de l'apophyse mastoïde. Lorsque cette altération est profonde, l'abcès peut, avant de se manifester au dehors, s'ouvrir dans la caisse, et le pus tomber de la trompe dans le pharynx, ou sortir par l'oreille, après avoir détruit la membrane du tympan. Cependant, dans ce cas-là même, au bout d'un temps plus ou moins long, la maladie paraît au-dehors : une tumeur qu'accompagnent des douleurs pulsatives, s'élève derrière l'oreille et se développe lentement ; on l'ouvre, et quelquefois, malgré les soins les plus assidus, l'ouverture reste fistuleuse. Si le pus que fournit la fistule diminue ou cesse de couler, et qu'il survienne des douleurs de tête, d'oreille, etc., on cherche à rétablir l'écoulement au moyen d'un trochisque caustique, ou d'une tente chargée d'onguent épispastique.

Un abcès formé à la partie postérieure de l'amygdale, et dans lequel la trompe d'Eustache se trouve comprise, peut s'ouvrir dans ce conduit et remplir la caisse du tambour, d'où le pus peut s'échapper ensuite par le conduit auditif, après avoir détruit la membrane du tympan. On juge que le pus qui sort par l'oreille a sa source derrière l'amygdale par le gonflement de cette glande, les douleurs de gorge et d'oreille qui ont précédé, par la sortie d'une plus grande quantité de matière lorsqu'on presse l'amygdale avec le doigt ; d'ailleurs il n'existe à l'extérieur aucun point dont la compression rende plus abondant l'écoulement par le conduit auditif ; le gonflement et la douleur de la gorge ont cessé depuis que la suppuration de l'oreille a paru.

Le traitement doit se borner, dans ce cas, à l'usage fréquent des injections dans l'oreille pour laver la caisse du tambour et empêcher le séjour du pus dans cette cavité. L'écoulement est intarissable, à moins que l'abcès ne s'ouvre dans le gosier, de manière que les injections faites par le conduit auditif puissent tomber dans la gorge. On doit se servir, pour pousser ces injections, d'une seringue dont le bout, terminé en olive, remplisse si exactement l'oreille, que la liqueur injectée avec force passe en totalité par la trompe d'Eustache.

La plupart des auteurs disent que du pus amassé dans la caisse du tambour peut venir de l'intérieur du crâne. Des désordres observés dans la portion pierreuse du temporal, à l'ouverture des corps; la communication du labyrinthe et de la caisse du tympan avec la cavité du crâne; l'altération des méninges et du cerveau; l'absence de tout vice remarquable à l'oreille externe et dans la bouche; les céphalalgies violentes, la fièvre, le délire, l'assoupissement qui ont précédé l'écoulement de pus et de sang par l'oreille, sont les raisons sur lesquelles ils fondent leur opinion. Mais comment concevoir qu'une suppuration dans l'intérieur du crâne puisse carier, détruire la portion pierreuse du temporal, et se faire jour par l'oreille avant de causer la mort? Il est beaucoup plus probable que dans ces grands désordres, le mal a commencé par la carie des parois du labyrinthe et de la caisse, et que cette carie, produite par un vice quelconque, s'est étendue peu-à-peu vers l'intérieur du crâne, et a donné lieu aux accidens qui ont fait périr le malade.

Le pus n'est pas le seul liquide qui puisse s'amasser dans la caisse du tambour. On a trouvé cette cavité remplie de sérosité, de sang, et quelquefois aussi d'une matière solide et comme plâtreuse. La surdité, ou du moins une très-grande dureté de l'ouïe, est la suite nécessaire de ces épanchemens, qui ne peuvent être soupçonnés pendant la vie, et dont l'ouverture seule des cadavres peut donner la certitude. Il en est de même de l'ossification de la membrane qui attache la base de l'étrier à la circonférence de la fenêtre ovale, de l'ossification de la membrane qui bouche la fenêtre ronde, du déplacement des osselets de l'ouïe et de leur ankylose.

Maladies du Labyrinthe et du Nerf Auditif.

La membrane qui tapisse les cavités qui composent le labyrinthe, peut s'enflammer et suppurer ; les parois mêmes de ces cavités peuvent être cariées et détruites en partie ou en entier ; mais il est impossible de distinguer ces maladies de celles de la caisse du tambour. Ce n'est qu'après la mort, et par une dissection minutieuse et attentive, qu'on parvient à connaître le véritable siége du mal ; et souvent même alors, comme on trouve la caisse et le labyrinthe altérés, il n'est guères possible de déterminer laquelle de ces deux parties a été primitivement affectée. Au reste, soit que la maladie ait commencé par le labyrinthe, et que delà elle se soit propagée à la caisse du tambour ; ou, ce qui paraît devoir être plus fréquent, soit qu'elle ait d'abord affecté cette dernière partie, et qu'ensuite elle ait gagné la première, les résultats sont toujours les mêmes : la surdité est inévitable ; mais cet effet n'est pas le plus fâcheux. Les progrès de la carie la rendent toujours mortelle, et, comme nous l'avons dit, on ne connaît qu'après la mort l'altération de l'os, son siége et son étendue. La marche de la maladie est ordinairement fort lente. On a vu des malades supporter pendant long-temps, sans beaucoup de douleur, un écoulement de pus par l'oreille ; quelques-uns, chez lesquels la suppuration s'était supprimée, mourir après avoir éprouvé tous les symptômes d'une inflammation du cerveau. On a trouvé alors, en ouvrant les cadavres, l'os pierreux carié, du pus sur la dure-mère, dans le cerveau ou dans le cervelet.

Le labyrinthe est rempli d'un liquide aux ondulations duquel on croit que le nerf acoustique doit les impressions qu'il transmet au cerveau. Si ce liquide vient à s'altérer, l'ouïe s'affaiblit ou s'éteint. Mais comment connaître les altérations de l'humeur du labyrinthe, sa diminution, son excès, son absence ? Tout ce que nous pourrions dire sur cet objet ne reposerait que sur des hypothèses, et nous ne voulons pas nous livrer aux hypothèses.

Le nerf auditif peut être endurci, desséché, atrophié, comprimé par une exostose, une tumeur stéatomateuse, squirrheuse, fongueuse, ou par toute autre tumeur des parties molles voisines ; par un épanchement sanguin ou purulent. Dans tous ces cas, l'impression des sons ne pouvant être transmise au cerveau, ou ne l'étant qu'imparfaitement, la surdité est complète, ou est incomplète, selon que la lésion du nerf est plus ou moins grande.

On a pu voir par ce que nous avons dit des maladies qui affectent les différentes parties de l'oreille, que ces maladies influent plus ou moins sur les fonctions de cet organe, selon la part que chaque partie prend à son mécanisme. On a dû remarquer aussi qu'il est des parties de cet organe dont les affections, quoique considérables, n'influent en rien sur ses fonctions ; tandis qu'il en est d'autres dont la moindre altération suffit pour troubler l'ouïe ou pour la détruire. La dureté d'oreille et la surdité sont les effets les plus ordinaires des maladies que nous avons décrites.

La surdité congéniale est nécessairement ac-

compagnée de mutité ; non point parce que les
personnes sourdes de naissance manquent de
voix, mais parce qu'elles ne peuvent apprendre
à parler. Les enfans qui, sans être sourds en
naissant, perdent accidentellement l'ouïe, dans
les premières années de la vie, oublient bientôt
et le peu de mots qu'ils avaient appris, et le
souvenir de la parole. La surdité de naissance
tient à une mauvaise conformation de l'oreille,
qu'on ne connaît presque jamais, et qui est
toujours au-dessus des ressources de notre art,
lorsqu'elle est connue. Elle est incurable.

La surdité acquise ou accidentelle est complète ou incomplète. Dans le premier cas, le
malade n'entend point ce qu'on dit, quelque
haut qu'on parle. Dans la surdité incomplète,
qu'on appelle dureté d'oreille, le malade entend ce qu'on dit de près et en élevant la voix.
La surdité peut dépendre d'un grand nombre
de causes ; mais rien n'est plus difficile que de
les découvrir dans chaque cas particulier. La
structure de l'organe de l'ouïe est si compliquée ; les parties qui le composent sont si profondément situées, que le diagnostic des maladies auxquelles chacune de ces parties est
exposée, est presque toujours difficile et obscur. Delà l'incertitude et l'insuffisance de nos
moyens curatifs.

Cependant, plus un organe est délicat, plus
sa conformation est compliquée, plus ses lésions et leurs causes sont nombreuses, plus il
faut se préserver d'un aveugle empyrisme. Le
Chirurgien dogmatique seul qui connaît la
structure et le mécanisme de l'oreille, qui sait
tous les dérangemens qu'elle éprouve et toutes
les causes qui les font naître, peut, malgré
toutes les incertitudes, connaître le traitement

qui convient le mieux à chaque espèce de surdité ; il apprécie à leur juste valeur les remèdes ou secrets ou connus qu'on vante contre la surdité , et sait que , moins encore que toutes les autres , cette maladie ne peut avoir de spécifique.

Dans la surdité incomplète , on peut faciliter l'audition en rassemblant et en dirigeant vers l'organe une plus grande quantité de rayons sonores que celle qui y arrive dans l'état naturel. On a inventé pour cela divers instrumens acoustiques , qui tous ont une large ouverture pour donner entrée à une masse considérable de rayons sonores , un tuyau étroit pour les recevoir et les porter dans l'oreille où tous ces rayons vont se réunir, comme en un foyer. Le plus simple , le plus usité et peut-être le meilleur de tous ces instrumens est un cornet courbe , d'argent, de cuivre ou de fer-blanc.

La plupart des maladies de l'oreille sont accompagnées d'une sensation particulière , qui n'est déterminée par aucune cause extérieure , et que les malades disent être un sifflement , un tintement, un bourdonnement ou un bruissement (*sibilus , bombus , tinnitus , vel strepitus*). Ce symptôme , dont on ne saurait donner une explication satisfaisante, n'ajoute point à la gravité de la maladie, mais il importune , il obsède. Les hypocondriaques , les femmes hystériques y sont sujets. Il précède quelquefois l'apoplexie , l'épilepsie , la frénésie , etc. Les tintemens qui accompagnent les maladies de l'oreille se guérissent avec ces maladies: ceux qui sont liés à une affection générale disparaissent avec elle.

CHAPITRE II.

Des Maladies du Nez et des Fosses nasales.

Il sera question dans ce chapitre des affections des parties qui forment l'organe de l'odorat. Ainsi, nous allons traiter non-seulement des maladies du nez et des narines, mais encore de celles des sinus qui s'ouvrent dans les fosses nasales.

Article premier.

Des Maladies du Nez.

Le nez est composé de parties molles et d'os. Il est exposé aux plaies, aux ulcères, aux tumeurs, aux fractures et à la carie. Nous avons parlé, dans une autre partie de cet ouvrage, de la carie et des fractures du nez : il nous reste à traiter des autres maladies et de quelques vices de conformation de cette partie.

Plaies du Nez.

Les piqûres du nez n'offrent communément rien de grave. Il suffit de les soustraire au contact de l'air en les couvrant d'un peu de charpie, ou d'un morceau de taffetas d'Angleterre. Si l'instrument piquant avait rompu les os du nez, on traiterait cette fracture de la manière qui a été exposée dans le troisième volume de cet ouvrage.

Les instrumens tranchans peuvent faire une simple division aux parties molles du nez, en enlever presque entièrement une portion , ou l'abattre tout-à-fait. Lorsqu'il y a une simple entaille aux parties molles, on réunit la plaie avec les emplâtres agglutinatifs et un bandage. Si ces moyens sont insuffisans , on fait un ou plusieurs points de suture. Dans quelques cas où des plaies de ce genre ont été négligées , on a vu les bords de la division se cicatriser séparément , et le nez rester fendu. Nous dirons bientôt comment on remédie à cette difformité. Lorsqu'une portion du nez a été enlevée presque en totalité , et qu'elle n'adhère aux parties voisines que par une languette étroite , on doit encore réunir en pratiquant un nombre suffisant de points de suture. J'ai traité un jeune homme dont la partie cartilagineuse du nez avait été presque entièrement coupée. Le pédicule qui la soutenait avait à peine une ligne de largeur ; je tentai la réunion ; elle eut un plein et prompt succès. Lorsque l'ablation d'une partie du nez a été complète , est - il possible d'en obtenir la réunion? doit·on l'essayer ? Nous avons parlé du fait rapporté par Garengeot, admis comme véritable par quelques-uns, regardé comme controuvé par le plus grand nombre; il ne saurait servir d'appui à un précepte chirurgical, non plus que deux ou trois histoires récentes , non moins apocryphes. Cependant, si l'on considère qu'une tentative pareille ne peut avoir rien de nuisible ; que le nez est composé de cartilages , de tissu cellulaire serré et de membranes , toutes parties peu disposées à la gangrène , à cause de la petite quantité de sucs qu'elles contiennent, on conviendra que si la réunion d'une partie complètement enlevée est possible , c'est assurément celle dont il est ici question. Aussi lorsque le Chirurgien est appelé à l'instant même où l'extrémité du nez vient d'être abattue, il ne doit pas hésiter à la replacer et à la maintenir avec quelques points de suture. Il entretiendra ensuite la partie dans une douce chaleur ; et si au bout de cinq ou six jours le lambeau n'est point agglutiné, la putréfaction s'en sera emparée ; on l'ôtera et on fera le pansement qui convient aux plaies qui doivent suppurer. Les contusions et les plaies contuses du nez n'offrent en général rien de remarquable, si ce n'est une tuméfaction assez grande pour produire quelquefois l'obturation momentanée des narines, et empêcher l'air de les traverser pendant la respiration.

De la Motte parle d'une division assez étendue des parties molles du nez faite par un fer rouge. Il mit en contact les bords de la plaie qui, après la chute de deux escarres très-superficielles, se réunirent exactement et sans laisser de difformité.

Dans toutes les plaies qui intéressent la partie cartilagineuse du nez, il convient de remplir de charpie les narines, après y avoir placé une canule de gomme élastique pour le passage de l'air, de placer également de la charpie sur les côtés du nez pour empêcher que le bandage ne l'aplatisse.

Tumeurs du Nez.

L'érysipèle et le furoncle attaquent assez souvent le nez. La pustule maligne s'y montre quelquefois. Ces maladies sont sur cette partie ce qu'elles sont ailleurs. Certaines tumeurs indolentes, de la nature des loupes, se développent sur le nez, et finissent quelquefois par acquérir un volume considérable. Elles peuvent naître des diverses parties du nez, et gêner en grossissant non-seulement l'entrée et la sortie de l'air, mais encore les fonctions des parties voisines. Quelquefois plusieurs tumeurs s'y forment en même temps ou successivement chez la même personne. Civadier (1) en a vu jusqu'à cinq. La plus considérable prenait naissance sur un côté de la racine du nez, pendait jusque sur la lèvre inférieure; en sorte que quand le malade voulait prendre des alimens, il était obligé de relever la tumeur. Elle avait la forme et le volume d'une poire; les autres étaient moins grosses. Un autre individu (2) portait à la partie supérieure des deux ailes du nez quatre tumeurs si volumineuses, qu'elles fermaient les narines, couvraient entièrement la bouche et dépassaient le menton. Il ne pouvait respirer et prendre des alimens qu'avec une peine extrême. Une de ces tumeurs était grosse comme un œuf de poule, les deux autres comme le poing, et la quatrième avait le double de ce volume.

On a deux moyens de débarrasser les malades de ces tumeurs : on peut les détruire par le caustique; on peut en faire l'ablation, à l'aide d'une ligature ou avec l'instrument tranchant.

Les caustiques ne conviennent qu'autant que la tumeur est fort petite, et peut être dé-

______

(1) Mém. de l'Acad. de Chir., t. IX, p. 177, *in-12*.
(2) *Ibid.*

truite en une seule fois , tout au plus en deux. La ligature n'est praticable que dans les cas où la tumeur a une racine étroite. L'instrument tranchant est toujours applicable, et doit presque toujours être préféré. Les règles à suivre dans l'extirpation de ces tumeurs diffèrent peu des règles générales que nous avons exposées ailleurs. On doit s'attacher ici, 1.º à conserver, à-peu-près exactement , l'étendue de peau nécessaire pour recouvrir le nez réduit à son volume naturel, et emporter tout le reste ; 2.º il faut opérer en plusieurs fois lorsqu'il existe plusieurs tumeurs , et que le sang qui coule après l'ablation de la première gêne le Chirurgien pour enlever le reste ; 3.º lorsqu'une compression médiocre ne suffit pas pour arrêter le sang , il faut donner un point d'appui à une compression plus forte , en portant dans les narines une cânule garnie de linge , qui sert encore au passage de l'air pendant la respiration.

Ulcères du Nez.

Le nez peut être affecté d'ulcères vénériens , dartreux ou cancéreux. Il est peut-être sans exemple qn'on y en ait vu d'une autre espèce.

Les ulcères vénériens du nez sont rarement primitifs , c'est-à-dire , produits par l'application immédiate du virus sur les endroits où ils se développent. Je n'en connais point d'exemple. Je conçois cependant que si le virus syphilitique était porté immédiatement sur la membrane mince qui tapisse les narines , par inadvertance, incurie, ou malpropreté, il pourrait naître sur les bords de ces ouvertures un ulcère vénérien primitif. Probablement alors les glandes lymphatiques dans lesquelles les vaisseaux absorbans du nez vont se rendre, s'engorge-raient, comme cela a lieu dans les ulcères vénériens primitifs des lèvres. Cet engorgement joint à l'état de l'ulcère et aux circonstances commémoratives, servirait à faire-connaître la nature de la maladie. Les ulcères vénériens du nez sont donc presque toujours consécutifs, c'est-à-dire, dépendans d'une infection géné-rale. Ils attaquent ordinairement les ailes ou le bout du nez. Quelquefois ils commencent par un ou plusieurs petits boutons rouges, durs, assez douloureux, qui enfin suppurent et passent à l'état d'ulcère. D'autres fois, la peau qui recouvre les cartilages s'enflamme légèrement ; elle reste quelque temps rouge et sensible ; il survient ensuite de petites ulcéra-tions, qui se réunissent bientôt, et forment un ulcère sordide dont les bords sont fran-gés, irréguliers, coupés perpendiculairement, et qui rend une matière ténue et fétide. Il s'é-tend en rongeant avec plus ou moins de rapi-dité, la peau d'abord, ensuite les cartilages. La peau qui l'environne est, à une certaine distance, d'un rouge érysipélateux précurseur de l'extension de l'ulcère. On a pris quelque-fois ces ulcères pour des ulcères cancéreux, ou pour des ulcères dartreux. L'histoire de ce que le malade a éprouvé, l'aspect même que présentent les ulcères vénériens, serviront à les faire distinguer de tous les autres. Au reste, les ulcères cancéreux se reconnaissent à la dureté squirrheuse de leurs bords : ils s'éten-dent en rongeant, comme les ulcères véné-riens ; mais leurs progrès sont toujours moins rapides ; la matière ichoreuse qu'ils rendent est moins abondante , et en se desséchant, elle forme une croûte qui ne se détache guères que par l'usage des émolliens ou des onguens. Ils sont presque toujours indolens, et quand ils deviennent douloureux , la douleur est vive et lancinante ; les vaisseaux de la peau qui les environne sont plus ou moins dilatés et comme variqueux ; enfin , si on les panse avec de l'onguent mercuriel , ils n'éprouvent aucune amélioration , tandis que l'usage de cet onguent en produit presque toujours une assez marquée sur les ulcères vénériens.

Les ulcères dartreux ont ordinairement beaucoup de largeur ; mais ils ne pénètrent guères toute l'épaisseur de la peau ; les ulcères vénériens, au contraire , sont profonds : les premiers d'ailleurs ont été précédés ou sont accompagnés d'ulcères semblables dans d'autres parties du corps.

Le traitement des ulcères vénériens du nez est, comme celui de tous les ulcères de la même espèce , local et général. On les panse avec l'onguent mercuriel double , mêlé avec une quantité égale de cérat , et on fait des lotions à chaque pansement avec une dissolution de vingt-quatre grains de muriate sur-oxigéné de mercure dans seize onces d'eau. Le traitement général ou interne consiste dans l'administration des remèdes propres à détruire le virus dont toute l'économie est infectée ; et parmi ces remèdes , le mercure et les sudorifiques sont ceux sur l'efficacité desquels on doit le plus compter. La forme sous laquelle le mercure doit être administré , la quantité de ce médicament seront déterminées d'après l'état particulier du malade , et les traitemens qu'il aura subis antérieurement. Dans la plupart des cas, en employant ainsi le mercure comme topique et en le donnant à l'intérieur, on obtient une guérison prompte et complète. Cependant, lorsque la maladie est ancienne, que les cartilages du nez sont affectés, et que le malade a déja subi infructueusement plusieurs traitemens mercuriels, le mal, loin de céder au mercure, est irrité, augmente par ce remède. Il faut alors renoncer à son emploi, remplacer les topiques mercuriels par les anodins et les narcotiques, et substituer aux frictions ou aux préparations mercurielles qu'on faisait prendre à l'intérieur des médicamens végétaux, et l'exercice en plein air, sur-tout à la campagne. Lorsque les ulcères du nez se sont ainsi montrés réfractaires à tous les moyens anti-syphilitiques, beaucoup de praticiens emploient le traitement qui convient aux cancers, et notamment les caustiques. Mais l'expérience apprend que ces moyens ne servent qu'à hâter la ruine de la partie, et que, si l'on parvient à faire disparaître le mal local, il ne tarde pas à se reproduire.

— Il survient quelquefois dans l'intérieur des narines, chez les personnes infectées par le virus vénérien, des excroissances à base large, peu élevées, assez dures, d'une couleur grisâtre, dont la surface inégale est en quelque sorte mamelonnée, et qui ne sont accompagnées d'aucun suintement. J'ai vu ces excroissances céder presque toujours à des frictions locales et à un traitement anti-vénérien approprié à l'état du malade. Lorsqu'elles ont résisté à ces moyens, je suis constamment parvenu à les détruire avec le nitrate d'argent.

6.

5

. . — Les ulcères cancéreux ou chancreux du nez attaquent rarement les jeunes gens ; on les observe quelquefois sur les adultes, mais ils sont beaucoup plus fréquens chez les personnes avancées en âge. Ils peuvent se montrer sur tous les points de la surface du nez ; cependant ils attaquent plus souvent ses côtés et sa partie antérieure que sa racine. Ils commencent tantôt par un bouton en forme de verrue, ou par une petite tumeur aplatie, lisse, cornée et parsemée de lignes rouges résultant de la dilatation des vaisseaux ; tantôt par une espèce d'excoriation de laquelle suinte une humeur qui se condense et forme une croûte dont la chute est bientôt suivie de la formation d'une autre croûte semblable. Quelle que soit la manière dont ces ulcères commencent, ils s'étendent en rongeant, sans que la peau qui les entoure soit enflammée. Leurs progrès sont lents pourvu qu'on ne les irrite pas par des caustiques trop faibles pour les détruire en une seule fois, et dont on renouvelle souvent l'application. Ces ulcères résistent à tous les moyens ordinaires, et on ne peut les guérir qu'en les emportant avec l'instrument tranchant ou en les consumant avec un caustique. Lorsque l'on se sert de l'instrument tranchant et que l'ulcère a peu d'étendue, après l'avoir enlevé on applique sur la plaie le nitrate d'argent fondu, dans la double intention de détruire les parties affectées qui auraient échappé à l'instrument, et d'arrêter le sang sans le secours d'aucun appareil. Mais quand l'ulcère est large, les artères qu'on coupe sont trop grosses et trop nombreuses pour qu'on puisse arrêter le sang avec le nitrate d'argent ; on est obligé alors de tamponner la plaie et de soutenir la charpie et les compresses avec un bandage. Dans l'un et l'autre cas, la plaie, traitée comme toutes celles qui suppurent, guérit bientôt. Quelle que soit l'étendue de l'ulcère, on peut le détruire avec les caustiques, et pour cela on préfère la pâte arsénicale, dont l'application doit être faite de la manière et avec les précautions que nous indiquerons en parlant des ulcères cancéreux du visage. Lorsqu'on peut enlever entièrement avec l'instrument tranchant, ou détruire en une seule fois avec les caustiques, les ulcères chancreux du nez, leur guérison est prompte ; mais souvent elle n'est que temporaire, et ils reparaissent au bout d'un temps plus ou moins long.

— Les ulcères dartreux du nez ont ordinairement leur siége au contour des narines ; ils peuvent cependant se montrer sur les autres points de la surface du nez. Ils sont superficiels et pénètrent rarement au delà de la peau. Presque toujours les personnes qui en sont attaquées ont éprouvé des éruptions dartreuses ou des ulcères semblables sur d'autres parties du corps. Si le malade est un enfant scrophuleux, on remarque en lui les qualités physiques extérieures qui dénotent sa mauvaise constitution, ou même il éprouve actuellement, dans d'autres parties du corps, des accidens de la maladie dont il est entaché.

Selon que les ulcères dartreux du nez dépendent d'un vice herpétique ou d'une diathèse scrophuleuse, on emploie les remèdes internes qu'on oppose ordinairement à l'une ou à l'autre de ces affections : on les panse avec le cérat soufré, ou avec un mélange d'emplâtre de diapalme et d'huile , et à chaque pansement on fait des lotions avec l'eau de Barrège ; mais ce qui sur-tout doit contribuer à leur guérison , c'est l'établissement d'un exutoire au bras.

Vices de Conformation du Nez.

Le nez , dont la longueur , la grosseur et la forme varient beaucoup selon les individus , présente des vices de conformation , dont les uns sont bornés aux narines , tandis que les autres s'étendent à la totalité de cette partie. Parlons d'abord de ceux-ci. Les principaux sont l'inclinaison du nez , le nez double , sa division contre-nature , son manque absolu ou partiel. Nous ne dirons rien de son volume disproportionné quelquefois avec les autres parties de la face : la chirurgie ne peut rien contre cette disposition.

— Il n'est pas rare de voir des personnes chez lesquelles le nez est incliné à droite ou à gauche , mais plus souvent dans le premier sens. Cette inclinaison est , en général , l'effet d'une conformation primitive ; mais elle peut être augmentée par l'habitude de se moucher d'une main plutôt que de l'autre. Aussi voit-on quelquefois que chez les gauchers le nez penche à gauche. Quand l'inclinaison latérale du nez n'est pas très-considérable , elle n'est point une difformité. Mais lorsqu'elle est portée à un certain degré , et qu'elle dépend de l'habitude de se moucher avec la main vers laquelle il est penché , on donne le conseil de se servir de l'autre main. On a imaginé un bandage particulier pour ramener à leur direction naturelle les nez inclinés latéralement : on a appelé ce bandage *nez tortu.* Mais les personnes qui en ont besoin ne pouvant le porter continuellement, comme il conviendrait qu'elles le fissent, ce bandage ne peut avoir aucune utilité.

— La portion cartilagineuse de la cloison des fosses nasales est quelquefois portée à droite ou à gauche, non-seulement chez des personnes qui ont le nez de travers, mais encore chez d'autres dont le nez a une bonne direction ; cette inclinaison peut être assez considérable pour gêner le passage de l'air, d'un côté. La convexité de la cloison a été prise quelquefois par des personnes peu instruites ou inattentives, pour un polype. L'art ne peut rien contre cette légère et insignifiante difformité.

— On ne connaît qu'un bien petit nombre d'exemples de nez doubles. Dans l'un, on voyait seulement à la racine du nez une petite tumeur simulant un second nez au-dessus du premier (1). Pierre Borel (2) fait mention d'un charpentier qui avait deux nez ou un nez double ; il ajoute qu'on l'appelait *l'homme aux deux nez :* il ne donne d'ailleurs aucun détail sur cette conformation bizarre, de sorte qu'il est impossible de dire quelle conduite il aurait fallu tenir dans la circonstance dont il parle. On sent au reste, que lorsqu'il ne s'agit que d'une tumeur au-dessus du nez, il faut en faire l'ablation, et que dans les cas analogues à celui que cite Borel, il ne sera pas difficile à un chirurgien instruit, de reconnaître si le vice de conformation est susceptible de gué-

____

(1) Bartholin , Hist. Anat. cent. 1 , Hist. 25.
(2) Cent. 3 , Obs. 43.

rison , et de quelle manière il pourra y remédier.

— La division contre-nature des parois du nez
peut être congéniale comme celle des lèvres ,
qui est infiniment plus commune ; mais ordinairement elle succède à une plaie dont les
bords n'ayant pas été mis et maintenus en
contact , se sont cicatrisés séparément. Une
disposition semblable est non seulement désagréable par sa difformité , mais encore incommode par le passage continuel qu'elle livre aux
mucosités des narines. Qu'elle soit acquise ou
de naissance , la manière d'y remédier est la
même : après avoir rendu saignans les bords
de la division , en en excisant le moins possible
avec des ciseaux ou un bistouri ,. on les maintient en contact au moyen d'aiguilles semblables à celles dont on se sert dans l'opération
du bec-de-lièvre. Cette petite opération n'a
d'autre inconvénient que celui de diminuer les
parties qu'on réunit , de rétrécir la narine correspondante , et de produire une légère difformité. Cet inconvénient est presque nul ,
lorsqu'il n'y a point de perte de substance ;
mais quand la division est la suite d'une brûlure , d'une plaie contuse , que plusieurs tentatives ont été faites maladroitement et sans
succès , il est de la plus haute importance de
ménager les parties. On a proposé dans ce cas
d'irriter et d'excorier les bords avec un épispastique ; quelques chirurgiens se sont conten-
tés de faire , sur les bords de la division , de
simples scarifications. Blasius (1) rapporte un
fait de ce genre. Henr. Roonhuysen ayant été

----

(1) *Obs. Med. rarior.* , p. V , n. 1.

consulté par un homme dont le nez offrait à gauche une division de cette espèce , entreprit de le guérir. Comme cette difformité , venue à la suite d'une plaie , durait depuis fort long-temps , celui qui la portait s'était adressé à beaucoup de personnes pour en être débarrassé. Les nombreuses tentatives de réunion n'avaient eu d'autre effet que de consumer une portion du nez et d'élargir l'ouverture. Roonhuysen , pour ne pas augmenter encore la perte de substance , imagina de faire sur les bords de la fente , de simples scarifications , et de les rapprocher au moyen d'aiguilles et de fils entrelacés. Ce procédé lui réussit pleinement.

— La perte complète du nez ou d'une portion du nez produit une difformité si choquante , qu'on ne doit point s'étonner de la bizarrerie des moyens qu'on a employés pour la rendre moins désagréable. Elle a encore l'inconvénient de nuire à la prononciation de certaines lettres , d'abréger le trajet que doit parcourir l'air pour entrer et sortir des poumons , et de diminuer la faiblesse de l'odorat. Cette difformité est quelquefois congéniale , mais le plus souvent elle est accidentelle. Tantôt elle est due à une cause externe , telle qu'un instrument tranchant, un coup de feu ; tantôt elle est causée par la congélation ; d'autres fois elle provient d'un ulcère vénérien ou d'un ulcère cancéreux.

Quelle que soit la cause qui ait produit la perte totale ou partielle du nez, on doit , lorsque la maladie n'est plus qu'une simple difformité , chercher à la rendre moins apparente. Il est possible même de la faire disparaître tout-à-fait , si ce que racontent certains auteurs

n'est point controuvé, ou tout au moins exa-
géré. Au temps où, en Italie, les malfaiteurs
étaient punis par l'ablation du nez, les occasions de réparer cette mutilation étaient fréquentes, les refaiseurs de nez étaient, dit-on,
nombreux et riches. Un Chirurgien Bolonais,
nommé Taliacot, a écrit *ex professo* sur cette
espèce de prothèse : aussi est-il regardé comme
l'inventeur de l'opération que nous allons décrire, quoiqu'il n'ait fait que la perfectionner.
On dissèque dans l'avant-bras gauche une portion épaisse de peau, d'une étendue proportionnée au volume qu'on veut donner au nouveau nez; on rend saignant le contour du
nez mutilé, on le place dans la plaie de l'avant-
bras, de manière que le lambeau remplace ce
qui manque au nez, et qu'un bandage bien
ferme maintienne ces deux plaies en contact,
pendant un mois au moins. Le lambeau étant
réuni, on le coupe à sa base, et on achève
de lui donner la forme la mieux assortie à l'air
du visage. Telle est à-peu-près la marche
qu'employaient les raccomodeurs de nez du
seizième siècle. Nous croyons inutile de nous
joindre à ceux qui ont cru devoir en démontrer l'absurdité. On s'est avisé depuis, de pro-
poser, comme plus commode et plus expéditif,
de se procurer, de gré à gré, un nez vivant,
qu'on transplanterait d'un visage sur un autre
visage ; il n'est pas besoin que l'humanité et
les lois condamnent une opération pareille ;
la raison la réprouve, et l'expérience a suffisamment appris ce qu'on doit croire de toutes
les entes ou greffes animales dont on a parlé,
et dont on s'amuse de temps en temps à nous
citer quelques exemples merveilleux. Nous al-

lons cependant parler encore d'une manière de refaire les nez, qui, dit-on, est en usage de temps immémorial parmi certains Indiens. MM. Thomas Cruso et James Findelay l'ont vu pratiquer comme il suit (1) : on arrange sur la cicatrice du nez une lame mince de cire que l'on contourne en demi-cône, de manière à lui donner la forme que le nez doit avoir ; on aplatit ensuite ce demi-cône, et on l'applique sur le front, la pointe en bas. On trace sur la peau les contours du morceau de cire, qui, après cela, ne sert plus à rien. On dissèque la portion de la peau que recouvrait la cire, en en laissant subsister une petite bande entre les yeux. On enlève l'épiderme de la cicatrice du nez mutile, et on fait une incision dans la peau, autour des deux aîles du nez et de la lèvre supérieure. On abaisse alors le lambeau de la peau du front ; après lui avoir fait faire un demi-tour, on l'applique sur le nez, l'épiderme en dehors, et on insère ses bords dans l'incision serpentante qu'on a pratiquée autour des ailes du nez ; on le maintient avec un bandage auquel on ne touche que le quatrième jour. Vers le dixième, on met dans les narines de petits tampons de toile fine pour les tenir ouvertes. La circulation est entretenue dans le lambeau par la languette qui tient encore au front ; ce lambeau s'agglutine avec la cloison, les ailes du nez et la lèvre supérieure. Le 25.ᵉ jour, les adhérences étant solides, on coupe la bande de peau supérieure, et on en excise ce qui pourrait rendre le nez difforme. « *Cette opération réussit toujours.* »

---

(1) Bibliothèque Britannique, t. XIII, p. 281.

La gravure jointe à cette description fait connaître une circonstance de plus : c'est qu'on doit ménager , sur la base du triangle que forme le lambeau, une petite pointe destinée à remplacer la sous-cloison des fosses nasales , lorsqu'elle manque. On trouve encore à la suite de cette description , la courte narration suivante :
» Cowas, Maratte de la caste des agriculteurs,
» était l'un des conducteurs de l'armée an-
» glaise , dans la guerre de 1792. Il fut fait
» prisonnier par Tippoo-Saïb , qui lui fit cou-
» per le nez et une main. Il rejoignit dans cet
» état l'armée anglaise , près de Seringapatam ,
» et vécut sans nez pendant un an. Au bout
» de ce temps , un de ses compatriotes lui en
» remit un autre » par le procédé que nous venons de décrire.

Ce procédé , il faut en convenir , est ingénieux et préférable à celui de Taliacot : nous croyons cependant , que peu de personnes se décideront à souffrir une opération aussi douloureuse , pour corriger une difformité fort désagréable , à la vérité, mais à laquelle on peut obvier aussi bien , et mieux peut-être , par un nez artificiel.

On fabrique les nez artificiels en carton , en cuir bouilli, en caoutchouc (gomme élastique), ou en métal. Quelle que soit leur matière, pour n'être pas eux-mêmes un objet de difformité, ils doivent être peints de manière à imiter la couleur du visage, en même temps qu'ils imitent la forme du nez. Ils peuvent être maintenus au moyen de cordons noués derrière la tête, de crochets ou de ressorts qui prennent un point d'appui dans quelque endroit des fosses navales, et mieux encore avec des lunettes à la partie moyenne desquelles ils sont soudés, et qui elles-mêmes sont fixées par des ressorts sur les côtés de la tête. Nous connaissons un des principaux négocians de Paris, qui porte un nez d'argent tenant ainsi à des bésicles. Ce nez est fabriqué avec tant d'art, qu'il est impossible de reconnaître cette prothèse à une très-petite distance.

— Les narines peuvent être rétrécies ou tout-à-fait oblitérées. Le rétrécissement et l'oblitération des narines sont rarement congénitaux. Ils proviennent ordinairement de l'ulcération de leur circonférence, causée par la brûlure, la gangrène, la petite-vérole, etc. Dans ces cas, on peut prévenir le rétrécissement de ces ouvertures par des corps dilatans, ou en y tenant, long-temps même après la cicatrisation, des canules de gomme élastique, d'or, d'argent ou d'étain. Mais lorsque ces moyens ont été négligés ou omis, l'ouverture de la narine se rétrécit à mesure que sa circonférence se cicatrise. Si le rétrécissement est médiocre, il n'en résulte qu'une simple et légère difformité, qui n'exige aucun soin chirurgical. S'il est considérable, outre la difformité plus grande qui en provient, l'air éprouve de la difficulté pour entrer dans les fosses nasales et pour en sortir ; il produit un sifflement incommode ; la respiration est fatigante, sur-tout pendant la nuit ; le timbre de la voix est altéré. On dit alors vulgairement que les malades *parlent du nez*, bien qu'au contraire, comme l'observe Haller, l'altération de la voix tienne à ce qu'ils ne peuvent point parler *par le nez*.

La simple introduction d'un corps dilatant serait insuffisante pour redonner aux narines rétrécies leur grandeur naturelle ; il faut alors recourir à l'instrument tranchant, et s'y prendre ainsi : le malade est assis et a la tête appuyée contre la poitrine d'un aide ; le Chirurgien enfonce dans la narine la lame étroite d'un bistouri dont le tranchant est tourné en devant; en retirant l'instrument, il incise jusque derrière le lobe du nez ; il introduit de nouveau le bistouri , en dirigeant le tranchant en arrière , et ouvre postérieurement la narine jusqu'à la base de la lèvre. En général , il y a peu d'inconvénient à faire une large ouverture , pourvu qu'on ne coupe ni le cartilage du nez antérieurement, ni la lèvre en arrière. Si l'ouverture est excessivement étroite, on y introduit une sonde cannelée qui sert de conducteur à la lame du bistouri. L'incision étant achevée, on remplit la narine avec de la charpie, et si on a opéré des deux côtés , avant de tamponner les narines , on y place une canule pour laisser un passage à l'air; on ajoute au pansement quelques compresses et un bandage convenable. L'inflammation qui survient ordinairement cède à l'emploi des émolliens. Le troisième ou le quatrième jour , on lève l'appareil ; on porte dans la narine une tente enduite de cérat , et lorsque l'inflammation a cessé , que la suppuration est bien établie , on substitue à la tente une canule de gomme élastique , d'or , d'argent ou d'étain , dont on continue l'usage pendant plusieurs mois après que la circonférence de la narine est cicatrisée. Cette précaution assure le succès de l'opération , en prévenant la coarctation de la narine qui aurait lieu infailliblement.

Quant à l'oblitération des narines , elle peut

dépendre de l'adhérence des bords de cette ouverture entr'eux, ou de celle de l'aile du nez avec sa cloison. Comme il est important, avant d'en venir à l'opération, de connaître jusqu'où va la cohésion des parties, on ordonnera au malade de fermer exactement la bouche et la narine libre (s'il n'y a occlusion que d'un côté), et de faire un effort d'expiration : l'air chassé des poumons et pressé dans les fosses nasales, écarte les parois du nez jusqu'à l'endroit où s'arrête l'adhérence, dont il fait facilement connaître l'étendue. Si l'air parvient jusques près de la base du nez, on connaît que l'adhérence est superficielle, et qu'elle peut être incisée facilement. Quand l'adhésion des parois du nez est profonde, l'opération présente plus de difficultés ; cependant on sait jusqu'où il faut couper pour arriver à la cavité, dans laquelle on est d'ailleurs sûr de parvenir. Mais si l'air ne soulève point les ailes du nez, ou n'y pénètre point du tout, l'opération est bien plus difficile : encore n'est-on pas sûr d'arriver à son but. Aussi, quand on entreprend cette opération, il faut faire connaître au malade toute l'incertitude de son résultat. Lorsqu'elle est praticable, on la fait de la manière suivante : si la narine est simplement fermée à sa circonférence, et qu'il reste quelque trace de son ouverture, on plonge dans la partie postérieure de cette trace un bistouri étroit dont le dos est appuyé contre la lèvre supérieure, et on l'enfonce jusqu'à ce qu'il soit parvenu dans la fosse nasale ; on coupe ensuite l'adhérence de derrière en devant, dans toute son étendue, en retirant l'instrument. Si l'adhérence est profonde, et qu'il ne reste aucune trace de l'ouverture de la narine, on divise les parties peu-à-peu et avec précaution. Pour maintenir la narine ouverte, il faut employer les moyens que nous venons d'indiquer en parlant de son rétrécissement. Quand la lèvre supérieure est unie aux narines resserrées ou oblitérées, on la sépare d'abord par une incision transversale, et on procède ensuite à l'aggrandissement ou à la perforation des narines. On tient la lèvre dans sa situation naturelle, en plaçant, entr'elle et le nez, des bourdonnets, une compresse et une bande étroite.

ARTICLE II.

Maladies des Fosses Nasales.

Ces maladies sont, l'inflammation de la membrane pituitaire ou coryza, les ulcères de cette membrane, l'hémorragie et les polypes. Nous traiterons successivement de ces maladies après avoir parlé des corps étrangers introduits dans les fosses nasales.

Corps étrangers dans les Narines.

Les corps étrangers qu'on trouve le plus ordinairement dans les fosses nasales, sont des pois, des haricots, des noyaux de cerises que les enfans y introduisent en jouant. Ils sont arrêtés plus ou moins profondément, et donnent lieu à des effets différens, suivant leur grosseur, leur forme et leur nature. Ils nuisent toujours par leur volume au passage de l'air. Ceux dont la surface est anguleuse ou inégale, irritent la membrane pituitaire et peuvent l'enflammer. Les corps étrangers qui sont susceptibles d'augmenter de volume , en absorbant l'humidité , comme les pois et les fèves de haricots , compriment d'autant plus la membrane pituitaire , et leur extraction devient d'autant moins facile que leur séjour a plus de durée. Le récit du malade , les symptômes qu'il éprouve, la sonde et presque toujours la vue suffisent pour faire reconnaître un corps étranger engagé dans les fosses nasales. Cependant on a pris une fois pour un polype un pois qu'un enfant avait introduit dans son nez ; la méprise ne fut reconnue qu'après l'extraction du corps étranger , qui avait germé , et poussé dix ou douze racines , dont la plus longue était de trois pouces quatre lignes (1).

Les corps étrangers peu volumineux peuvent être expulsés par l'air , dans l'éternuement ou dans l'action de se moucher ; et lorsqu'on a lieu de croire que ces moyens pourront suffire , on doit y avoir recours. Dans le cas contraire , il faut extraire ces corps avec des pinces ou avec une curette. Ce dernier instrument est préférable , surtout lorsque le corps étranger a une forme ronde et qu'il bouche exactement la narine. Comme alors on ne peut pousser les branches ouvertes de la pince assez avant pour saisir le corps étranger au-delà de son diamètre , on l'enfonce au lieu de l'amener en dehors. Quand le corps étranger est engagé trop profondément pour qu'on puisse l'attirer à soi , on le pousse dans l'arrière bouche , en prenant garde qu'il ne tombe dans le larynx ou dans l'œsophage.

____

(1) Journal de Médecine , t. XV , p. 525.

Le gonflement des parties ou celui du corps
étranger rend pénibles et douloureuses les
tentatives qu'on fait pour retirer ce corps ;
il expose la membrane pituitaire à s'enflammer , à s'excorier ou à être déchirée : on doit
donc extraire des narines les corps étrangers
aussitôt qu'on y a reconnu leur présence ,
sur-tout lorsqu'ils sont de nature à augmenter
de volume par l'humidité de la partie. Mais
si l'immobilité du corps étranger , le danger
de déchirer ou de rompre les parois des fosses
nasales ne permettaient pas de le pousser dans
l'arrière bouche ; si ce corps étranger ne pouvait être divisé et retiré par parties ; si la
narine enfin était trop étroite pour le laisser
passer ou pour donner entrée aux instrumens
propres à le saisir, on pourrait, en faisant
une incision semi-lunaire dans l'enfoncement
qui sépare le nez de la joue, agrandir la narine et agir plus facilement sur le corps étranger. On conçoit que des cas pareils doivent
être fort rares ; peut-être ne s'en est-il jamais
vu.

Dans les plaies du visage faites par les armes
à feu , une balle pénètre quelquefois dans les
fosses nasales, ou bien elle reste implantée
dans les parois de ces cavités. Dès qu'on a
découvert le lieu qu'occupe la balle, on cherche
à la saisir. Si on ne peut en venir à bout, on
abandonnera aux parties le soin de s'en débarrasser. Il semblerait, d'après un assez grand
nombre d'observations, que des vers peuvent
naître , croître dans les fosses nasales et
causer des accidens graves et extraordinaires.
Il est vraisemblable que ceux qui en ont été
expulsés ou qu'on y a trouvés après la mort,

venaient des sinus frontaux où il est bien cons-
staté qu'il en existe quelquefois.

De l'Inflammation de la Membrane pituitaire.

L'inflammation de la membrane pituitaire
est connue sous les noms de coryza, de catarrhe nasal, et vulgairement de rhume de
cerveau, d'enchifrènement. Les vicissitudes
atmosphériques, le passage soudain de la sécheresse à l'humidité, l'exposition subite d'une
température chaude à un air frais quand le
corps est en sueur, sont les causes les plus
ordinaires du coryza comme celles de toutes
les affections catarrhales. Le coryza peut aussi
être produit par la rétropulsion d'un exan-
thème, d'un flux habituel, par l'inspiration
des exhalaisons ammoniacales, des vapeurs
irritantes.

Des éternuemens fréquens, quelquefois un
frisson universel, l'écoulement d'une humeur
claire et limpide par le nez, la perte de l'odorat, la raucité de la voix, sont les premiers
symptômes du coryza. Si la fluxion est considérable et s'étend aux sinus frontaux, la
tête devient pesante, le malade sent au front
des douleurs pulsatives qui augmentent pendant l'éternuement et la toux; la respiration
est gênée, les yeux sont larmoyans, et ces
phénomènes sont accompagnés de bourdonnemens et de tintemens dans les oreilles; le
malade éprouve des frissonnemens, des lassi-
tudes; la fièvre inséparable de cet état est
plus ou moins forte. L'humeur qui coule par
le nez est d'abord claire, âcre, salée, irritante;
elle enflamme les parties sur lesquelles elle

6.   6

coule et les excorie quelquefois. Mais après plusieurs jours elle devient plus épaisse, visqueuse, jaunâtre, puriforme; les symptômes alors diminuent par degrés, se dissipent entièrement, et la secrétion muqueuse de la membrane pituitaire revient à son état naturel.

Le coryza est une affection peu grave. L'expérience a cependant appris que l'inflammation de la membrane muqueuse du nez est souvent suivie de celle de la membrane muqueuse de larynx, de la trachée et des bronches, ce qui augmente sinon son danger, au moins sa durée. Le coryza, lorsqu'il est violent, est à craindre par lui-même dans les vieillards, parce qu'il peut les jeter dans une affection comateuse et même dans l'apoplexie. Le coryza habituel n'est pas non plus sans danger parce qu'il peut amener l'ulcération de la membrane pituitaire ou même favoriser le développement d'un polype.

Lorsque le coryza est récent et léger, il se guérit de lui-même et ne demande guère qu'un peu de régime et de la chaleur qui sont d'ailleurs les plus sûrs préservatifs contre le catarrhe pulmonaire dont on est menacé alors. La vapeur de l'eau chaude ou d'une décoction émolliente, peut procurer du soulagement ou même abréger la durée de la maladie. Lorsque le coryza est considérable et accompagné de symptômes graves, on a recours aux pédiluves sinapisés, aux boissons délayantes, mucilagineuses, légèrement diaphorétiques ; aux lavemens relâchans, et même à la saignée lorsqu'elle est indiquée par la violence de la fluxion, et l'intensité de la céphalalgie.

Dans le coryza habituel, si la cause de la maladie est connue, on la combat par des moyens appropriés à sa nature. Quand cette cause est inconnue, on a recours aux diurétiques, aux sudorifiques, aux salivans ; mais lorsqu'on ne retire aucun fruit de tous ces remèdes, on applique un vésicatoire, ou un séton à la nuque. On a vu un coryza périodique opiniâtre, ne céder qu'à l'usage du quinqnina, associé aux purgatifs.

Ulcères de la Membrane pituitaire.

La membrane pituitaire est susceptible de s'ulcérer comme toutes les autres membranes muqueuses. Les ulcères de cette membrane sont de deux sortes : simples, benins, n'exhalant aucune odeur ; ou putrides malins et rendant une odeur très-fétide.

Les premiers peuvent attaquer tous les points de la membrane ; mais leur siège le plus ordinaire est la partie antérieure de la cloison des fosses nasales, dans l'endroit où la portion cartilagineuse de cette cloison se joint à sa portion osseuse. Ces ulcères sont bornés ordinairement à la surface de la membrane pituitaire : quelquefois cependant ils pénètrent plus ou moins profondément dans son épaisseur. Ils viennent souvent à la suite de la petite vérole, ou après l'extirpation d'un polype ; ils sont aussi quelquefois la suite d'un coryza habituel ou de l'inflammation de la membrane pituitaire produite par des substances âcres, irritantes, ou des contusions ; mais le plus souvent je les ai observés chez des personnes dartreuses, ensorte qu'il me paraît que le vice herpétique en est la cause la plus ordinaire.

La plupart de ces ulcères sont précédés par un état érysipélateux de la membrane muqueuse des narines, et ce n'est qu'après avoir duré pendant quelque temps que l'inflammation détermine l'excoriation et l'ulcération de la membrane. Ces ulcères sont peu douloureux ; ils causent plutôt une démangeaison incommode qu'une douleur réelle. Ce prurit importun oblige le malade de porter souvent le doigt dans la narine, et ces fréquentes introductions du doigt empêchent l'ulcère de guérir. L'humeur qu'il fournit n'est pas assez abondante pour sortir avec le mucus des narines, et en altérer la consistance et la couleur : elle s'épaissit et forme une croûte plus ou moins épaisse, sèche, noirâtre, qui tombe d'elle-même, ou que le malade détache avec l'extrémité du petit doigt. Lorsque la croûte est tombée et sur-tout qu'elle a été arrachée, l'ulcère est saignant, et il coule quelquefois un peu de sang par la narine. Si l'ulcère occupe la partie antérieure de la fosse nasale, on voit alors sa surface, que sa couleur rouge et ses granulations font distinguer du reste de la surface de la membrane pituitaire ; enfin l'ulcère n'exhale aucune odeur.

L'humidité continuelle des fosses nasales rend longue et difficile la guérison des ulcères simples de la membrane pituitaire ; mais le plus grand obstacle à cette guérison vient ordinairement de l'habitude où sont les malades d'introduire le petit doigt dans la narine et d'arracher la croûte qui couvre l'ulcère. Les inconvéniens de cette manœuvre sont tels, qu'ils rendent inutiles tous les efforts de l'art pour la guérison de ces ulcères ; pendant qu'ils guérissent quelquefois d'eux-mêmes aussitôt que les malades cessent de porter le doigt dans le nez.

Lorsque l'ulcère dépend d'une cause purement externe, les remèdes locaux suffisent ; mais quand il dépend d'une cause interne, on doit faire concourir avec ces remèdes un régime et des médicamens internes appropriés à la nature de cette cause, qui est presque toujours le vice dartreux : on applique aussi avec avantage un vésicatoire ou un séton à la nuque.

Quant aux remèdes locaux, on fait tomber la croûte qui couvre l'ulcère avec des décoctions émollientes attirées ou injectées dans les narines. On peut aussi détacher ces croûtes en les touchant avec les barbes d'une plume trempée dans un liniment d'huile d'amandes et de blanc de baleine. On fait ensuite renifler, ou l'on injecte des vulnéraires et des détersifs, tels que les eaux de Barège ou de Balaruc, les décoctions d'orge, d'aigremoine, de millepertuis, de roses rouges, etc., mêlées avec du miel rosat. On passe enfin aux remèdes desséchans et légèrement astrigens, tels que la décoction d'écorce de chêne ou de quinquina mêlée à une dissolution d'alun, et les préparations saturnines. On peut encore se servir de l'eau de chaux.

On a conseillé d'introduire deux ou trois fois par jour dans la narine affectée, des bourdonnets de charpie imbibés de l'un de ces liquides, de les faire pénétrer aussi avant qu'il est nécessaire pour qu'ils portent sur les parties malades, et de les remplacer tous les soirs, lorsque le malade est au moment de se coucher, par un bourdonnet chargé d'un onguent dessicatif. Mais, outre que la profondeur du mal ne permet pas toujours de porter les bourdonnets jusqu'à lui, leur introduction est douloureuse et leur présence extrêmement importune, sur-tout lorsque les deux narines sont affectées; c'est pourquoi nous pensons qu'il vaut mieux s'en tenir aux injections, ou avoir recours aux fumigations sèches qui arrivent plus sûrement au lieu malade. Ces fumigations se font avec le mastic, l'encens, la myrrhe, le styrax calamite, le benjoin et autres substances aromatiques, dont on forme des pastilles, ou trochisques avec de la térébenthine. Nous finissons de parler des ulcères simples de la membrane pituitaire en faisant observer que ces ulcères, quelquefois même de simples excoriations, résistent opiniâtrement à tous les secours de l'art, et qu'ainsi on doit insister long-temps sur l'usage des remèdes.

En donnant le nom d'ozènes à tous les ulcères de la membrane pituitaires qui exhalent une odeur fétide, on a compris sous la même dénomination des ulcères d'espèces différentes. Pour éviter toute confusion à cet égard nous appellerons *ozène*, l'ulcère fétide des narines qui ne fournit aucune matière et qui peut durer toute la vie sans faire des progrès sensibles. Nous réservons le nom d'*ulcère* auquel nous joindrons celui de la cause qui le produit, pour les ulcères d'où découle une humeur ichoreuse, d'une puanteur insupportable, et qui font des progrès plus moins rapides.

L'ozène commence quelquefois dans l'enfance, d'autres fois dans l'adolescence; mais à quelqu'âge qu'il se développe, il dure ordinairement toute la vie. On n'a pas constaté encore par l'ouverture des corps le siège de l'ozène, ni les altérations qu'il produit dans la membrane pituitaire et dans les os qui forment les parois des fosses nasales. S'il était permis de se livrer aux conjectures dans une science où tout doit être fondé sur des faits bien observés, nous dirions qu'il paraît probable que l'ozène a son siège dans la partie supérieure des fosses nasales, dans les endroits les plus anfractueux de ces cavités, et qu'il consiste dans une altération de la membrane pituitaire avec nécrose de quelque portion osseuse.

Les causes de l'oxène sont peu connues; il attaque les sujets les plus sains, comme ceux chez lesquels il existe un vice quelconque de la constitution. On remarque que les personnes qui ont le nez écrasé y sont plus sujettes que les autres, sans qu'on puisse dire pourquoi cette conformation vicieuse du nez y donne lieu.

On connaît peu les phénomènes qui accompagnent le développement de l'ozène, parce que ordinairement on n'est averti de son existence que par l'odeur fétide qu'exhale le nez. Dans cet état de la maladie, le malade n'éprouve aucune douleur, il ne se fait par les narines aucun écoulement de matière ichoreuse ou puriforme; si l'on examine les narines on n'y aperçoit rien de contraire à l'état naturel. On ne connaît donc l'ozène ordinairement que par l'odeur infecte qu'exhale le nez : cette odeur est tellement forte et désagréable qu'on supporte difficilement la présence des personnes affligées de cette repoussante infirmité : on l'a comparée à celle d'une punaise écrasée, et c'est pour cette raison qu'on appelle punais ceux qui ont un ozène. Cette affection est presque toujours accompagnée de la privation de l'odorat, ou du moins d'une très-grande diminution de ce sens.

L'ozène commençant est quelquefois susceptible de guérison ; mais celui qui est ancien peut être réputé incurable. Lorsqu'on croira devoir entreprendre la cure de cette maladie, on fera d'abord en sorte de détourner les humeurs qui se portent à la partie malade, par les vésicatoires, les cautères ou le séton. On employera ensuite un régime et des médicamens internes appropriés à la cause connue ou présumée de la maladie. Ainsi on aura recours, suivant les indications, aux bouillons et aux sucs des plantes dépuratives, aux préparations mercurielles, aux anti-scorbutiques, aux purgatifs, aux eaux minérales, etc. En même temps on emploiera des remèdes extérieurs choisis parmi ceux dont nous avons parlé en traitant des ulcères simples de la membrane pituitaire. Tous ces moyens seront mis en usage pendant très-long-temps : l'ozène ne cède quelquefois qu'après plusieurs années d'un traitement entrepris dès le commencement de la maladie. Quand il a résisté à ce traitement, ou qu'il est ancien, on doit renoncer à des remèdes dont l'usage pourrait devenir nuisible ; la maladie est tout-à-fait incurable. Celse parle de guérir l'ozène par la cautérisation ; mais comment oser porter un fer rouge dans les fosses nasales et discerner le point où il faut l'appliquer ?

Les ulcères putrides de la membrane pituitaire, avec écoulement d'une matière ichoreuse, sont vénériens, cancéreux, dartreux ou scorbutiques. Les premiers sont ceux qu'on observe le plus ordinairement ; les seconds sont assez rares, et les deux autres plus rares encore.

Les ulcères vénériens de la membrane pituitaire ne sont jamais primitifs , ni produits par l'application immédiate du virus syphilitique sur cette membrane : ils succèdent toujours à d'autres symptômes vénériens , et se manifestent plus ou moins long-temps après que le virus a pénétré dans l'économie animale , et a causé une infection générale. Leur développement est quelquefois précédé de douleurs de tête plus fortes la nuit que le jour , et qui ont cessé , ou spontanément, ou par l'usage du mercure. La membrane pituitaire s'enflamme , s'épaissit et sécrète une matière muqueuse , puriforme , jaunâtre , qui se dessèche et forme des croûtes épaisses , que le malade expulse en se mouchant , ou qu'il est obligé de détacher en attirant de l'eau tiède dans le nez. Les narines obstruées par ces croûtes et par l'épaississement de la membrane pituitaire , laissent difficilement passer l'air , ensorte que le malade respire avec peine par le nez, et qu'il est obligé de dormir la bouche ouverte. Bientôt la membrane s'ulcère ; il coule alors par les narines une humeur ichoreuse , fétide et quelquefois mêlée de sang. L'ulcération fait des progrès ; les parties osseuses qu'elle recouvre , ne tardent pas à être affectées; la matière devient noirâtre , et sa fétidité augmente. Quand le mal est à ce point , on voit souvent des portions d'os se détacher et sortir avec le pus. Lorsque l'ulcère est placé sur la cloison des narines, celle-ci est bientôt détruite , et les fosses nasales communiquent entre elles sans que les malades se doutent de toute l'étendue du désordre. Quand le vomer et la lame perpendiculaire de l'ethmoïde sont détruits, les os propres du nez n'étant plus soutenus, le nez s'affaisse et perd sa forme naturelle; quelquefois ces os eux-mêmes sont affectés et se détachent, le nez alors cesse d'être saillant. Si l'ulcère a son siège sur la paroi externe de la fosse nasale, l'œil devient larmoyant, parce que l'extrémité inférieure du canal nasal est obstruée par le gonflement de la membrane pituitaire ; les cornets moyen et inférieur tombent quelquefois. Dans tous les cas, l'odorat s'affaiblit ou se perd entièrement ; la voix devient nasale et la prononciation n'est plus ni distincte ni facile. Lorsque le mal est situé profondément, tous les désordres dont nous venons de parler ont lieu, sans qu'on puisse apercevoir l'ulcère ; mais lorsqu'il occupe la partie antérieure et inférieure des fosses nasales, outre le gonflement de la membrane pituitaire, on aperçoit un ulcère sordide recouvert d'une escarre blanche, ou d'une croûte brune et ferme. Si on enlève cette croûte, ou si elle se détache, on voit, au lieu qu'elle recouvrait une surface rouge, quelquefois nette, mais qui bientôt redevient sale, et se couvre d'une nouvelle escarre ou d'une nouvelle croûte.

On ne sauroit attaquer trop-tôt les ulcères vénériens de la membrane pituitaire par un traitement antisyphilitique général ; mais outre ce traitement général, il convient de nettoyer fréquemment les parties affectées, en y injectant de l'eau de chaux, dans laquelle on a fait fondre quelques grains de muriate suroxigéné de mercure, ou la teinture de myrrhe et d'aloës, étendue dans de l'eau d'orge et un peu de miel rosat , etc. ; quelques médecins employent la vapeur du sulfure de mercure (cinnabre); mais ce remède n'est pas sans danger pour la poitrine : les fumigations de labdanum , de myrrhe, d'aloës , de mastic , de styrax , etc. , nous paroissent préférables.

Il est rare que les ulcères putrides de la membrane pituitaire soient le résultat d'une affection dartreuse. Lorsque le vice dartreux porte son action sur la membrane muqueuse du nez, il ne produit que des ulcérations simples , ainsi que nous l'avons dit précédemment. Cependant il n'est pas impossible que le vice herpétique fasse naître des ulcères putrides de la membrane pituitaire. On est fondé à croire que ces ulcères dépendent de cette cause , lorsque le malade n'a jamais éprouvé d'affection vénérienne , qu'il porte des dartres sur d'autres parties du corps, que l'ulcère est superficiel , et qu'il a résisté au mercure. Ces sortes d'ulcères réclament l'emploi des remèdes sulfureux et antimoniaux , tels que les pastilles de Kunkel , les eaux de Barège en bain et en boisson , les bains sulfureux domestiques , le suc des plantes dépuratives , et la décoction de leurs racines et de leurs feuilles; les injections d'eau hydrosulfurée, de décoction de morelle , de douce-amère , d'eau de savon , etc. Les vapeurs sulfureuses pourront aussi être employées dans le traitement des ulcères de cette espèce, contre lesquels échouent, dans beaucoup de cas, tous les efforts de l'art et toutes les ressources de la thérapeutique.

Les ulcères scorbutiques de la membrane pituitaire sont, avons-nous dit , beaucoup plus rares que les ulcères dartreux. Si toutes les

circonstances présentes et commémoratives ,
portaient à croire qu'un ulcère des fosses nasales tînt à un vice scorbutique , on ferait
usage des injections avec de l'eau mêlée à un
peu de vinaigre , ou à du jus de citron , ou
avec une décoction des plantes anti-scorbutiques ; mais c'est sur-tout par le régime et le
traitement interne qu'on pourrait espérer de
le guérir.

Les ulcères cancéreux de la membrane pituitaire , sont bien moins fréquens que ceux
du nez. L'application des caustiques sur des
ulcères d'une autre espèce , les a souvent chan-
gés en ulcères cancéreux ; mais le plus souvent
cette dégénération est le résultat de l'ouverture
d'une tumeur squirreuse. Cette tumeur dont
la couleur est rougeâtre et la surface granulée
et peu élevée, a une base large, et saigne au
moindre attouchement. Quelquefois elle est
douloureuse ; le plus souvent cependant elle
ne cause aucune douleur. Pour éviter de la
prendre pour un polype , il suffit de porter
un peu d'attention dans son examen. Les ulcères cancéreux de la membrane pituitaire ,
ont , comme ceux de toutes les autres parties ,
des bords durs et renversés ; ils rendent un
ichor putride , dont la fétidité est particulière
au cancer. Ils s'étendent en rongeant ; mais
leurs progrès sont en général moins rapides que
ceux des ulcères vénériens. Ils saignent pour
peu qu'on les touche, et souvent spontanément ; ces ulcères sont incurables. Tout le traitement doit tendre à en ralentir les progrès ,
et à les rendre supportables. On prescrira un
régime convenable , on administrera l'extrait
de ciguë ; on lavera l'ulcère avec de l'eau de

pavot, de morelle, de jusquiame, et on ins-
tillera le suc de ces plantes mêlé au suc de
carotte.

Hémorragie nasale, ou *Epistaxis*.

On appelle ainsi l'écoulement de sang par le
nez. L'épistaxis est presque entièrement du
ressort de la pathologie interne. Aussi nous n'en
parlerons ici que sous le rapport des moyens
externes ou locaux que l'on emploie pour l'arrêter, quelle que soit d'ailleurs la cause à laquelle elle est due.

L'épistaxis peut venir de la rupture des vaisseaux, à l'occasion d'un coup, d'une chute et
de l'extirpation d'un polype; dépendre de la
pléthore, d'une congestion sanguine vers la
tête, de certains états adynamiques, dans lesquels le sang paraît dépravé, etc.

Lorsque l'hémorragie nasale est considérable, et qu'il n'y a aucun inconvénient à la
faire cesser, on l'arrête en faisant attirer dans
le nez, ou en y injectant de l'eau froide, de
l'oxicrat, ou une eau styptique, préparée avec
l'alun et le sulfate de zinc; en appliquant sur
le front des corps froids, en mettant les pieds
dans l'eau, etc; mais quand ces moyens sont insuffisans et que l'hémorragie compromet la
santé ou la vie de celui qui l'éprouve, on doit
avoir recours au tamponnement. Si la faiblesse
n'est pas encore très-considérable, on peut se
contenter d'abord d'introduire dans les narines
quelques bourdonnets de charpie imprégnés
d'une eau styptique; on recommande au malade d'incliner la tête en avant, afin que le
sang ne coule point dans la pharynx et qu'il

s'accumule dans la partie antérieure des fosses
nasales, où il se coagule et s'oppose à l'écoule-
tement d'une nouvelle quantité de liquide. Si
malgré l'emploi de ce moyen, le sang refluait
dans le pharynx et était rejeté par la bouche,
ou si, au moment ou le chirurgien est appelé,
l'affaiblissement était porté à un degré assez
considérable pour que tout délai fût dangereux, il faudrait incontinent recourir à un
moyen plus efficace, c'est le tamponnement
des ouvertures antérieure et postérieure de la
fosse nasale par laquelle se fait l'hémorragie.
A cet effet, on porte dans la narine la sonde
inventée par Bellocq, laquelle se compose
d'une canule d'argent, légèrement courbée à
une de ses extrémités, et renfermant un stylet
d'argent aussi, et qui porte à l'une de ses extrémités un ressort de pendule, dont le bout
est garni d'un bouton d'argent. Lorsque la canule est parvenue dans le pharynx, on pousse
le stylet, et à mesure qu'on l'enfonce le ressort
se déploie sous le voile du palais, et pénètre
dans la bouche, où l'on peut facilement la
saisir avec des pinces à anneaux, ou même
avec les doigts. On attache un fil ciré double
sur le ressort, et en retirant le stylet et sa
canule on conduit le fil dans la fosse nasale,
et on le fait sortir par la narine. Au défaut de
cet instrument, on peut se servir d'une sonde
flexible ou d'une bougie de gomme élastique ;
mais il est plus difficile alors d'aller saisir l'instrument dans le pharynx. On attache à l'extrémité de ce fil, qui sort par la bouche, un bourdonnet assez gros pour boucher exactement
l'ouverture postérieure de la fosse nasale, et en
tirant de derrière en devant l'extrémité nasale

de ce fil, on conduit le bourdonnet contre cette ouverture. Pendant qu'un aide tient ce fil en le tirant en devant, on remplit la narine avec des bourdonnets liés, ensuite on écarte les deux fils et on place dans leur intervalle un tampon de charpie sur lequel on fixe les fils, en faisant deux nœuds simples l'un sur l'autre. En bouchant ainsi les narines antérieure et postérieure, on n'empêche pas le sang de couler ; mais étant retenu dans la fosse nasale, il s'y coagule, et la compression que le caillot exerce sur les vaisseaux qui versent le sang, arrête l'hémorragie. Si le sang coule par les deux narines, il faut tamponner à droite et à gauche. Au bout de quatre ou cinq jours, on ôte les bourdonnets, et on facilite la sortie du sang, en injectant de l'eau tiède dans le nez. L'irritation que causent la sonde, les pinces ou les doigts portés dans la bouche et dans le gosier, provoque l'éternuement et l'envie de vomir, et rend cette opération difficile et pénible ; mais il faut d'autant moins se rebuter que ce mode de tamponnement est le seul moyen capable d'arrêter l'hémorragie. En l'employant, nous sommes parvenus plusieurs fois à arrêter des épistaxis, qui infailliblement auraient fait périr les malades.

Polypes des Fosses Nasales.

Il se développe fréquemment dans les fosses nasales des excroissances plus ou moins volumineuses, qui paraissent formées par une sorte de végétation contre nature de la membrane pituitaire, et qu'on nomme polypes, à cause d'une certaine ressemblance avec les zoophytes de ce nom.

Les polypes peuvent naître de tous les points des fosses nasales, et même des sinus. Ils tiennent à la membrane pituitaire tantôt par une base large, tantôt par un pédicule plus ou moins épais. Ce pédicule est toujours unique; mais le polype peut se diviser en deux ou trois portions, dont l'une se porte quelquefois derrière le voile du palais, et les autres restent dans fosse nasale. Lorsqu'il y a plusieurs polypes separés les uns des autres, ils ont chacun leur pédicule.

Le volume des polypes du nez varie beaucoup; ceux qui sont mous et vésiculaires peuvent remplir entièrement les fosses nasales, s'échapper même par leurs ouvertures; mais ils n'écartent jamais les parois de ces cavités. Les polypes durs, au contraire, écartent les os en grossissant, et acquièrent quelquefois un volume énorme.

La figure des fosses nasales détermine celle des polypes qui s'y développent, lorsque ceux-ci sont mous et vésiculaires; mais lorsqu'ils sont durs, sarcomateux, après avoir rempli la cavité où ils ont pris naissance, ils en écartent les parois, et prennent des formes variées. Ceux qui sortent par les narines postérieures, pour se porter dans le pharynx, ont communément une figure globuleuse.

Les polypes des fosses nasales sont de deux espèces, avons-nous dit; il en est de mous et vésiculaires qu'on nomme encore muqueux; ceux qui sont durs sont appelés sarcomateux. Les premiers sont d'un blanc-grisâtre ou jaunâtre, luisans, et cèdent aisément à une faible pression. Parmi eux, les uns s'écrasent avec la plus grande facilité et se réduisent presque à rien, par l'effusion d'un liquide séreux très-abondant; les autres cedent sans se dissoudre, à la pression de l'instrument avec lequel on les saisit pour les arracher; mais ils ne se déchirent qu'avec peine. La texture des polypes muqueux n'est point connue : lorsqu'on les coupe, on ne voit dans leur substance aucun arrangement de parties ; on remarque seulement qu'ils sont abreuvés d'une grande quantité de sérosité. Aucun vaisseau sanguin ne s'y fait apercevoir, et ceux qui les nourrissent sont si petits, qu'en coupant les polypes vers leur sommet et à leur partie moyenne ils ne saignent point : ce n'est qu'à leur pédicule qu'ils laissent échapper une petite quantité de sang, dont l'effusion cesse bientôt d'elle-même ; ils ne saignent jamais quand on les touche, et moins encore spontanément ; ils ne sont douloureux ni par eux-mêmes, ni par la pression qu'ils exercent sur les parties voisines.

Les polypes durs ou sarcomateux diffèrent entr'eux en ce que les uns paraissent purement charnus, et les autres squirreux. Les premiers ont une couleur rougeâtre, quelquefois livide, à cause du grand nombre de vaisseaux qu'ils contiennent. Leur surface est tantôt égale et tantôt raboteuse. Ils saignent au moindre attouchement et souvent même sans qu'on les touche ; leur substance est en quelque sorte friable et se déchire avec la plus grande facilité. Ils attirent des douleurs dans les parties voisines, ou en font sentir dans leur propre substance. Enfin ils s'exaspèrent facilement et ont une grande tendance à se convertir en cancers. Les seconds, c'est-à-dire les polypes qui paraissent squirrheux, sont d'un blanc terne ou jaunâtre. Leur consistance est toujours plus grande que celle des premiers ; mais elle présente quelques variétés : il y en a dont la consistance peut être comparée à celle du lard ; d'autres ont une dureté égale à celle des tumeurs squirreuses, et quelques-uns sont si fermes qu'ils semblent cartilagineux. La surface de ces polypes est unie, et la membrane qui la forme est tellement adhérente à leur substance qu'on ne peut l'en séparer, quelque soin qu'on y mette, sans intéresser cette substance ou la membrane elle même. Au reste, celle-ci n'est qu'une expansion de la membrane pituitaire, et est parsemée de quelques vaisseaux sanguins excessivement fins. La texture de ces polypes est peu connue. On en voit dont la substance ne présente aucune organisation appréciable ; elle a l'aspect du lard. Dans d'autres, cette substance est fibreuse, on n'y voit point de vaisseaux sanguins ; aussi ne saignent-ils point spontanément comme les polypes charnus. Ils ne sont point douloureux par eux-mêmes ; mais lorsqu'ils ont une grosseur considérable, la pression qu'ils exercent sur les parties qui les entourent cause de la douleur. Ils n'ont point, comme les polypes charnus, une tendance marquée à la dégénération cancéreuse, et ils ne prennent ce mauvais caractère que lorsqu'on les irrite par des manœuvres imprudentes.

Les causes des polypes du nez sont presque entièrement inconnues. On a remarqué que beaucoup de personnes affectées de cette maladie avaient été sujettes à des inflammations de la membrane pituitaire ; aussi a-t-on mis le coryza au nombre des causes des polypes.

On a aussi observé quelquefois que la formation de ces tumeurs avait été précédée d'une chute ou d'un coup sur le nez, de l'usage des poudres sternutatoires trop fortes et trop irritantes, de l'habitude de se frotter trop souvent le nez avec les doigts, de la suppression d'un écoulement habituel. Voilà à-peu-près à quoi se réduit ce que l'on sait sur les causes des polypes; c'est dire combien leur étiologie est peu avancée.

Les symptômes des polypes du nez sont différens selon les degrés et l'espèce de la maladie. Quand elle commence, elle ne produit guère d'autre incommodité que celle qui accompagne le coryza un peu violent : le malade éprouve dans la narine une gêne, une sensation incommode, dont il cherche à se débarrasser en se mouchant souvent; il est habituellement enchifréné; l'air passe difficilement dans la fosse nasale, et l'odorat est émoussé. Le malade peut rester long-temps dans cet état sans se douter qu'il a un polype; mais lorsque la tumeur a pris un certain volume, il s'aperçoit qu'un corps étranger bouche la narine, il touche le polype avec le doigt et on peut l'apercevoir en examinant l'intérieur du nez au grand jour. L'odorat et la faculté de respirer par la narine se perdent entièrement; et si les deux narines sont affectées, le malade ne peut plus respirer que par la bouche. En grossissant encore, la tumeur comprime le canal nasal, suspend ou arrête l'écoulement des larmes dans le nez : delà la rétention de ce liquide dans le sac lacrymal, la dilatation de celui-ci et le larmoiement. Quelquefois le polype sort en partie par la narine; mais le plus souvent il se porte en arrière où il trouve moins de résistance, et s'étend au-delà des fosses nasales jusque dans le pharynx, derrière le voile du palais qui est abaissé et porté en devant. Dans ce cas, l'ouïe devient dure, parce que les trompes d'Eustache sont comprimées, particulièrement celle qui correspond à la fosse nasale où la polype a pris naissance. La voix et la prononciation sont altérées ; la déglutition est gênée. La respiration devient plus pénible de jour en jour, le malade est menacé de suffocation. Presque tous les symptômes dont nous venons de parler sont communs aux différentes espèces de polypes ; mais chaque espèce a ses signes particuliers auxquels on peut la reconnaître et qui méritent une grande attention.

Les polypes muqueux ne sont précédés, ni accompagnés d'aucune douleur ; ils croissent lentement et sortent rarement par les ouvertures de la fosse nasale ; ils n'agissent point avec assez de force sur ses parois pour les écarter, et lorsque cela a lieu, c'est la cloison qui cède à leur pression et se porte du côté opposé. Lorque la tumeur s'avance sous les cartilages latéraux, elle les soulève et grossit le nez. Quand on examine la fosse nasale à un beau jour, le polype se présente sous la forme d'un corps aplati transversalement, arrondi à son extrémité, d'un blanc grisâtre et d'un aspect luisant. Ce corps est mobile ; il s'avance vers la narine lorsque le malade fait un effort d'expiration, et il se porte en arrière et en haut, lorsqu'il cherche à attirer l'air, en faisant une forte inspiration. Les polypes muqueux augmentent de volume dans les temps humides, et diminuent quand l'atmosphère est sèche, ces alternatives sont accompagnées de l'accroissement et de la diminution des incommodités que ces tumeurs occasionnent. Ils ne saignent point spontanément, et s'ils versent du sang quand on les touche, ce n'est qu'en petite quantité.

Les polypes durs ou sarcomateux ont cela de commun entr'eux qu'ils se développent avec assez de rapidité; qu'ils s'échappent fréquemment par l'ouverture postérieure des fosses nasales pour pénétrer jusqu'au pharynx; que leur accroissement étant quelquefois très-considérable et se faisant en tous sens, ils écartent les os entre lesquels ils sont placés; qu'ils sont fixes dans leur position, ensorte que l'air expulsé dans l'expiration et attiré dans l'inspiration, ne leur imprime aucun mouvement; qu'enfin ne recevant aucune influence de l'état de l'atmosphère, ils conservent le même volume dans les temps humides, comme dans les temps secs.

Les polypes charnus sont quelquefois précédés d'épistaxis, de douleur au front et à la racine du nez; ils sont sensibles et saignent au moindre attouchement; ou même ils saignent et sont douloureux sans qu'on les touche. Lorsque le malade éternue, qu'il tousse ou qu'il se mouche, il éprouve ou une sensation très-désagréable dans la narine et au front, ou une souffrance réelle. Ces polypes ont une tendance singulière à dégénérer en cancer, sur-tout lorsqu'on les irrite; et quand ils ont pris cette fâcheuse terminaison, ils causent des douleurs lancinantes et rendent une matière ichoreuse très-fétide.

Les polypes squirreux sont susceptibles d'acquérir un volume considérable, et dans leur développement ils s'échappent plus fréquemment que les autres polypes par l'ouverture postérieure des fosses nasales pour se porter dans le pharynx où ils prennent souvent un accroissement énorme ; quelquefois aussi ils naissent de la voûte du pharynx ou de quelque endroit voisin de cette voûte. Ces polypes ne saignent point spontanément, et lorsqu'on les fait saigner en les touchant, il ne coule ordinairement qu'une quantité médiocre de sang ; durs et presqu'incompressibles, ils ne sont pas douloureux par eux-mêmes, et lorsqu'ils causent des douleurs, elles dépendent de la pression qu'ils exercent sur les parties voisines. Lorsqu'on les irrite par des opérations imprudentes, ou par l'application des caustiques, ils peuvent dégénérer en cancers ; mais ils ont beaucoup moins de tendance à cette dégénération que les polypes charnus.

Le pronostic des polypes du nez est subordonné à leur nature, au lieu qu'ils occupent, à leur volume, à l'étendue de leurs adhérences, etc. Les polypes muqueux sont beaucoup moins graves que les polypes durs et sarcomateux. Abandonnés à eux-mêmes, ils ne prennent jamais un caractère fâcheux, et les incommodités qui en résultent sont très-supportables. On peut arracher ces polypes, ou les attaquer de toute autre manière, sans causer ni hémorragie, ni tout autre accident ; mais il est difficile de les déraciner entièrement, et ils se reproduisent souvent, après avoir été arrachés. Néanmoins cela n'arrive pas aussi fréquemment qu'on le suppose. Il existe souvent plusieurs polypes de cette espèce, dont chacun a son adhérence particulière , et est parfaitement distinct des autres. Celui qui est le plus près de la narine , se porte vers cette ouverture , tandis que l'autre ou les autres sont comprimés, poussés en haut, en arrière , et ne peuvent être aperçus. Or , lorsque le polype apparent est arraché , le suivant se porte en devant et en bas, et lorsqu'il vient à paraître on le prend pour une reproduction du premier.

Les polypes durs ou sarcomateux , sont en général une affection très-grave. Leur pronostic cependant, n'est pas toujours également fâcheux. Les polypes charnus, d'un rouge foncé , douloureux , qui saignent spontanément ou au moindre attouchement, ou qui versent une matière sanieuse, fétide , sont dangereux ; et tous les efforts du chirurgien pour les détruire, ou pour les enlever, ne font que hâter la mort, qui est la terminaison inévitable de cette espèce de tumeur. Les polypes squirreux , quoique très-graves , le sont moins cependant que ceux dont nous venons de parler. On peut les lier ou les extirper, lorsqu'ils ont un pédicule, sur-tout lorsqu'ils ont franchi l'ouverture postérieure des fosses nasales , et qu'ils ont pris de l'accroissement dans le pharynx. Mais quand ces polypes ont une base large , qu'ils sont très-volumineux, et qu'ils remplissent la fosse nasale , dont ils ont écarté les parois, il faut ne pas y toucher : leur ligature est impossible ; leur arrachement n'est que partiel, et ce qu'on laisse, croît bien vite , prend un caractère plus fâcheux , et amène promptement une terminaison funeste. On cite cependant des exemples de polypes squirreux , guéris par l'arrachement ; mais ces exemples sont bien rares, tandis qu'on pourrait en citer un nombre infini, où on a vu après cette opération, le mal reparaître et prendre un caractère carcinomateux.

Pour guérir les polypes des fosses nasales, on a proposé et employé l'exsiccation, la cautérisation, l'excision, le déchirement, l'arrachement et la ligature. Nous allons examiner chacun de ces moyens thérapeutiques, les comparer, indiquer ceux qui méritent la préférence, et les cas ou il convient de les employer.

Pour dessécher les polypes, on a recours aux médicamens astringens, liquides ou solides. Les remèdes liquides qu'on emploie ordinairement, sont l'eau végeto-minérale, l'eau alumineuse, les décoctions astringentes. Quel que soit celui de ces liquides dont on se serve, le malade doit l'attirer dans le nez plusieurs fois le jour, ou bien l'injecter sur la tumeur. Mais lorsqu'on emploie des médicamens actifs, tels que l'alcool, le vinaigre distillé, ils ne doivent être introduits dans la fosse nasale qu'avec circonspection. On portera donc sur le polype des bourdonnets trempés dans ces liquides, et on en exprimera un peu la liqueur, afin qu'elle ne coule pas sur les parties saines de la membrane pituitaire. Les médicamens solides dont on a conseillé l'usage, sont diverses poudres astringentes, telles que la poudre de noix de galle, d'écorce de grenade, d'orange et de cyprès, qu'on rend plus actives en y ajoutant un peu d'alun cru, ou de poudre de sabine. On peut insuffler ces poudres sur la tumeur au moyen d'un chalumeau, ou mieux en charger un bourdonnet humide, qu'on introduit dans la fosse nasale, et qu'on

place sur la tumeur, de manière que le médicament la touche, et ne touche qu'elle. La
méthode de l'exsiccation, applicable seulement
aux polypes muqueux, offre peu d'inconvéniens ; mais elle a malheureusement fort peu
d'efficacité. Cependant lorsque le polype est
très-mou, et placé peu profondément; que
d'ailleurs on a affaire à un malade très-crain-
tif, et que la plus légère opération effraie beaucoup, on peut tenter l'exsiccation ; si les dis-
sicatifs ne produisent pas une diminution sensible dans le volume du polype, ils rendront
plus facile l'examen de la tumeur, ils pourront
faire connaître le lieu et l'étendue de son adhérence, circonstances qui ne sont pas à dé-
daigner, lorsqu'on n'est point encore decidé à
pratiquer l'opération, ou qu'on hésite sur le
choix d'une méthode. L'exsiccation peut être
utile, surtout après l'arrachement d'un polype, ou sa destruction par tout autre procédé. Elle peut prévenir ou tout au moins retarder la réproduction de la tumeur.

La cautérisation a souvent été mise en usage,
dans le traitement des polypes du nez. Les
anciens avaient quelquefois recours au cautère
actuel ; mais aujourd'hui on ne l'emploie presque jamais. Malgré la précaution qu'on a toujours, et qu'on doit avoir, de ne l'appliquer
qu'un instant sur la tumeur, afin que la canule
dans laquelle on l'introduit, et qui doit protéger les parties voisines contre la chaleur, n'ait
pas le temps de s'échauffer, la membrane pituitaire s'enflamme, la douleur est très-violente, et s'étend quelquefois dans l'intérieur.
L'application des caustiques n'a pas des inconvéniens aussi graves ; l'on peut s'en servir contre

les polypes muqueux, qui ont peu de volume, et qui sont situés peu profondément. Ceux qu'on emploie ordinairement, sont le nitrate d'argent fondu, le muriate d'antimoine liquide, l'acide nitrique, et la potasse caustique en *deliquium*. Quand on se sert de nitrate d'argent, on le porte sur le polype, et on l'y tient pendant quelques secondes; on absorbe ensuite avec de la charpie, la partie du caustique qui s'est fondue, et qui pourrait se porter sur la membrane pituitaire. Lorsqu'on emploie un caustique liquide, on l'applique sur la tumeur avec un pinceau de linge bien exprimé, et aussitôt qu'on a retiré le pinceau, on fait inspirer ou on injecte de l'eau tiède dans le nez, pour affaiblir et entraîner les parties du caustique, qui pourraient se répandre sur la membrane pituitaire et la cautériser. Quel que soit le caustique dont on se serve, on en réitère l'application plus ou moins souvent, selon la grandeur, la résistance de la tumeur, et la sensibilité du malade. Cette méthode est toujours longue, douloureuse et incertaine. Quelquefois après plusieurs années de traitement, on parvient à diminuer considérablement le volume du polype; mais on ne le détruit pas en totalité. Aussi l'usage des caustiques, tombé en désuétude pour les polypes muqueux, est dès-long temps abandonné, pour les polypes durs et sarcomateux, dont il a toujours hâté la dégénération en cancer.

L'excision, ou amputation des polypes, a été anciennement recommandée par Celse, Paul d'Egine, et les chirurgiens qui les ont suivis. Les instrumens dont ils se servaient pour la pratiquer, ne nous sont presque pas con-

nus., et nous n'avons qu'une idée fort imparfaite
de celui qui a été employé beaucoup plus récemment par Fabrice d'Aquapendente, malgré la figure qu'il en a donnée. Aussi la plupart des chirurgiens, qui dans le siècle dernier ont eu recours à cette méthode, ont employé soit un
couteau en forme de croissant, soit des ciseaux
ou un bistouri ordinaire. L'excision peut être
pratiquée lorsque le polype a un pédicule, et
qu'il est situé assez près de la narine, pour
qu'en le tirant avec une érigne, on puisse
apercevoir le pédicule et le couper, sans craindre d'exciser en même temps, une portion de
la membrane pituitaire. Les polypes situés
profondément ne peuvent être amputés : un
chirurgien prudent, lors même que l'opération
est pratiquable, en est détourné par la crainte
de l'hémorragie, dont elle pourrait être accompagnée. Cependant cette méthode a été mise
en usage, et avec succès, dans des cas où les
autres moyens curatifs n'auraient pu être employés, ou n'auraient pas trouvé une application aussi heureuse ; tel est celui dont parle
Ledran dans ses observations de chirurgie : un
polype squirreux remplissait la fosse nasale
gauche, et sortait en partie par le nez, en s'é-
largissant en forme de champignon, de la
grosseur d'une noix : de plus, il s'étendait dans
la gorge, où il formait une tumeur grosse
comme une pomme de reinette, qui poussait
fortement en devant le voile du palais. Ledran
saisit avec les doigts la portion qui sortait par
le nez, et la tirant à lui autant qu'il le put,
sans l'arracher, il la coupa dans la narine, le
plus haut possible. Il porta ensuite profondément les doigts dans l'arrière-bouche, au-de-

là du voile du palais , et parvint à enlever, au moyen de ciseaux courbes , des portions considérables de la tumeur. L'écoulement du sang força Ledran de suspendre l'opération. Ayant porté le doigt dans la narine , il reconnut de quel point partait la tumeur, et avec des ciseaux et un bistouri il l'abattit en entier. L'hémorragie, que le dernier point de l'opération rendit très-considerable , fut arrêtée par le tamponnement des deux ouvertures de la fosse nasale.

Entre les procédés employés pour la guérison des polypes , l'arrachement est celui qu'on met en usage, dans le plus grand nombre de cas. Il convient particulièrement pour les polypes muqueux. On peut s'en servir aussi contre les polypes squirreux à pédicule. Mais dans ceux qui ont une base large, ainsi que dans tous les polypes charnus , l'arrachement ne pouvant être que partiel , accélérerait la dégénération cancéreuse de la portion restante. On arrache les polypes avec des pinces droites , ou un peu courbes, dont les mords alongés et fénêtrés , sont garnis du côté par lequel ils se touchent, d'aspérités disposées de manière que celles de l'un sont reçues dans les intervalles de celles de l'autre , et auxquelles les ouvriers donnent le nom de *dents* de *loup*. Ces dents s'enfoncent dans la substance de la tumeur, et empêchent que la pince ne glisse. Voici de quelle manière on procède à l'arrachement des polypes. Le malade est assis à un beau jour, sur une chaise médiocrement élevée, la tête un peu renversée en arrière, et appuyée contre la poitrine d'un aide qui relève en même temps le bout du nez. Le chirurgien placé vis-à-vis , prend de la main droite , une pince dont la grandeur est proportionnée à l'âge du malade , et qu'il tient comme des ciseaux ; il la porte dans la narine en écartant ses branches , et la fait pénetrer le plus avant possible , entre les parois de la fosse nasale et la tumeur. Lorsqu'il reconnaît que l'instrument a pénétré à la profondeur convenable , il en rapproche les branches sur le polype , et s'il juge qu'il est bien saisi, il l'arrache en faisant tourner la pince sur elle-même , toujours dans le même sens , et en la tirant à lui. Si le polype cède , et s'avance hors de la narine , quoiqu'il tienne encore à la membrane pituitaire , le chirurgien doit prendre une seconde tenette , avec laquelle il le saisira plus près de sa racine , et il continuera les mêmes mouvemens de torsion et de traction , jusqu'à ce que cette racine soit rompue , et le polype amené au dehors en totalité. Lorsque le polype est d'un tissu ferme , et qu'il tient par un pédicule étroit , on l'enlève tout entier d'un seul coup. Mais le plus souvent il se rompt , et l'on est obligé de le saisir de nouveau à sa base. Lorsque le polype est ainsi déchiré par la première application de la pince , le sang coule avec tant d'abondance , que les personnes qui n'ont point encore pratiqué ni vu pratiquer cette opération , seraient tentées de l'abandonner , avant d'avoir arraché entièrement le polype. Mais cette espèce d'hémorragie ne doit point arrêter le chirurgien ; car si après avoir laissé couler le sang pendant quelque temps , l'hémorragie continue , on y met fin en faisant renifler de l'eau froide ; ce qui a aussi l'avantage d'entraîner le sang qui remplit la narine, et qui dérobe à la vue la portion restante du polype. Lorsque la tumeur est si considérable, qu'il est fort difficile ou même impossible de la saisir avec les tenettes ordinaires, on se sert d'après le conseil de Richter, de tenettes à branches séparées, comme celle d'un forceps, et on porte sur deux points opposés du polype ces deux branches ; on les réunit ensuite pour les faire agir concurremment.

On juge que le polype est arraché entièrement, lorsque l'air passe librement dans la fosse nasale, que l'eau qu'on y fait attirer tombe dans la gorge, et qu'après avoir débarrassé la narine du sang qui la remplit, on n'aperçoit aucune portion de la tumeur.

Lorsque le polype, au lieu de faire saillie vers la narine, s'est porté dans la gorge, et y déprime le voile du palais, il est impossible d'aller le saisir avec des pinces par l'ouverture antérieure, et en supposant qu'on le pût, il ne serait pas facile de le faire rentrer dans la fosse nasale, pour le tirer par là ; il faut donc l'entraîner dans le sens où il est naturellement dirigé, et l'aller chercher par la bouche. Les pinces droites ne pourront être ici d'aucun usage. On est obligé de se servir de tenettes courbes à la fois sur leur plat et sur un côté. Il est vrai que ces tenettes ont le désavantage de ne pouvoir tordre la tumeur, et qu'on ne peut les faire agir qu'en les tirant à soi ; mais cet inconvénient tient à la méthode elle-même, et à l'impossibilité d'employer un autre instrument. Pour aller saisir un polype derrière le voile du palais, on fait placer le malade comme dans l'opération précédente. Il ouvre la bouche, et on introduit un coin de bois entre les deux dernières dents molaires, pour empêcher les mâchoires de se rapprocher. On enfonce le doigt indicateur de la main gauche dans l'arrière-bouche, pour reconnaître la forme et les connexions de la tumeur, et on introduit la tenette courbe sur ce doigt, à l'aide duquel on conduit chacun des mords dans le lieu, et à la hauteur convenables. On ôte le doigt, on serre la tumeur, et on la tire à-la-fois en bas et en avant, en imprimant à la tenette des mouvemens latéraux. Dès qu'on l'a arrachée, on porte de nouveau le doigt derrière le voile du palais, pour s'assurer si elle est enlevée en totalité. S'il en reste une portion, on applique encore la tenette pour la détacher. Mais quand le polype glisse entre les dents de l'instrument, ou qu'il est tellement compact, que les tenettes courbes avec lesquelles on n'agit qu'en tirant ne peuvent l'arracher, on excise avec des ciseaux courbes, conduits sur le doigt indicateur, la portion de la tumeur qui fait saillie derrière le voile du palais, et poussant ce qui reste dans la fosse nasale, avec le doigt qu'on tient dans la gorge, on l'arrache par la narine en se servant d'une tenette droite, avec laquelle on a le pouvoir de tordre la tumeur.

Un cas de cette espèce, et plus embarrassant encore, s'offrit à Manne. Le polype remplissait la fosse nasale, formait une saillie considérable dans l'arrière-bouche, et fermait complètement en devant l'ouverture de la narine. Manne essaya d'extirper la masse postérieure ; mais le voile du palais, tendu par la pression que la tumeur exerçait sur lui, mettait obstacle à l'opération ; ensorte que ce chirurgien se détermina à fendre le voile du palais, sur la ligne médiane, dans toute la portion charnue ; il retrancha ensuite à plusieurs reprises, diverses portions de la tumeur, et quand il l'eut reduite à un volume tel qu'elle pût être entraînée en devant, il essaya de passer des tenettes entre la portion antérieure du polype et les narines. Mais celles-ci étaient tendues à un dégré si considérable, que toutes les tentatives furent inutiles. Manne alors passa plusieurs fils dans la tumeur, et forma une anse en devant, avec laquelle il tirait sur le polype, tandis que les doigts introduits dans l'arrière-bouche, le poussaient en avant. La tumeur céda, son pédicule se rompit, et le bruit qu'elle fit en franchissant avec vitesse la narine, fut pareil à celui d'une bouteille qu'on débouche. Un nouveau polype se montra peu de jours après ; on l'arracha, et la guérison fut complète.

Il y a une troisième manière d'arracher les polypes : on imprime à la tumeur des mouvemens alternatifs vers les ouvertures antérieure et postérieure de la fosse nasale, jusqu'à ce qu'elle cède : pour pratiquer cette opération, il ne faut d'autre instrument que les doigts indicateurs ; on en enfonce un dans la narine, et on introduit l'autre par la bouche, derrière le voile du palais ; arrivés à la tumeur, on les pousse alternativement en devant et en arrière, jusqu'à ce que toute résistance ait cessé ; et on la fait sortir par l'ouverture dont elle est le plus près. Ce procédé est très-simple ; mais il ne peut convenir que dans un très-petit nombre de cas. Il faut que la tumeur prenne naissance , et soit placée dans la partie la plus déclive des fosses nasales ; il faut encore qu'elle offre une certaine fermeté ; car un polype vésiculaire qui n'aurait aucune consistance , ne pourrait point être extrait de cette manière ; et celui qui occuperait la partie la plus élevée de la cavité nasale , ne pourrait point être atteint par les doigts du chirurgien. Morand a pratiqué l'opération dont il s'agit , dans un cas où le polype situé fort en arrière , n'avait pu être arraché avec des tenettes. Sabatier y eut également recours , dans une circonstance à-peu-près semblable : la situation profonde de la tumeur l'avait empêché de la saisir avec des pinces ; seulement au lieu d'imprimer au polype des mouvemens alternatifs , de devant en arrière , et de derrière en devant , il poussa simplement dessus avec un doigt introduit dans la narine , et la fit tomber dans le pharynx. Il ne reparut plus de tumeur.

De quelque manière qu'on ait arraché un polype nasal, si le sang coule abondamment , et qu'après un certain espace de temps , il ne s'arrête pas de lui-même , on fera renifler de l'eau froide ou de l'oxicrat ; et si cela ne suffit pas pour mettre fin à l'hémorragie , on aura recours au tamponnement.

Il est très-rare que l'arrachement des polypes du nez, soit accompagné d'accidens inflammatoires , qui exigent l'emploi de la saignée et des autres moyens antiphlogistiques généraux. La douleur et l'irritation qui en résultent , se calment promptement , sur-tout si l'on fait renifler des décoctions émollientes. Quand l'irritation a cessé , on substitue à ces lotions l'eau alumineuse, et on en continue l'usage pendant long-temps, pour réprimer ce qui pourrait être resté de la base du polype, et en prévenir la reproduction. Malgré cette précaution, il arrive souvent qu'un nouveau polype se montre au bout d'un temps plus ou moins long. Ce nouveau polype est tantôt une production de la tige de celui qui a été arraché, et tantôt un polype distinct et séparé, qui existait en même temps que le premier, et qui se montre lorsque la résistance que celui-ci lui opposait ne l'arrête plus. Dans l'un et l'autre cas, il faut en revenir à l'opération, et on le peut sans inconvénient. Il n'est pas rare de voir des personnes qui ont subi cette opération trois ou quatre fois, à des intervalles plus ou moins grands, et qui ont fini par guérir.

Paul d'Egine, ensuite Albucasis, et plusieurs autres chirurgiens, ont proposé un moyen particulier qu'ils ont cru propre à détruire les restes des polypes arrachés ou coupés. Il consiste à passer du nez dans la bouche une ficelle garnie de plusieurs nœuds, à un demi-pouce de distance l'un de l'autre et à tirer alternativement chaque bout de la ficelle. L'imperfection de ce procédé n'a point échappé à Fabrice d'Aquapendente. Il observe très-judicieusement, que les portions de polypes qui ont échappé à l'extraction, ne peuvent être attaquées par la ficelle, parce qu'elles ont leurs attaches aux parois ou à la partie supérieure de la fosse nasale, et que les nœuds n'agissant que sur la partie inférieure de cette fosse, où ils exercent des frottemens douloureux, l'irritent, l'excorient, peuvent dénuder les os sans toucher aux débris du polype.

Ce que nous venons de dire de cette ficelle nouée, s'applique sans aucune restriction, à un instrument imaginé par Levret, et qu'il croyait plus propre, non-seulement à remplir l'intention de Paul d'Egine, mais encore à détruire les polypes muqueux entiers. Cet instrument est composé d'un stylet d'argent très-flexible, sur lequel un fil de laiton tourne en spirale. Deux manches, l'un fixe, et l'autre amovible, ajoutés aux extremités de l'instrument, servent à le mouvoir. Celui qui e t amovible, est creusé pour recevoir une canule, terminée en larme, à laquelle le stylet d'argent et le fil de laiton sont fixés. Pour faire usage de cet instrument, il faudrait introduire dans la narine l'extrémité sur laquelle se monte le manche amovible, jusqu'à ce que la canule étant aperçue au-delà du voile du palais, put être saisie avec des pinces à polype, et amenée au dehors par la bouche ; le manche amovible y serait adapté, et le chirurgien prenant de chaque main chacun des deux manches, tirerait l'instrument alternativement de devant en arrière, et de derrière en devant pour froisser le polype et le faire fondre. Levret ne s'est jamais servi de cet instrument ; et il ne paraît pas que personne en ait fait usage, non-plus que du cordon noué de Paul d'Egine.

Il ne faut pas confondre les procédés dont on vient de parler, avec le séton qu'employaient les anciens, pour porter sur les restes des polypes qu'ils n'avaient pu extraire, des médicamens propres à les détruire. Ledran s'est servi de ce moyen avec succès, pour anéantir les débris d'un polype muqueux, dont il n'avait pu arracher qu'une partie. Ce célèbre chi-

rurgien fit fabriquer une pince plate , légèrement courbe et fénêtrée à son extrémité, et dont
les branches avaient environ quatre pouces
de long. Pour passer le séton qui était composé de douze ou quinze brins de coton , Ledran se le fit attacher au bout du doigt indicateur de la main gauche , de manière qu'il pût
s'en détacher sans peine : il introduisit la pince
dans le nez , jusque derrière le voile du palais ; il porta aussitôt le doigt chargé du séton
au fond de la bouche , derrière la luette, le
plus haut qu'il pût, il saisit le bout du séton
et l'entraîna hors du nez. Chaque jour, le soir
et le matin , on tirait le séton par la bouche ,
après avoir enduit d'un digestif la portion qui
devait toucher au polype. Le volume du séton
fut grossi par dégrés ; la suppuration fut très-
abondante pendant vingt jours. Le passage
très-libre de l'air et des injections , ayant fait
connaître que le polype était détruit , Ledran
substitua au suppuratif, une eau dessicative
preparée avec le sulfate de zinc et l'oxide vert
de cuivre. La guérison fut complète en un
mois. Lorsque la pince ne peut passer par le
nez , il faut, d'après le conseil de Ledran ,
faire glisser une corde à boyau, peu grosse ,
très-sèche , bien droite , longue d'un pied , de
l'ouverture antérieure de la fosse nasale malade
à l'ouverture postérieure ; lorsque cette corde
est arrivée au-dessus du voile du palais, on va
la chercher par la bouche avec deux doigts,
on l'amène de derrière en devant , et avec elle
le séton qui est attaché à son extrémité. Ce
procédé est plus simple que le premier ; mais il
l'est beaucoup moins que celui de Bellocq ,
que nous avons décrit à propos de l'épistaxis.

Le dernier moyen de guérison des polypes des fosses nasales, dont il nous reste à parler, est la ligature. Elle consiste à étreindre la racine du polype, le plus près possible de son origine, avec un fil d'or, d'argent ou de chanvre, conduit et serré avec des instrumens convenables. Ce moyen n'est point applicable à toutes sortes de polypes, il ne convient qu'à ceux qui ont un pédicule, et qui sont situés au plancher des fosses nasales ou vers le bas de leurs parois. La manière de l'employer est différente, selon que le polype est borné à la fosse nasale, et qu'il se montre par la narine, ou qu'ayant commencé à se former dans la fosse nasale, il s'est jetté en arrière dans le pharynx, où il a pris un accroissement plus ou moins grand ; en un mot, selon qu'il s'agit d'un polype nasal, ou d'un polype de la gorge.

La ligature des polypes du nez est toujours très-difficile ; souvent elle est impossible. Fallope (1) est, je crois, le premier qui ait employé un fil métallique pour lier les polypes du nez, et qui se soit servi d'une canule d'argent pour porter ce fil sur la racine de la tumeur. Voici comment il décrit cette opération : On enfonce dans une canule d'argent les bouts d'un fil d'archal, de manière qu'il dépasse la canule d'un côté, et qu'il forme une anse à l'autre extrémité ; on porte cette anse dans le nez, et lorsque le polype y est engagé, et qu'on a fait glisser le fil sur le pédicule, on tire les extrémités du fil avec assez de force pour couper les racines de la tumeur, et déterminer sa

____

(1) *Opera*, tom. III, cap. XXIII, p. 99.

chute. Levret et Palluci ont perfectionné le procédé de Fallope ; le premier en se servant d'une canule double , et le second en n'employant qu'une canule simple , mais garnie vers l'extrémité qui repond à l'anse, d'une traverse qui sépare les deux bouts du fil. Levret et Palluci , en tordant le fil sur le pédicule de la tumeur, l'étranglaient et le coupaient peu-à-peu au lieu de le déchirer brusquement comme le faisait Fallope. Mais quel que soit l'instrument qu'on emploie pour porter dans la fosse nasale un fil métallique propre à embrasser un polype , on ne peut espérer d'en venir à bout qu'autant que la tumeur aura son siége très-près de la narine , et que son plus grand diamètre n'excédera pas le diamètre antéro-postérieur de cette ouverture , si le polype tient à la cloison ou à la paroi externe de la fosse nasale ; et son diamètre transversal , s'il tient au placher ou à la paroi antérieure.

La ligature des polypes du nez , avec un fil de chanvre ou de soie , a été proposée fort anciennement ; mais Glandorp est le premier qui soit entré dans quelques détails sur cette opération : encore même n'a-t-il pas décrit son procédé avec assez d'exactitude , pour qu'on puisse s'en former une idée claire. Il dit s'être servi d'une espèce de crochet arrondi et percé à son extrémité , pour passer un fil de soie ciré autour du pédicule d'un polype , du volume d'une fève , et qui tenoit aux environs de l'os du nez , du côté droit ; il noua ensuite le fil sur le pédicule au moyen de deux sondes ; mais il n'indique ni la forme de ces sondes , ni la manière dont il s'en servit. Chaque jour la ligature fut serrée ; la constriction ayant été

plus forte le neuvième jour , le polype tomba ;
il coula à peine deux cuillerées de sang.

En parlant de la cure des polypes du nez ,
Dionis dit que des auteurs , qu'il ne cite point ,
conseillent la ligature de ceux qui sont grêles
et étroits dans leur racine , et qu'ils prétendent qu'elle peut réussir en la faisant de
la manière suivante : on prendra une grande
aiguille courbe de plomb ou de fil de laiton ,
et on l'enfilera d'un gros fil ciré , dans le milieu
duquel on fera un nœud simple qu'on placera
sur une pince à bec-de-corbin ; on saisira la
tumeur avec cette pince , et on fera couler le
nœud jusqu'à sa racine ; ensuite on enfoncera
l'aiguille dans la fosse nasale jusque dans le
pharynx , où l'on ira la saisir pour l'amener
au dehors avec le fil dont elle est enfilée. De
cette manière , l'une des extrémités du fil sort
par la bouche et l'autre par le nez, et en les
tirant chaque jour en sens contraire, on étran-
gle le polype et on le fait tomber. Dionis trouve
cette manière de faire la ligature bien inventée ; mais il la croit de difficile exécution. Nous
ajouterons qu'elle est impraticable , pour peu
que le polype soit volumineux , et que les tumeurs de cette espèce , assez peu grosses pour
pouvoir être liées par ce procédé, le seront
toujours beaucoup plus facilement et avec
moins d'incommodité pour le malade , par le
procédé d'Heister.

Heister l'inventa pour lier un polype qu'une
dame âgée de 70 ans portait dans la narine
gauche. La tumeur avait la grosseur , et à-peu-
près la figure d'une prune de damas. Elle
remplissait la narine , empêchait presqu'entièrement le passage de l'air , et rendait la

nez difforme ; elle était rouge , immobile ; sa racine était dure , courte et inflexible. Ayant exploré son contour avec un stylet , pour reconnaître ses attaches et leurs limites , Heister vit qu'elle tenait à la partie moyenne et latérale du nez. On avait essayé de consumer le polype avec des caustiques ; mais ce qu'on détruisait la veille étoit régénéré le lendemain. La ligature parut donc le moyen le plus convenable. Or , voici comment Heister la pratiqua : il fit fabriquer une aiguille courbe , montée sur un manche, et percée près de sa pointe , aiguille pareille à celle que Goulard a inventée pour lier l'artère interoostale , mais beaucoup moins grande. Ayant passé un fil de soie double dans l'ouverture de l'aiguille, il éleva et porta en dehors avec sa main gauche l'aile du nez ; tenant de la main droite l'instrument, il en conduisit la pointe entre le nez et le polype , et l'enfonça jusqu'au de-là de la racine de celui-ci ; alors il releva le manche de l'instrument, et il le dirigea de manière à amener sa pointe en bas ; il tira le fil au dehors, et abaissant de nouveau le manche , il retira l'aiguille. Le fil resté seul , fut noué d'un double nœud. La ligature fut renouvelée de la même manière le second et le troisième jours; le quatrième, le polype qui s'était beaucoup endurci , et qui était devenu noir, se détacha au moment où on secoua la ligature pour savoir si elle tenait encore. Bientôt le nez reprit sa forme naturelle ; la malade respira librement , et se trouva complètement guérie.

Levret , qui s'est beaucoup occupé du traitement des polypes de la matrice et du vagin , et qui a imaginé des moyens propres à porter une ligature sur leurs pedicules , à quelque profondeur qu'ils soient placés , a appliqué ces moyens aux polypes des fosses nasales, et est parvenu à guérir plusieurs personnes qui en étaient attaquées. Mais de tous les instrumens inventés par Levret , un seul peut servir à porter un fil autour de la racine des polypes du nez : c'est celui qu'il nomme *porte-anse* ou *serre-nœud*. Cet instrument est une sorte de pince à anneaux , dont les branches sont percées près de leur extrémité , d'une ouverture oblongue, dans laquelle est placée une petite poulie : au bas , c'est-à-dire , à environ une ligne de leur jonction , chaque branche présente une petite avance qui loge également une poulie. Enfin , les anneaux sont fendus dans les trois-quarts de leur étendue. Pour lier un polype par le moyen de cet instrument , Levret formait avec un fil ciré, une anse plus ou moins grande , suivant le volume de la tumeur, et dont il bornait le cercle par le nœud du chirurgien. Les bouts pendans du fil étaient enfilés séparément , 1.° par dessus les poulies supérieures, en passant de dedans en dehors ; 2.° par dessous les poulies inférieures; 3.° dans la fente des anneaux ; et après avoir tiré suffisamment ses deux bouts pour faire toucher le nœud de l'anse contre l'extrémité de l'instrument , il liait les deux chefs entre les anneaux, d'abord par un nœud passé trois fois, de crainte qu'il ne se relâchât , ensuite par un nœud coulant bien serré. Un autre instrument auquel Levret donne le nom de conducteur de l'anse , était destiné à diriger le lien. Lorsque celui-ci était parvenu sur le pédicule du polype, le chirurgien ôtait ce dernier instrument, et il se servait du premier pour serrer la ligature, en tirant les chefs pendans du fil, tandis qu'il poussait le nœud de l'anse avec l'instrument. Levret s'est servi de cet instrument pour lier les polypes de la matrice et du nez, et il a réussi ; mais ayant remarqué que ce procédé est embarrassant pour le commun des opérateurs, il imagina d'autres instrumens, dont nous parlerons en traitant des polypes de la matrice.

Le premier instrument de Levret a fait naître l'idée de se servir de pinces à anneaux ordinaires, percées à leur extrémité. Après avoir passé un fil ciré dans les deux ouvertures des pinces, on les introduit fermées jusqu'au delà de la tumeur, entre le côté libre de celle-ci et la paroi correspondante de la fosse nasale ; on les ouvre ensuite de manière qu'une des branches reste du côté de la base du polype, et que l'autre glissant par dessus le sommet, se place au côté opposé, puis on les retire à soi ; on noue le fil et on l'engage dans deux sondes d'acier, percées à leur extrémité, et au moyen desquelles on serre le nœud près de la racine du polype. On peut aussi porter sur le pédicule, l'anse d'un fil passé dans l'ouverture des deux sondes dont on vient de parler, les introduire réunies, puis les séparant, et laissant l'une à côté de la tumeur, porter l'autre au côté opposé ; on les retire ensuite ; et après avoir fait un nœud, on s'en sert encore comme ci-dessus, pour serrer le nœud.

Enfin, on a proposé de se servir, pour la ligature des polypes du nez, des instrumens que Desault a inventés pour celle des polypes de la matrice ; mais la forme et l'étroitesse des

fosses nasales, rendent l'emploi de ces instrumens presque absolument impossible pour la
ligature des polypes qui se développent dans
ces cavités.

Concluons de tout ce que nous venons de
dire sur la ligature des polypes du nez, que
les cas dans lesquels on peut mettre en usage
ce moyen de guérison sont extrêmement rares;
que dans ceux où l'on peut l'employer, les
différens procédés dont nous avons parlé, sont
à-peu-près également propres à remplir l'objet
qu'on se propose, et que par cela même, on
doit donner la préférence aux instrumens les
plus simples, tels que l'aiguille de Heister,
la pince à anneaux et les sondes d'acier.

La ligature des polypes de la gorge ne présente guère moins de difficultés que celle des
polypes du nez. Ces difficultés viennent non-
seulement de la structure des parties, mais
aussi de l'impossibilité où l'on est presque toujours de connaître l'endroit qui donne naissance
à la tumeur. L'embarras est encore augmenté
par le chatouillement pénible, les nausées et
le vomissement que cause l'impression des doigts
et des instrumens sur l'arrière bouche. On a
proposé plusieurs moyen de ligature, et tous
ont pour but de porter un anse de fil d'argent
ou de chanvre sur le pédicule de la tumeur,
pour l'étreindre, le couper, et faire tomber
le polype. Mais cette anse, tantôt a été introduite par la narine, tantôt par la bouche;
et les moyens dont on s'est servi pour la conduire autour de la racine du polype, n'ont
pas toujours été les mêmes

Pour porter une anse de fil d'argent par la
narine jusque dans l'arrière bouche, Levret

s'est servi d'abord de ses deux tuyaux soudés, ensuite d'un seul tuyau dont l'ouverture supérieure était partagée par une traverse. Mais cette opération était si compliquée que Levret regarde comme un bonheur d'avoir pu faire une application avantageuse de ses deux tuyaux croisés aux polypes de la gorge comme à ceux du vagin et de la matrice. Tous les praticiens qui ont voulu se servir des tuyaux de Levret pour lier les polypes de la gorge en introduisant l'anse de fil d'argent par la narine, ont reconnu comme lui, qu'il est, sinon impossible, au moins extrêmement difficile d'en venir à bout. C'est pour rendre cette opération moins embarrassante, que Levret s'est déterminé à conseiller d'introduire l'anse par la bouche, et de se servir de ses tuyaux croisés pour porter l'anse dans le pharynx. Voici comment s'exécute ce procédé; on prend un fil d'argent de coupelle, recuit et flexible, de la longueur d'un pied et demi; on y joint une ficelle cirée d'égale grosseur et d'égale longueur. On les assujettit ensemble par le moyen d'un fil de chanvre bien ciré qui les entoure en lignes spirales, mais à pas serrés les uns près des autres. Ce fil doit être très-menu afin de ne pas donner trop de volume à la ligature, et chaque pas arrêté par un nœud pour que, si ce fil vient à se casser, n'importe où, la ficelle ne puisse point se séparer du fil d'argent. On passe toute la ligature dans la cire fondue, dont on ôte le superflu avec un linge sec et chaud; on la graisse ensuite pour qu'elle passe librement dans les tuyaux de l'instrument. La ligature étant ainsi préparée, on l'enfile dans les deux tuyaux en faisant passer ses deux chefs de haut en bas. On détermine la grandeur de l'anse sur le diamètre transversal de la tumeur. On ferme l'instrument, laissant libres les deux chefs de la ligature à ses extrémités ; puis, après avoir plus ou moins relevé l'anse suivant que le cas peut l'exiger, et en conséquence lui avoir fait faire un angle mousse plus ou moins ouvert à l'extrémité supérieure des deux tuyaux, l'instrument toujours fermé est alors tout prêt à être employé. Le malade est placé commodément dans un fauteuil ; un aide maintient sa tête ; un morceau de bois ou de liège tient la bouche ouverte. L'opérateur, debout, prend de la main gauche une spatule ou une cuiller pour abaisser la langue et en maîtriser les mouvemens ; de la main droite, il tient l'instrument fermé comme on tient des pinces à anneaux : il introduit d'abord presque horizontalement l'anse de la ligature jusqu'au dessous et au-delà du voile du palais, s'il lui est possible. En élevant le poignet, il baisse le bracelet de la ligature pour, en avançant au fond de l'arrière-bouche, faire passer l'anse de la ligature par la partie basse du polype ; il baisse ensuite le poignet le plus qu'il peut, relève les bouts olivaires de l'instrument, et fait monter le bracelet de la ligature jusqu'au pédicule de la tumeur. Arrivé là, le chirurgien ôte de la bouche la cuiller ou la spatule, tire à lui les deux chefs de la ligature, ferme l'instrument et évite de conprendre la luette dans le cercle de la ligature. Il fixe les chefs chacun de leur côté en les tournant plusieurs fois entre l'anneau et le tuyau qui lui correspond, ce qui est suffisant pour les y bien assujettir. Il n'y a plus alors qu'à tordre les deux portions de la ligature à l'extrémité supérieure des deux cylindres. Cette torsion s'exécute facilement et plus ou moins puissamment, suivant que le pédicule de la tumeur est plus ou moins dur. Il ne reste plus qu'à dégager les chefs de la ligature des anneaux sur lesquels on les avait tortillés, et à ôter les cylindres : l'opération est finie. On rapproche les deux chefs de la ligature dans toute leur longueur pour les faire passer dans l'intervalle de deux dents s'il y en a de suffisant, ou, s'il n'y a pas de vide assez grand pour les recevoir, on les loge séparément dans les espaces naturels d'une dent à l'autre ; ou bien enfin on les place sur les couronnes des petites molaires de la mâchoire supérieure, pour ensuite, en pliant ces chefs de la ligature, embrasser l'une ou l'autre commissure des lèvres, les appliquer ensemble sur la joue du côté qu'on a choisi, et en fixer les extrémités au bonnet du malade. Tous les jours ou tous les deux jours on resserre la ligature jusqu'à la chute de la tumeur. Pour cela, il faut enfiler de nouveau les cylindres de l instrument ; mais alors on peut se dispenser de tortiller comme la première fois la ligature autour des anneaux ; il suffit de la tenir ferme d'une main inférieurement, tandis qu'on la tordra en haut avec l'autre main, en ayant soin toutefois de tirer un peu à soi pour éviter le recoquillement des portions déjà torses.

Ce procédé est d'une exécution difficile. L'anse de la ligature, les bouts de l'instrument excitent des nausées, des vomissemens qui arrêtent le chirurgien et fatiguent le malade. D'ailleurs il est presque impossible de porter la ligature assez près du pédicule pour faire périr le polype tout entier : on n'en détruit qu'une partie; on n'obtient donc qu'une guérison imparfaite ; encore le malade a-t-il a craindre que ce qu'on a enlevé ne se reproduise.

On a obvié en partie à ces inconvéniens en conduisant de la bouche dans la fosse nasale un fil d'argent ou de chanvre plié en deux pour former une anse dans laquelle on engage le polype. Herbiniaux nous a conservé un fait d'après lequel on est porté à croire que cette idée est due à un homme étranger à l'art de guérir. Voici ce fait : un riche particulier de Cologne, nommé Roderick, vint à Bruxelles chercher des secours pour un polype qui lui pendait dans l'arrière-bouche, et menaçait de le faire périr. Des gens de l'art et Levret lui-même tentèrent envain de le débarrasser de ce corps étranger. Ce malade courageux, instruit et lettré, résolut de tenter lui-même sa guérison. Il fit faire un tourniquet d'ivoire, et au lieu d'y adapter une canule, il se servit d'une rangée de grains de chapelet aussi d'ivoire, qui en formant une colonne creuse et mobile, recevaient un fil double dont les deux chefs venaient s'attacher au tourniquet. Voici comment il s'y prit pour l'opération : il embrassa d'abord le polype avec l'anse d'un fil libre dont il introduisit les deux chefs par l'arrière-bouche et les ramena au dehors par l'une des narines. Après quoi il les enfila dans les grains de chapelet qu'il plaça l'un après l'autre, jusqu'à ce que le premier fut parvenu très-près de la racine du polype; ensuite il arrêta les chefs du fil sur le treuil

du tourniquet, etc. C'est ainsi que M. Roderick
se délivra lui-même d'une maladie qui plusieurs fois avait failli lui être funeste. C'est à
son génie seul qu'il dut son salut. C'est lui
qui a fourni l'idée du tourniquet pour faire la
constriction du polype ; c'est peut-être aussi à
la manière dont il s'y prit pour embrasser le
polype avec l'anse du fil, que l'on doit la méthode raisonnée de Brasdor, dont nous parlerons après avoir fait connaître un procédé
analogue, conseillé par Chopart et Desault
dans le premier volume de leur Traité des maladies chirurgicales, qui parut en 1779. On
prend un fil ciré qu'on plie en deux pour
former une anse dont le milieu est porté avec
une sonde flexible ou une bougie, du nez
dans le gosier, d'où on la retire par la bouche,
avec les doigts ou des pinces, après y avoir
engagé une autre anse de fil non ciré ; on tâche
de porter le milieu de la première avec les
doigts derrière le polype, tandis qu'un aide
en retire également les deux bouts par la narine, en les écartant perpendiculairement à
la tumeur, ou, ce qui revient au même, de
haut en bas, si elle naît des côtés des fosses
nasales, et transversalement si elle tient à leur
plancher ou au voile du palais. Lorsqu'on le
manque la seconde anse sert à ramener la première dans la bouche pour faire de nouvelles
tentatives. Quand la résistance qu'éprouve l'aide
annonce qu'on a réussi, on noue les fils hors
du nez, on en serre les nœuds avec les sondes
percés à leur extrémité, dont nous avons
parlé. Les deux chirurgiens qui ont proposé
ce procédé ne se sont pas dissimulés la difficulté de conduire avec les doigts la première

anse autour de la tumeur, à cause de l'étroitesse et de la profondeur de la bouche : ils ont pensé qu'on pourrait y remédier au moyen de deux anses fixées à un pouce de distance sur la première, et passées dans des sondes percées à leur extrémité, qu'on porterait par la bouche dans le pharynx, pour tenir ces anses écartées transversalement si la racine du polype est en bas, et de haut en bas si elle est sur les côtés des fosses nasales. Nous avons mis ce procédé en pratique plusieurs fois avec succès. Mais au lieu de nous servir d'un fil ciré pour former l'anse qui doit embrasser le polype, nous avons employé une corde à boyau, qui forme une anse dont les côtés restent écartés, pendant que ceux de l'anse du fil ciré s'affaissent et se collent entr'eux. Nous avons aussi conduit l'anse de la bouche dans le pharynx et la fosse nasale au moyen d'un fil passé préalablement de la narine dans la bouche et à l'extrémité duquel nous avons attaché les bouts de la corde à boyau avec un fil tourné sur ces bouts : en un mot, nous avons pratiqué la méthode de Brasdor en substituant un fil d'argent à une corde à boyau.

Cette méthode que Brasdor ne communiqua à l'Académie de chirurgie qu'en 1783, mais qu'il dit lui avoir réussi depuis plus de trente ans, consiste à embrasser le polype dans une anse de fil d'argent de Coupelle, dont on fait passer les extrémités par l'arrière-bouche, pour les ramener par la narine. Ce fil d'argent est composé de deux brins tournés en spirale, long de dix-huit pouces, plié en anse à son milieu, et formant un anneau à chacun de ses bouts, pour y engager un fil de chanvre, long de trois à quatre pouces, et dont on noue ensemble les deux extrémités. Un autre fil de chanvre, composé de plusieurs brins réunis et cirés, est passé dans la grande anse du fil d'argent; on en noue aussi les deux bouts ensemble. Ce fil est destiné à ramener l'anse du fil d'argent dans le gosier, dans le cas où il dépasserait le polype, et par ce moyen, à favoriser de nouvelles tentatives.

Le fil d'argent ainsi préparé, on procède à l'opération. Le malade est placé comme il a déjà été dit. Le chirurgien introduit l'instrument de Bellocq dans la narine, le long de sa paroi inférieure, jusqu'à ce qu'il soit arrivé au-delà de l'ouverture postérieure, au-dessus du voile du palais; alors appuyant sur le ressort qui termine le stylet renfermé dans la canule de cet instrument, on fait sortir la lame élastique, qui tient à l'autre extrémité du stylet; cette lame se courbe, et son extrémité boutonnée vient se présenter au fond de la bouche. Il accroche à ce bouton le fil de chanvre, qui est attaché aux extrémités du fil d'argent; il retire le stylet, et la lame élastique rentre dans la canule. Il tire l'instrument jusqu'à ce qu'il soit sorti de la narine, et il coupe près du bouton le fil de chanvre, qui se trouve alors passé de la bouche dans le nez. Cela fait, il continue de tirer le fil de chanvre, et avec lui les deux boutons du fil d'argent, jusqu'à ce qu'ils soient hors du nez, et que l'anse soit dans la bouche. Alors il examine si cette anse est derrière ou devant le polype; si elle est devant, cette tumeur prend naissance à la partie supérieure de la narine, et l'opération est plus difficile ; si elle est derrière, le polype s'attache au plancher ou à la partie inférieure de la cloison des fosses nasales, et on l'engage plus aisément dans l'anse. L'opérateur prend ensuite d'une main les deux chefs du fil d'argent qu'il tire au dehors ; il porte l'indicateur et le doigt du milieu de l'autre main dans l'anse pour la tenir ouverte, la diriger et la conduire autour du polype. On juge que celui-ci y est engagé, si le fil d'argent est arrêté, et n'obéit pas à la traction qu'on exerce sur lui. Dans le cas contraire, le fil de chanvre qui est placé sur le milieu de l'anse, sert à la ramener en arrière, pour lui donner une meilleure direction. Lorsque la tumeur est engagée dans l'anse, et que les deux bouts du fil ne peuvent plus avancer, on les enfile dans le tuyau, par l'extrémité où est la traverse destinée à les tenir séparés ; et lorsque ce tuyau est enfoncé dans la narine, autant qu'il est possible, on tortille les fils autour des anneaux qui sont à l'autre bout de la canule. Il ne s'agit plus alors que de faire tourner cette canule sur elle-même, et dans le même sens, pour tordre les fils et étreindre la racine du polype. La torsion ne doit pas être trop forte, parce que les fils pourraient se rompre. On laisse la canule en place, et on l'assujettit au bonnet du malade, afin de pouvoir s'en servir, pour tordre le fil, et diminuer encore la largeur de l'anse.

Desault qui a imaginé pour la ligature des polypes de la matrice, des instrumens fort ingénieux, avait aussi un procédé particulier pour lier les polypes de la gorge. Les instrumens dont il se servait sont, 1.° une canule d'argent, longue de cinq à six pouces, d'un tiers de ligne de diamètre, recourbée à l'une de ses extrémités qui est olivaire ; 2.º une sonde de gomme élastique, d'un petit calibre et très-flexible ; 3.º un serre-nœud, qui n'est autre chose qu'une tige d'argent, longue de quatre à cinq pouces, aplatie et fendue à l'une de ses extrémités, légèrement aplatie aussi à l'autre extrémité, qui est recourbée à angle droit, et percée d'une ouverture ronde ; 4.º une ligature longue d'un pied et demi, et formée de deux fils cirés et tordus ensemble ; 5.º une anse de fil simple, d'une couleur différente de la ligature. Voici comment on opère :

Le malade étant placé et maintenu, comme dans les procédés que nous venons de décrire, on introduit horizontalement la sonde de gomme élastique dans la narine où le polype est implanté, et lorsqu'elle est parvenue derrière le voile du palais, on va la saisir dans le pharynx, avec le pouce et le doigt indicateur, et l'on amène son extrémité hors de la bouche. Pendant qu'un aide tient les deux extrémités de la sonde, on attache à celle qui sort par la bouche, un des bouts de la ligature et les deux extrémités de l'anse ; on retire la sonde par la narine, on conduit à sa place les fils qui y sont fixés, et on les détache. La sonde devient alors inutile : elle n'avait pour objet que ce premier temps de l'opération, et on pourrait également remplir cet objet avec l'instrument de Bellocq.

On a donc dans la fosse nasale une anse et une ligature sortant d'une part par la narine, de l'autre par la bouche ; on confie à un aide les extrémités de l'anse de la ligature qui sortent par le nez, et à un autre aide l'anse de fil qui dépasse la bouche. L'opérateur prend lui-même le chef de la ligature, qui sort ausssi par la bouche; il l'enfile dans la canule, et fait glisser celle-ci jusqu'à l'attache du polype; il tourne avec la canule autour de la base de la tumeur, le plus près possible de son insertion, pour former avec la ligature une anse dans laquelle le pédicule du polype se trouve pris. Lorsque les choses sont ainsi disposées, le chirurgien fait passer par la canule l'anse de fil simple, qui sort par la bouche, puis saisissant les deux bouts de cette anse, il les tire à lui. L'anse glisse le long de la canule; elle rencontre à la base de la tumeur la ligature qui a servi à l'entourer, et l'entraîne avec elle au-dehors par l'ouverture antérieure de la fosse nasale. On a alors les deux chefs de la ligature à l'extérieur de la narine, tandis que sa partie moyenne forme une anse qui embrasse le pédicule du polype. L'anse du fil simple et la canule deviennent inutiles, dès que le chef buccal de la ligature a été ramené à l'extérieur, en traversant de derrière en devant la fosse nasale. Il ne s'agit plus que d'engager les deux chefs de la ligature dans l'ouverture du serre-nœud, et de conduire celui-ci jusqu'au pédicule du polype, qui se trouve plus ou moins comprimé alors, suivant le dégré de traction qu'on exerce sur les chefs de la ligature. Quand on juge que la constriction est suffisante, on engage ces chefs de la ligature dans la fente de l'extrémité aplatie du serre-nœud, et on les tortille sur cette extrémité. Le serre-nœud reste dans la fosse nasale, et sert à resserrer la ligature, à mesure qu'elle se relâche par l'affaissement du pédicule de la tumeur. Ce procédé est très-simple. Il n'a d'autres inconvéniens que d'obliger à recommencer entièrement l'opération, lorsqu'on a manqué la tumeur. Malgré cet inconvénient, nous pensons qu'il merite la préférence sur tous ceux dont nous avons parlé.

Quel que soit le procédé qu'on ait employé pour lier un polype de la gorge, on doit, autant que cela est possible, traverser la tumeur avec un fil, dont les extrémités sortiront par la bouche, et seront fixées au bonnet du malade. Ce fil servira à tirer la tumeur au-dehors, au moment où elle se détachera. Sans cette précaution il serait à craindre que le malade n'avalât le polype, ou, ce qui serait plus fâcheux encore, que la tumeur ne le suffoquât en bouchant l'entrée du pharynx. Pour placer ce fil, nous nous servons d'une petite aiguille courbe, placée à l'extrémite d'un porte-aiguille. Lorsque l'aiguille a traversé la tumeur, nous retirons le porte-aiguille, et nous en saisissons la pointe, soit avec ce dernier instrument, soit avec le pouce et l'indicateur.

Après l'opération le malade peut rester dans un fauteuil pendant le jour. La nuit il doit, étant au lit, se mettre dans une situation telle que les humeurs putrides, qui ne tardent pas à exsuder de la tumeur, puissent sortir aisément et ne soient point avalées avec la salive. Pendant la cure dont la durée est plus ou moins longue, suivant la grosseur du pédicule de la tumeur et le degré de la constriction, le malade aura soin de se rincer souvent la bouche, sur-tout avant de prendre ses tisanes et ses bouillons. On lui fera connaître l'usage du fil qui traverse la tumeur, et on lui recommandera de s'en servir, pour la tirer au-dehors, au moment où elle viendra de se détacher.

Lorsque les polypes abandonnés à eux-mêmes, ou irrités par des tentatives imprudentes, ont pris un caractère cancéreux, il faut bien prendre garde de les irriter par le fer, ou par des escarrotiques. Dans ce cas, il n'y a d'autre moyen à employer, que le régime et les remèdes adoucissans et calmans, pour rendre la maladie moins pénible, et retarder, s'il est possible, sa funeste terminaison.

Epaississement de la Membrane muqueuse du Nez.

On doit éviter de prendre pour des polypes du nez, l'épaississement et le boursoufflement de la membrane pituitaire. Dans cette dernière maladie, qui tantôt attaque les deux narines, et tantôt n'en affecte qu'une, la membrane muqueuse relâchée acquiert une épaisseur quelquefois assez considérable, sans perdre sa couleur naturelle ; ou si cette couleur est changée, elle l'est très-peu. La tuméfaction de la membrane pituitaire, est assez souvent le résultat d'une affection vénérienne, scrophuleuse ou dartreuse. D'autres fois elle est déterminée par un long séjour dans des lieux bas et humides Les personnes qui en sont affectées, n'éprouvent ordinairement d'autre incommodité, que celle qui résulte de l'obturation totale ou incomplète de la narine.

Lorsque par des circonstances commémoratives ou par quelqu'autre accident, on est porté à croire que l'épaississement de la membrane pituitaire, dépend d'une affection générale, on doit combattre la diathèse qu'on soupçonne, avant d'employer aucun topique. Si la maladie paraît purement locale, on fait usage des dérivatifs, particulièrement des exutoires et des purgatifs. Dans ce cas, comme dans celui où le mal provenant d'un vice général, n'a cédé ni aux moyens propres à détruire ce vice, ni aux exutoires, on doit s'occuper à rendre plus facile le passage de l'air par le nez, en affaissant la membrane tuméfiée. On essayera d'abord les injections dessicatives, poussées avec assez de force, pour que le liquide pénètre, s'il est possible, jusque dans le gosier. Il faut que ce liquide ne soit pas de nature à ne pouvoir être avalé sans danger. Si ces injections ne suffisaient pas pour ramener la membrane pituitaire à son état naturel, on aurait recours à des moyens mécaniques pour dilater la narine, en affaissant sa membrane. Ledran s'est servi dans cette intention, de cordes à boyau, qu'il faisait entrer le long du plancher de la fosse nasale, jusqu'à la luette ; il en employa d'abord une très-petite, et il en introduisit successivement de plus grosses, jusqu'à ce qu'il fût parvenu, non pas à guérir la maladie, mais à la rendre plus supportable. On obtiendra le même effet plus sûrement et plus promptement encore avec des canules de gomme élastique, qu'on fera porter nuit et jour au malade pendant très-long-temps.

ARTICLE III.

Maladies des Sinus maxillaires.

Les plaies, l'inflammation, l'amas du mucus, la suppuration, la carie, la fistule, le
sarcome ou polype, l'exostose, les corps étrangers ; telles sont les maladies qui peuvent attaquer les sinus maxillaires.

Plaies du Sinus maxillaire.

Un instrument piquant peut pénétrer dans ce
sinus, en perçant ses parois sans les enfoncer.
Les plaies de cette espèce n'entraînent ordinairement aucun accident, et leur guérison
est facile et prompte. Un instrument tranchant
peut ouvrir le sinus maxillaire en fendant seulement ses parois, ou en enlevant une portion
de ces parois avec les parties molles qui les
recouvrent, et qui forment alors un lambeau
qui tient à la joue par une base plus ou moins
épaisse. Dans l'un et l'autre cas, on doit réunir
la plaie au moyen des emplâtres agglutinatifs, d'un bandage, et même de la suture,
si on le juge indispensable. Les corps contondans qui frappent le sinus maxillaire, peuvent
en fracturer les parois sans les enfoncer, ou les
fracturer et les enfoncer tout-à la-fois ; et dans
ces deux cas, les esquilles tiennent encore au
reste de l'os, ou bien elles en sont entièrement séparées. Dans toutes ces circonstances,
les parties molles sont fortement contuses, et

il survient un gonflement inflammatoire plus ou moins grand. Si la plaie est sans enfoncement de l'os, il n'y a autre chose à faire que de combattre l'engorgement et l'inflammation, par les antiphlogistiques généraux et locaux. A cette indication se joint celle de relever les pièces enfoncées lorsqu'il y en a, et d'extraire les esquilles entièrement séparées, s'il s'en trouve. L'extraction de ces portions d'os est assez facile en général; mais il n'est pas aisé de relever les parois enfoncées du sinus, de prévenir la difformité, lorsque l'enfoncement est considérable. Quelquefois ces plaies restent fistuleuses par la présence d'une esquille ou d'un autre corps étranger, et ne guérissent que lorsqu'on les a débarrassées de ce corps, ou que la suppuration l'a entraîné. Si la fistule subsiste après l'extraction du corps étranger, elle dépend de la carie ou du séjour du pus dans le sinus; et dans ce cas, une contre-ouverture est nécessaire pour la guérison de la maladie.

Inflammation du Sinus maxillaire.

La membrane qui tapisse le sinus maxillaire est quelquefois le siége d'une inflammation à laquelle ne participe pas le reste de la membrane pituitaire. Cette inflammation peut être produite par un coup à la joue, par la variole, la rougeole, etc.; mais sa cause la plus ordinaire, est la carie et les douleurs de dents.

Ses symptômes ne sont pas toujours très-apparens; une douleur vive, fixe et profonde sous la joue, depuis l'arcade alvéolaire jusqu'au

dessous de l'œil, la chaleur locale, les pulsations, et quelquefois même la fièvre sont à la
vérité des signes auxquels il n'est guère permis
de méconnaître l'inflammation dont il s'agit;
mais il s'en faut bien qu'ils existent dans tous les
cas; et le plus souvent on ne peut que soupçonner
cette affection. On la combat par les remèdes
généraux de l'inflammation, sur-tout en détruisant la cause si elle est connue. Au reste,
cette maladie mériterait peu d'attention, et
n'exigerait presqu'aucun traitement, si elle
n'était sujette à se terminer par une exhalation
plus ou moins considérable de mucus, et plus
souvent encore par une exudation purulente,
dont l'accumulation produit, dans le premier
cas, une espèce d'hydropisie, et dans le second
un abcès du sinus.

De l'Hydropisie du Sinus maxillaire.

Dans l'état naturel, la membrane qui tapisse
le sinus maxillaire, ne sécrète qu'une très-petite quantité de mucus; mais lorsqu'elle est
irritée par une cause quelconque, la sécrétion
muqueuse augmente, le mucus s'amasse dans
le sinus, s'y épaissit, et en dilate les parois.
Cette maladie a plus souvent été observée chez
les jeunes sujets que chez les personnes avancées en âge. Sur trois individus, chez lesquels
je l'ai rencontrée, le plus âgé n'avoit pas 20 ans.
On connaît peu les causes de cette affection.
On l'a quelquefois attribuée à une percussion
sur la joue, à la carie d'une ou de plusieurs
dents, au développement d'une dent dans le
sinus. Mais le plus souvent, cette maladie a eu

lieu chez des personnes exemptes de tous ces accidens , et par conséquent , sans qu'on ait pu , non seulement en assigner la cause , mais même la soupçonner.

Quelle que soit la cause qui augmente la sécrétion muqueuse du sinus maxillaire , et qui détermine l'accumulation du mucus dans cette cavité , cette humeur agit sur les parois du sinus , et les effets qui en résultent sont différens , suivant le degré de résistance que lui opposent ces parois. Le mucus presse également sur tous les points de la surface intérieure du sinus ; mais comme la paroi antérieure est la plus mince , c'est sur elle que les effets de cette pression sont plus marqués. Elle est soulevée , amincie , et forme sous la joue une tumeur dure , immobile , indolente , sans empâtement ni fluctuation , et dont la surface égale et lisse est couverte par la membrane de la bouche distendue. Lorsque cette tumeur est volumineuse , la lame osseuse qui forme la paroi antérieure du sinus , graduellement amincie , s'ouvre enfin au-dessous de l'éminence malaire , et les parois de la tumeur dans cet endroit - là ne sont plus formées que par la membrane du sinus , et par celle de la bouche , dont l'épaisseur est augmentée. Dans le cas dont on vient de parler , la tumeur dépend de l'extension de la paroi antérieure du sinus , et la grandeur de cette cavité est peu augmentée.

Mais il en est un autre , où toutes les parois du sinus sont plus éloignées de leur axe , et où cette cavité acquiert une étendue énorme. M. le professeur Dubois en a communiqué un exemple à la Société de la Faculté de Médecine , qui l'a inserée dans son bulletin , an 13, n.º VIII. Un jeune homme, aujourd'hui âgé de 24 ans, n'en avoit que 7 et quelques mois, lorsque ses parens s'aperçurent qu'il portait vers la base de l'apophyse montante de l'os maxillaire, du côté gauche, une petite tumeur très-dure, ronde, et de la grosseur d'une noisette. L'enfant n'en éprouvait aucune douleur ; elle n'augmentait pas de volume ; on s'en occupa peu. Dans une chute qu'il fit environ un an après, la face porta : il y eut un écoulement assez considérable par le nez, et deux ou trois marques de contusion, et notamment sur la petite tumeur. On appliqua quelques compresses imbibées d'eau salée, et bientôt l'enfant n'éprouva plus de douleur. Depuis huit ans jusqu'à quinze, l'augmentation de la tumeur fut insensible. Dans l'année suivante, on s'aperçut un peu de son accroissement, et elle causa de légères douleurs. De 16 à 18 ans, l'augmentation de son volume devint si considérable, que le plancher de la fosse orbitaire fut soulevé ; l'œil gauche pressé de bas en haut, paraissait plus petit que l'autre, les paupières étaient très-bornées dans leur écartement ; la voûte palatine déprimée formait une tumeur de la grosseur d'un œuf coupé dans son grand diamètre ; la fosse nasale était presque entièrement effacée. Sur la fosse sous-orbitaire, il y avait une éminence surpassant le niveau de la joue de près de quatre centimètres. Le nez était fort déjeté à droite ; à la partie supérieure de la tumeur, et sous la paupière inférieure la peau était d'un rouge violet, et paraissait devoir se rompre prochainement. Elle conservait sa couleur naturelle sur tout le reste de l'étendue de la tumeur.

La lèvre supérieure était soulevée, et l'on pouvait remarquer derrière elle toute la région des gencives du côté gauche, portée bien en deçà du niveau de celle du côté droit. Dans ce lieu seulement, on remarquait très-peu d'épaisseur à l'os qui formait les parois de la cavité présumée. Le malade parlait difficilement, et respirait avec peine ; son sommeil était laborieux, la mastication pénible. Ce fut dans cet état qu'il fut présenté à M. Dubois, dans les premiers jours du mois de septembre 1802.

La gravité de cette affection, l'incertitude où se trouva M. Dubois sur le genre d'opération qu'il y avait à faire, l'engagèrent à prier le père d'appeler en consultation MM. Sabatier, Pelletan et moi. Nous pensâmes tous que la maladie étoit une tumeur fongueuse du sinus maxillaire, et qu'il fallait opérer. M. Dubois resta chargé du choix de l'opération qu'il trouverait la plus convenable. Voici comment il décrit lui-même la manière dont il opéra :

« L'espèce de fluctuation que je trouvai derrière la lèvre supérieure, et dans la région gengivale, fixa ma première attention ; et quoique partant de l'idée que la maladie était une tumeur fongueuse, je ne dus soupçonner, dans cette apparente fluctuation, qu'une très-petite quantité de fluide ichoreux, dont l'évacuation ne m'apprendrait rien, cependant je me décidai à faire sur ce lieu, et en suivant la direction de l'arcade alvéolaire, une incision de trois centimètres. Cette ouverture donna lieu à la sortie d'une assez grande quantité d'une substance lymphatique très-gluante, et semblable à celle qui sort des grenouillettes. J'introduisis

sur-le-champ , par cette ouverture , une sonde
arrondie , et je fus fort surpris de pouvoir
parcourir avec elle une cavité qui me paraissait répondre à l'étendue antérieure de la tumeur. En faisant diverses recherches , pour
connaître s'il y avait un fongus, je sentis un
choc, comme je l'aurais éprouvé en touchant
une dent. Je crus qu'en baissant ma sonde,
j'avais touché l'une des incisives qui avoisi-
naient l'ouverture que je venais de faire , et
l'idée vraie que j'aurais pu prendre m'échappa..... » Cinq jours après cette première opération , j'en pratiquai une nouvelle, et de la
manière suivante :

« Je fis l'extraction de trois dents, les deux
incisives et une molaire ; j'emportai avec un
instrument approprié , le bord alvéolaire correspondant aux dents arrachées, dans l'étendue
de quatre centimètres de longueur, et de deux
et demi de largeur; il coula beaucoup de sang ,
et je crus devoir m'en rendre maître. Après
deux jours, l'appareil que j'avais placé tomba :
ayant alors fait placer le malade convenablement , il me fut facile de parcourir de l'œil
tout l'intérieur de la cavité. J'aperçus alors
dans la partie la plus élevée , et dans le lieu
qui correspondait au rebord sous-orbitaire, un
point blanc que je crus être du pus. J'y portai
ma sonde , et le choc que j'en reçus réveilla en
moi le souvenir de celui que j'avais éprouvé le
jour de la première opération. Je reconnus bientôt la présence d'une dent que j'arrachai sur
le champ, et pour l'extraction de laquelle j'em-
ployai de la force , par rapport à la disposition
de la racine. Cette dent, une canine, dont le
développement étoit parfait , quant à la cou,

ronne, mais dont le sommet de la racine était aplati et comme rivé, sans doute par l'effet de la pression qu'elle avait éprouvée de la part de la résistance, au développement contre-nature de l'os maxillaire.

« La suite du traitement n'offrit rien de particulier : on fit des injections détersives, et on pansa mollement. Dans l'espace de 40 jours, toute la cavité disparut ; mais la tumeur de la joue, celle de la voûte palatine, le déjettement du nez persistaient. Depuis ce temps, c'est-à-dire depuis dix-sept mois, la nature a repris tous ses droits, et toute difformité est disparue ». Deux pièces en cire, exécutées par M. Pinson, et déposées dans le Musée anatomique de la Faculté de Médecine, représentent fidèlement et la maladie et l'état actuel de celui qui en était affligé.

On voit par cette observation combien il est difficile dans certains cas, de distinguer une tumeur formée par l'accumulation du mucus dans le sinus maxillaire, d'avec un sarcome développé dans la même cavité. Le diagnostic de l'hydropisie du sinus ne présente pas les mêmes difficultés, lorsque la paroi antérieure est seule dilatée, et que la tumeur est bornée à la joue ; parce qu'il n'est point d'exemple de sarcome du sinus maxillaire, qui n'ait soulevé que sa paroi antérieure. Cependant, dans ce cas là même, il peut rester encore quelques doutes, et en général, on ne connaît bien la nature et l'étendue de la maladie, que lorsqu'on a ouvert la tumeur.

On a cru qu'on pourrait guérir l'hydropisie du sinus maxillaire, en injectant dans cette cavité, par son ouverture naturelle, des liqueurs détersives et résolutives, et en recommandant au malade d'incliner la tête du côté opposé, pour faciliter l'écoulement de la matière. Mais outre qu'il est très-difficile d'arriver à l'entrée du sinus, probablement oblitérée alors, lorsque la maladie se manifeste à l'exterieur, le mucus a acquis une telle épaisseur, qu'il serait impossible de l'entraîner au dehors au moyen des injections. On est donc obligé d'ouvrir la tumeur dans un lieu et dans une étendue convenables à la libre sortie du mucus.

Lorsque la tumeur est bornée à la partie antérieure du sinus, si une ou plusieurs dents molaires sont cariées, douloureuses, on doit les arracher, perforer le fond des alvéoles, et faire au bord alvéolaire une ouverture suffisante, pour que la matière puisse couler aisément. Si au contraire, les dents sont saines et solidement fixées dans leurs cavités, on fera d'abord à la partie inférieure de la tumeur, une incision courbe, dont la concavité sera tournée en haut ; on emportera avec de forts ciseaux, le lambeau résultant de cette incision, et l'on aura ainsi une ouverture, avec perte de substance, d'une étendue proportionnée au volume de la tumeur. L'expérience nous a appris qu'une simple incision ne suffit pas : les bords de cette incision ne tardent pas à se réunir, et la tumeur à reparaître. Deux malades qui n'avaient pas été guéris par une incision simple, le furent quand j'eus fait une ouverture avec perte de substance. Enfin, lorsque la tumeur est formée aux dépens de toutes les parois du sinus, et qu'elle a une étendue énorme, comme dans l'observation de M. Dubois, on doit, à l'exemple de cet habile prati-

cien , arracher deux ou trois dents , et emporter une portion du bord alvéolaire , d'une
étendue proportionnée au volume de la tumeur.
Dans quelque endroit , et de quelque manière
qu'on ait ouvert le sinus , lorsque la matière
qu'il renferme est écoulée, on le remplit avec
des bourdonnets liés, qu'on n'enlève qu'après
vingt-quatre heures. Dans les pansemens subsé-
quens , on fait des injections détersives , et on
panse mollement avec des bourdonnets liés.
Au bout de quelque temps , on cesse l'usage
de la charpie , et on s'en tient aux injections
que le malade peut faire lui-même plusieurs
fois dans la journée. Les parois du sinus reviennent peu-à-peu sur elles-mêmes ; l'ouverture se rétrécit ; mais ce n'est qu'après un temps
très-long qu'elle se ferme , et que la difformité
produite par la maladie , disparaît entièrement.

Abcès du Sinus maxillaire.

L'inflammation de la membrane qui tapisse
le sinus maxillaire , peut se terminer par suppuration , et donner lieu à une collection de
pus dans cette cavité ; mais ce n'est pas là la
cause la plus ordinaire des abcès du sinus.
Ils sont plus souvent produits par la carie
des dents qui altère les alvéoles et les parois
du sinus , par les abcès des gencives ou *paru-
lis*, et par un tubercule qui se développe à
la racine d'une des dents qui correspondent
au sinus. Quelquefois aussi, un abcès formé
au dehors de cette cavité, détermine la dénudation et la carie de l'os maxillaire , et l'ulcération de la membrane du sinus ; il s'établit
alors une communication entre l'abcès exté-

rieur et cette cavité, dans laquelle le pus est versé.

Quelles que soient les causes de la suppuration dans le sinus maxillaire, elle produit différens effets. Si l'ouverture naturelle du sinus est libre, le pus s'écoule en partie lorsque le malade se place dans certaines positions, notamment lorsqu'il se couche sur le côté opposé à la maladie ; il pourra encore, par d'autres situations qu'il connoîtra convenables, et par de fortes expirations, procurer l'issue de la matière ; mais comme le pus ne peut sortir entièrement, et que l'ulcération de la membrane du sinus ne peut être détergée, on doit craindre que la maladie ne se communique aux parties voisines. Le diagnostic se tire alors des circonstances qui ont précédé l'écoulement purulent ou sanieux par le nez; écoulement qu'accompagne quelquefois une tuméfaction semblable à celle que cause l'amas du mucus.

Lorsque l'ouverture naturelle du sinus n'est pas libre, la matière qu'il contient se déprave ; elle agit sur les parois du sinus, et se fait jour en détruisant l'os, soit du côté des alvéoles, soit du côté de la joue, ou même vers l'orbite. Les parties molles qui couvrent la portion du sinus détruite, s'engorgent, s'enflamment, suppurent, et il se forme un abcès dont l'ouverture donne issue à un pus fétide, et beaucoup plus abondant que ne l'annonçait le volume de la tumeur. Cette ouverture dégénère bientôt en une fistule, par laquelle il sort chaque jour une grande quantité de matière. Un stylet introduit par cette ouverture fistuleuse, pénètre aisément dans le sinus, et ne laisse aucun doute sur la nature de la maladie. S'il existe en même temps deux tumeurs, comme on l'a vu quelquefois, la pression exercée sur l'une d'elles augmente le volume et la tension de l'autre; s'il se forme deux fistules, deux stylets introduits dans leurs ouvertures se rencontrent dans le sinus.

L'abcès du sinus maxillaire n'est point une maladie dangereuse, puisqu'elle ne compromet jamais la vie des personnes qui en sont attaquées; mais l'écartement des parois de cette cavité, leur carie, la chute des dents, effets assez ordinaires de cette espèce d'abcès, causent une incommodité très-grande, une difformité très-choquante, et exigent un traitement fort long et des opérations plus ou moins douloureuses.

Le traitement varie selon l'état des parties affectées, et selon les causes qui ont produit la maladie et qui l'entretiennent.

Lorsque le pus amassé dans le sinus maxillaire est transmis en partie au-dehors, par l'ouverture naturelle de cette cavité dans la fosse nasale, que les parois du sinus ne sont ni distendues, ni affectées de carie, et que toutes les dents sont saines, on a cru qu'on pourrait guérir la maladie, en excitant l'écoulement du pus par une situation convenable, par des moyens généraux appropriés à la nature de la cause connue ou présumée de la maladie, et surtout par des injections détersives, poussées dans l'ouverture naturelle du sinus, au moyen d'une canule recourbée, introduite par la narine et le méat moyen. Cette méthode fut proposée à l'Académie de chirurgie en 1765, par Jourdain, et revendiquée par Allouel fils, en faveur de son père qui l'avait trouvée en 1737, et mise en usage avec succès, en 1739. La raison et l'expérience ont démontré l'insuffisance de ces injections; et cette méthode est tombée presque aussitôt qu'elle a été proposée.

On ne peut donc guérir les abcès du sinus maxillaire, la carie et les fistules qui en sont si fréquemment la suite, qu'en pratiquant une ouverture artificielle qui laisse un libre passage à la matière purulente. Le bord alvéolaire correspondant à la partie le plus déclive du sinus, et le fond des alvéoles des dents molaires n'étant séparé de cette cavité que par une lame osseuse très-mince, qui est même percée par les racines des dents, dans certains sujets, c'est dans cet endroit qu'on ouvre le sinus. Voici la manière dont nous pratiquons cette opération. Si le malade manque de plusieurs dents molaires, nous profitons de cette brèche pour percer le bord alvéolaire; si toutes les dents existent, nous arrachons les molaires qui sont cariées, ou qui sont douloureuses, et si toutes les dents sont saines et insensibles à la percussion d'une sonde, nous arrachons la troisième et la quatrième molaires, parce que ce sont celles dont les alvéoles correspondant au milieu de la partie la plus basse du sinus. Nous isolons des parties voisines, les gencives qui couvrent la portion du bord alvéolaire qui doit être percée, par quatre incisions, dont deux longitudinales, l'une en dehors et l'autre en dedans, deux transversales, une antérieure et l'autre postérieure, qui tombent perpendiculairement sur les deux premières. La partie des gencives circonscrite par ces incisions, privée de toute communication avec les parties voisines , pourra être déchirée sans faire souffrir le malade. Cela fait, on perce le bord alvéolaire avec un perforatif pointu , monté sur un manche taillé à pans, afin qu'il ne glisse pas dans la main , et que l'on fait agir en tournant. Cet instrument prépare la voie à un autre perforatif, dont la pointe est tronquée et arrondie , et avec lequel on agrandit l'ouverture, sans être exposé à blesser la paroi supérieure du sinus. On doit donner à l'ouverture assez d'étendue pour pouvoir y introduire l'extrémité du petit doigt. En géneral , il vaut mieux qu'elle soit trop grande que trop petite. On ne doit pas perdre de vue que le succès de l'opération , dépendant du libre écoulement de la matière purulente, on ne saurait donner trop de largeur à l'ouverture par laquelle elle doit sortir. Nous insistons sur ce point, parce que nous n'avons jamais vu résulter d'inconvéniens d'une large perforation, et que nous avons vu l'ouverture pratiquée au sinus , devenir fistuleuse précisément parce qu'elle étoit trop petite. Une large ouverture est surtout nécessaire lorsque la maladie a produit une grande altération dans les parties, et que les parois du sinus sont distendues et ramollies. Dans ce cas, on peut la pratiquer, non par la simple térébration du bord alvéolaire, mais en coupant une partie du sinus avec de forts ciseaux.

Après avoir ouvert le sinus dans une étendue convenable , on le remplit avec des bourdonnets liés , et on exerce sur les parties molles divisées , une compression suffisante pour arrêter le sang. Il est rare que cette opération soit suivie d'hémorragie. Cependant , un ma-

lade à qui j'avais ouvert le sinus dans une grande
étendue, éprouva pendant la nuit une hémorragie qui pensa devenir funeste par l'incurie
du chirurgien qui fut appelé auprès du malade,
et qui n'exerça qu'une faible compression. Le
sang ne cessa de couleur que par l'affaiblisse-
sement excessif des forces. Il survient ordinairement, au bout de vingt-quatre heures, un
gonflement douloureux à la joue, pour lequel
on est obligé d'employer les cataplasmes émolliens. Lorsque ce gonflement est dissipé, et
qu'on a retiré toute la charpie dont le sinus
était rempli, le traitement consiste à injecter
dans cette cavité, un liquide dont les qualités
doivent être appropriées à l'état des parties.
Les injections seront répétées trois ou quatre
fois chaque jour, et on apprendra au malade
à les pousser lui-même, afin qu'il n'ait pas
besoin des secours du chirurgien pendant tout
le temps, ordinairement assez long, que dure
le traitement. Pour entretenir le libre écoulement du pus vers la partie la plus basse du
sinus, on a conseillé de se servir d'une canule
d'argent ou d'or; mais ce moyen ne peut être
utile que lorsqu'on n'a pas fait une ouverture
assez grande; souvent alors la canule est insuffisante pour la guérison de la maladie, et
l'on est obligé de perforer de nouveau et plus
largement, le bord alvéolaire. Lorsqu'on a procuré une voie facile au pus, les bords de l'ouverture se rapprochent d'eux-mêmes; elle diminue et se ferme avec plus ou moins de lenteur, selon que les parois du sinus, et sa
membrane, sont plus ou moins malades.

Le bord alvéolaire n'est pas le seul endroit
du sinus où l'on ait imaginé de pratiquer une

ouverture pour donner issue au pus renfermé dans cette cavité. Lamorier, célèbre chirurgien de Montpellier, a supposé pour cette ouverture, un lieu d'élection et un lieu de nécessité. Celui-ci est indiqué par une fistule ou par une carie dans un point quelconque de l'os maxillaire ; le lieu d'élection est sous l'éminence molaire. C'est là que Lamorier conseille de percer l'os avec une couronne de trépan. Ce lieu d'élection n'est pas à beaucoup près, le plus favorable à la guérison de la maladie, parce qu'il ne correspond pas à la partie la plus déclive du sinus, et que l'ouverture pratiquée de cette manière reste souvent fistuleuse, ou ne se cicatrise qu'après un temps fort long. Loin donc de partager l'opinion de Lamorier, nous pensons que dans le cas même où il existerait déja une carie, une fistule dans le lieu qu'il croit le plus avantageux, ce serait encore sur le bord alvéolaire qu'il faudrait faire la contre-ouverture, afin de donner un passage facile au pus, et d'obtenir une guérison prompte et sûre. Au reste, si l'on voulait percer le sinus au-dessus de l'arcade alvéolaire, pour conserver les dents saines, il vaudrait mieux suivre la méthode de Desault, qui consiste à ouvrir le sinus dans la partie inférieure de la fosse canine, avec le perforatif dont nous avons parlé.

Les abcès du sinus maxillaire, sont quelquefois accompagnés de symptômes qui méritent une attention particulière, et rendent nécessaires certaines modifications dans le traitement. Lorsqu'il s'est formé des fistules à la joue, au-dessous de l'œil, il est ordinairement inutile de les agrandir pour mettre les os à découvert ; on doit craindre d'ajouter à la difformité inévitable dans les cas de cette espèce, et de retarder la cicatrisation en augmentant la perte de substance. En conséquence, on se contentera de couvrir ces fistules de charpie, et on les verra peu-à-peu se fermer lorsqu'on aura fait à la partie la plus basse du sinus, une ouverture convenable.

Lorsque la fistule qui s'est formée spontanément est placée derrière la lèvre supérieure, au-dessus de l'arcade alvéolaire, dans l'intérieur de la bouche, on est dispensé de tout pansement, et cette circonstance n'exige aucun changement dans la méthode curative.

La maladie du sinus maxillaire produit dans quelques circonstances, un gonflement si considérable de la joue, que le malade ne peut point écarter les mâchoires : il est de toute impossibilité dans ce cas, de procéder à l'extraction des dents, et il est pourtant indispensable de secourir le malade qui ne peut mâcher, et chez lequel la gêne de la déglutition augmente de jour en jour : il faut alors nécessairement faire une ouverture au sinus, dans l'endroit indiqué par Lamorier, et mieux encore dans la fosse canine, comme le faisait Desault. Cette ouverture apportera un soulagement prompt, et si elle n'était pas suffisante pour procurer une guérison complète de la maladie, elle l'amènerait au moins à ce point, où une opération plus efficace pourrait être pratiquée.

Dans un cas à-peu-près semblable à celui que nous venons de supposer, Bertrandi fut conduit par une circonstance particulière, à tenir une conduite différente. Une dame affectée d'une maladie du sinus maxillaire, avait la joue tellement gonflée, qu'elle ne pouvait presque plus écarter les mâchoires. Elle avait perdu l'œil gauche par suite d'un anthrax, et la paroi inférieure de l'orbite était fistuleuse. Bertrandi introduisit par le trou fistuleux un perforatif long et étroit, dont la pointe était cachée par un bouton de cire; il le porta le plus perpendiculairement qu'il put, contre la paroi inférieure du sinus, jusque sur la surface palatine de l'os maxillaire, contre laquelle il appuyait fortement deux doigts de la main gauche; il perfora de cette manière l'arcade dentaire, dans l'intervalle des deux dernières molaires. Après cette opération, le pus cessa de couler par la fistule de l'orbite et par la narine, et la malade guérit. Quoique le succès ait justifié l'opération de Bertrandi, néanmoins ce procédé, nous voulons dire la perforation du sinus de haut en bas, par une ouverture, ou à travers la carie d'un os; ce procédé, disons-nous, ne doit être employé que dans les cas où les moyens propres à détendre l'articulation de la mâchoire seraient sans effet, et où la bouche continuerait à être assez serrée pour rendre impossible la perforation du bord alvéolaire du bas en haut. Dans certains cas où l'abcès du sinus était compliqué de la carie des parois de cette cavité et de fistules à la joue, on a eu recours à un séton qui passait par une des fistules ou par une incision pratiquée à un abcès de la joue, et qui sortait par l'ouverture du bord alvéolaire : on a pensé que ce séton était nécessaire pour porter dans le sinus les médicamens propres à le déterger, et pour entretenir les deux ouvertures jusqu'à la chute des portions des cariées; mais on ne doit recourir à ce

moyen que lorsqu'une ouverture très-grande ,
pratiquée au bord alvéolaire , ne paraît pas suffisante pour amener la guérison des ulcères fistuleux de la joue et devoir subsister jusqu'à la
disparition de la maladie du sinus. Il n'est pas
certain que les malades sur lesquels on a employé le séton avec succès, ne fussent pas guéris
sans ce moyen , si l'on eût largement ouvert
le bord alvéolaire.

La suppuration du sinus maxillaire peut être
l'effet d'un vice général de la constitution. Le
traitement local , employé seul dans des cas
de cette nature, serait toujours insuffisant. Il est
donc très-important alors d'attaquer la cause
du mal , avant d'entreprendre aucune opération. En procédant ainsi , il est possible qu'on
parvienne à guérir et le mal local et l'affection générale , sans être obligé d'avoir recours
à aucun moyen chirurgical ; et si après avoir
détruit le vice général , la maladie du sinus
persistait encore , rien ne s'opposerait plus
au succès qu'on aurait droit d'attendre de l'o-
pération.

Bordenave (1) a vu à Bicètre , un homme
dont la plupart des os de la face étaient gon-
flés et cariés par une maladie vénérienne. Le
sinus maxillaire était ouvert à sa partie supérieure et externe , et son intérieur en pleine
suppuration. Malgré la situation très-défavo-
rable de l'ouverture , et sans aucun traitement
local , les frictions mercurielles suffirent pour
amener une guérison complète. Ainsi , que la

____

(1) Mémoires de l'Acad. de Chirur. t. XIII , p. 53 ,
éd. in-12.

diathèse qui cause la maladie du sinus, soit vénerienne, scrophuleuse ou scorbutique, c'est sur les remèdes propres à détruire le vice général, qu'il faut insister.

Ce que nous avons dit des ulcérations de la membrane pituitaire, trouve ici son application.

Polypes du Sinus maxillaire.

La membrane qui tapisse le sinus maxillaire, peut, comme celle des fosses nasales, donner naissance à des tumeurs fongueuses. Les causes de ces tumeurs sont moins connues encore que celles qui produisent des excroissances pareilles dans le nez. La chirurgie n'a contre elles aucun moyen prophylactique. Tant que la tumeur a peu de volume, elle ne se fait connaître par aucun symptôme; ce n'est qu'à une époque où le mal a déjà fait des progrès considérables, que nous pouvons soupçonner son existence, et en distinguer la nature. Les premiers symptômes qui se manifestent, sont communément une douleur ou plutôt une gêne constante dans l'une des joues, une sensation incommode de pesanteur et de distension, des hémorragies fréquentes par la narine correspondante, et un écoulement habituel de sanie fétide du même côté. Ces signes suffisent pour faire reconnaître une affection du sinus maxillaire; mais ils n'en déterminent pas le caractère. Plus tard la saillie de la joue, la distorsion de la bouche, la dépression de la voûte palatine, la vacillation et la chute des dents du côté malade, le déplacement du globe de l'œil, l'occlusion partielle de la cavité nasale, le larmoiement, résultat de la compression du canal nasal, enfin, la sortie d'une portion de la tumeur, soit au travers de l'orifice naturel du sinus, soit par l'alvéole d'une dent arrachée ou tombée, soit par quelque autre ouverture produite par la tumeur elle-même, sont des symptômes auxquels il n'est plus permis de méconnaître un polype du sinus maxillaire.

Quels que soient le volume et l'espèce de ces tumeurs, on les attaquera dès qu'on en aura connu l'existence, en les extirpant avec des pinces à polypes, ou par l'ouverture fistuleuse qu'on agrandit lorsqu'elle est trop étroite, ou par une ouverture qu'on fait en excisant une portion du bord alvéolaire, ou encore en perçant le sinus au-dessous de l'éminence malaire, ou dans la fosse canine, suivant la méthode de Desault. On choisit de préférence l'endroit où le polype fait une saillie, ou le lieu dans lequel il a usé les parois du sinus maxillaire.

Ainsi lorsque le polype se présente au travers de l'alvéole d'une dent tombée ou arrachée, il convient d'agrandir l'ouverture, comme nous l'avons indiqué en parlant des abcès du sinus. S'il se présentait dans quelque autre endroit, ce serait également là qu'il faudrait pratiquer une ouverture assez large, pour laisser un passage aisé aux pinces, et permettre de porter sur la racine de la tumeur, les médicamens qui doivent la détruire. Si les parois du sinus maxillaire seulement distendues, conservaient leur intégrité, et que toutes les dents fussent encore saines, il faudrait opérer à l'endroit où les os sont à-la-fois et plus distendus et plus amincis : la première partie de l'opération, celle qui consiste à mettre la tumeur à découvert, présenterait certainement plus de facilité, et la seconde qui a pour but de l'extraire, offrirait également moins d'obstacles, puisqu'on pourrait l'arracher dans le sens vers lequel elle se dirige naturellement. Enfin, lorsque les parois du sinus, ont prêté d'une manière à-peu-près égale dans tous les points, et que toutes les dents sont saines, on peut pratiquer l'ouverture dans la fosse canine, au-dessous du trou orbitaire inférieur. Dans le premier cas, après avoir écarté les lèvres, on perce le sinus avec un trépan perforatif pointu, monté sur un manche à pans, et l'on agrandit suffisamment l'ouverture avec un autre perforatif mousse et tronqué, et avec un instrument recourbé en forme de serpette. C'est ainsi que Desault faisait cette opération, et nous l'avons pratiquée nous-même, de cette manière, avec succès.

Lorsqu'on perce le sinus au-dessous de l'éminence malaire, l'opération diffère peu de la précédente. Seulement on est quelquefois obligé de fendre la commissure des lèvres, pour découvrir l'endroit où on doit trépaner. Aussi quand aucune circonstance ne porte à perforer dans cet endroit plutôt que dans la fosse canine, doit-on préférer celle-ci, afin d'éviter la nécessité de couper la commissure des lèvres.

Quel que soit le lieu où l'on ait percé le sinus maxillaire, il faut, après avoir arraché le polype avec les précautions que nous avons indiquées, en parlant des polypes du nez, il faut, dis-je, porter le doigt dans l'ouverture, pour reconnaître si la tumeur a été extraite en totalité, et pour distinguer l'endroit où elle était implantée. Si une portion considérable de la tumeur restait encore dans le sinus, ou si un autre polype s'était développé simultanément dans cette cavité, il faudrait introduire de nouveau les pinces dans le sinus, saisir la seconde tumeur ou les restes de la première et en faire l'extraction. Lorsqu'il ne restera plus que la racine du polype, il faudra la détruire au moyen du caustique, ou mieux encore avec le cautère actuel. L'eau mercurielle, la solution de pierre à cautère, ont plusieurs fois été employées avec succès; mais leur action est moins forte et moins facile à borner que celle du cautère actuel : aussi toutes les fois que rien ne s'oppose à l'emploi de ce dernier moyen, devra-t-on lui donner la préférence. On aura soin de se pourvoir de cautères de diverses formes, olivaires, lenticulaires, portés sur des tiges droites, sur des tiges recourbées. Ces derniers sont les seuls dont on puisse se servir lorsque la tumeur s'attache sur la paroi même où l'ouverture a été faite.

Lorsque le polype a été complètement détruit, il naît du fond du sinus une chair vermeille; les parois de cette cavité se rapprochent, l'ouverture se resserre insensiblement; mais souvent la guérison n'est parfaite qu'au bout de plusieurs années, la durée de cette espèce de cicatrisation est au reste subordonnée au volume de la tumeur. Quoique la térebration du sinus maxillaire soit le seul moyen de guérir les polypes de cette cavité, un chirurgien prudent ne doit y recourir que lorsqu'il y a possibilité d'opérer l'éradication complète de la tumeur. Car si on l'attaquait sans la détruire entièrement, on la ferait dégénérer en un carcinome incurable et mortel. On doit encore s'abstenir de toute opération lorsque l'affection des parties molles s'est communiquée aux os, que le tissu de ces organes est altéré, et que les parties environnantes sont elles mêmes malades et squirreuses. Le chirurgien ne pouvant plus espérer alors d'enlever tout le mal, doit s'abstenir de toute opération ; elle ne ferait qu'ajouter de nouvelles douleurs aux douleurs de la maladie ; et, en hâtant les progrès de celle-ci, rendre la mort plus certaine et plus prompte.

Nous le répétons ; il est indispensable de détruire la tumeur jusque dans ses racines, en cautérisant profondément. Mais cette entière destruction n'est pas toujours possible ; et il arrive souvent qu'après une opération qui promettait le plus heureux succès, le mal reparaît plus terrible que jamais, et laisse à peine au chirurgien la consolation de calmer les souffrances qui doivent précéder la mort.

Fistules du Sinus maxillaire.

Les fistules du sinus maxillaire ont leur ouverture extérieure sur la joue et plus ordinairement dans le bord alvéolaire. Les premières sont presque toujours le résultat d'un abcès du sinus, et guérissent, comme nous l'avons dit, par la térébration du bord alvéolaire. Les incisions et les caustiques qu'on emploirait pour détruire les callosités seraient tout-à-fait inutiles. La fistule disparaît du moment où le pus trouve une issue facile par un point déclive.

Les fistules qui s'ouvrent dans le bord alvéolaire ou dans ses environs, dépendent de diverses causes, parmi lesquelles la plus ordinaire est encore l'abcès du sinus. Dans ce cas le pus coule par l'alvéole d'une dent qui est tombée on qui a été arrachée ; mais l'ouverture qui lui donne passage est trop étroite pour qu'il puisse sortir librement ; il faut agrandir cette ouverture, et faire par là des injections détersives dans le sinus.

Il est rare que la communication du sinus avec une alvéole dont le fond a été détruit par l'arrachement d'une dent donne lieu a une fistule lorsque la membrane du sinus est saine. Cependant quand la perte de substance au fond de l'alvéole est considérable, l'ouverture peut rester fistuleuse et laisser couler dans la bouche une matière muqueuse ou séreuse, quelquefois salée. Un chirurgien instruit et attentif ne confondra pas cet écoulement avec un écoulement purulent, et s'abstiendra et des remèdes inutiles et d'opérations plus inutiles encore. Ces sortes de fistules ne guérissent jamais. Si l'air et les alimens s'introduisent dans le sinus et y causent de la gêne, on fera porter au malade un obturateur en cire à laquelle on ajoutera un peu de poudre de corail pour lui donner plus de consistance.

Quoique petite, l'ouverture que produit dans le fond d'une alvéole, la chute ou l'évulsion d'une dent, peut rester fistuleuse, lorsque ses bords sont dénudés et nécrosés. On juge que la fistule dépend de cette cause, à son étroitesse, et au bruit que produit un stylet en frappant la circonférence osseuse de l'ouverture. La guérison de cette espèce de fistule tient à l'ex-

6.

11

foliation de la portion d'os nécrosée, et cette exfoliation est une opération de la nature que l'art ne peut accélérer par aucun moyen.

Lorsque, pour un abcès du sinus maxillaire, on a pratiqué l'ouverture au dessus du bord alvéolaire, suivant la méthode de Lamorier, la perte de substance et l'éloignement d'une paroi à l'autre s'opposent à l'oblitération complète de l'ouverture, qui devient fistuleuse. Les mêmes causes s'opposent aussi à l'entière occlusion de l'ouverture faite à la paroi antérieure du sinus, dans le cas de tumeur produite par l'amas de mucus dans cette cavité ; j'ai vu deux fistules de ce genre. Quand l'ouverture est étroite, la fistule ne cause aucune incommodité ; mais lorsqu'elle a une certaine largeur, les alimens pénètrent dans le sinus, et l'on est obligé chaque fois que le malade a mangé, de nettoyer cette cavité en y injectant une liqueur : on peut prévenir cet inconvénient en introduisant dans la fistule un petit morceau d'éponge attaché à un fil, et que l'on retire le soir après le dernier repas.

Nécrose du Sinus maxillaire.

Les parois du sinus maxillaire sont si minces et contiennent si peu de substance spongieuse, qu'elles ne sont guères susceptibles que de l'espèce de carie que l'on désignait autrefois sous le nom de carie sèche et que l'on appelle aujourd'hui nécrose. La portion alvéolaire elle-même, quoique renfermant de la substance spongieuse, n'est presque jamais attaquée de carie proprement dite ; mais elle est fréquemment frappée de nécrose. Cette maladie peut survenir à la suite d'une percussion ; elle peut

dépendre d'une cause interne, et particulièrement du virus vénérien ; mais le plus ordinairement elle est produite par la carie des
dents et succède à l'engorgement et à la suppuration de la membrane du sinus. La nécrose
qui dépend de cette dernière cause cède communément à la perforation du bord alvéolaire,
lorsque cette perforation est assez largement
faite pour que la matière purulente s'écoule
aisément et qu'on puisse y pousser facilement
les injections qui doivent le déterger. Cependant on a pensé que dans les cas où plusieurs
points du sinus sont nécrosés et où il existe
en même temps une ouverture fistuleuse au
bord alvéolaire, et une autre vers la partie supérieure, un séton passé d'une ouverture à
l'autre peut déterminer la matière à couler par
la bouche, servir à porter un digestif sur la
membrane du sinus, et empêcher l'oblitération intempestive des ouvertures; on a employé
ce moyen et les malades sont guéris. Mais il
est probable que leur guérison eût été aussi
sûre et aussi prompte si l'on eût perforé largement le bord alvéolaire, et certainement elle
eût été moins douloureuse.

L'arcade alvéolaire est la partie de l'os maxillaire supérieur le plus souvent affectée de
nécrose; cette maladie peut dépendre de la
rupture et de la dénudation de l'os dans l'arrachement d'une dent. Elle a peu d'étendue
alors; la portion dénudée s'exfolie bientôt, et
les gencives se réunissent avec les bourgeons
charnus qui s'élèvent de la surface saine de
l'os. La cause la plus ordinaire de la nécrose du bord alvéolaire est la carie des
dents. La nécrose peut encore être produite

par une cause interne, par les vices vénérien, scorbutique, etc. Dans tous ces cas la maladie occupe ordinairement une grande étendue, et se trouve jointe souvent à la suppuration du sinus. La tuméfaction de l'os maxillaire et de la joue ; au palais, une tumeur d'où sort, lorsqu'elle est ouverte, une grande quantité de pus fétide, et dont la compression, quand elle n'est pas ouverte encore, donne lieu à un écoulement de matière par la narine ; le gonflement, la mollesse et le décollement des gencives, l'ébranlement et la chute des dents molaires, l'écoulement du pus par les alvéoles, tels sont les phénomènes qui accompagnent et font reconnaître la nécrose du bord alvéolaire et la suppuration du sinus. Ces symptômes joints à la couleur jaune ou noirâtre de l'os, à son dessèchement et au bruit qui se fait entendre lorsqu'on le frappe avec une sonde, ne laissent aucun doute sur la nature de la maladie.

Lorsque cette maladie n'est accompagnée d'aucun symptôme qui indique un vice général, et que le pus qui se forme dans le sinus, s'écoule librement, on doit se contenter de faire des injections pour entraîner les matières purulentes. On a conseillé de découvrir la nécrose dans une grande étendue par des incisions convenables ; mais ces incisions n'accélèrent en aucune manière l'exfoliation de la portion d'os nécrosée ; on doit donc s'en abstenir, à moins qu'elles ne soient indiquées pour empêcher le croupissement du pus, et favoriser sa sortie. Le cautère actuel, qu'on emploie si utilement dans la carie proprement dite, ne serait ici d'aucune utilité pour avancer l'exfoliation de la portion d'os morte. Lorsque la nécrose du bord alvéolaire est jointe à la suppuration du sinus maxillaire, et que le pus s'écoule difficilement de cette cavité, on doit agrandir l'ouverture. Si la maladie est accompagnée d'une vice général, on le combat par les remèdes appropriés à son espèce. Après un temps plus ou moins long, la portion d'os nécrosée se détache et comprend quelquefois la plus grande partie de l'arcade alvéolaire. Si les parties molles la retiennent, on l'en sépare avec un bistouri. La chute de cette portion d'os laisse une ouverture qui communique dans le sinus. En y portant le doigt, on trouve quelquefois d'autres portions d'os altérées, qui tardent peu à tomber. Les bords de cette ouverture se rapprochent peu-à-peu et finissent par se fermer.

Exostose des Parois du Sinus maxillaire.

Comme tous les autres os du corps, ceux qui forment les parois du sinus maxillaire sont susceptibles de s'engorger, de s'épaissir et de former une tumeur osseuse. Cette exostose est inégale, prolongée en différens sens suivant le dégré de résistance que lui opposent les parties qu'elle soulève, dure extérieurement, molle, fongueuse intérieurement. La partie dure ou extérieure a quelquefois jusqu'à un pouce d'épaisseur. Elle est toujours osseuse ; mais tantôt elle est compacte, très-dure et en quelque sorte éburnée ; tantôt son tissu est spongieux, serré et presque semblable à la pierre ponce ; quelquefois enfin elle est compacte dans un point et spongieuse dans l'autre. La partie intérieure ou non osseuse de l'exostose du sinus maxillaire

est formée par une substance blanche, assez
dure quoique spongieuse, et semblable à l'agaric un peu mou. D'autres fois, au lieu de
cette substance, la tumeur contient un liquide muqueux dont la couleur et la consistance varient. Le volume de la tumeur dépend
donc tout à la fois de l'épaississement des parois
du sinus et de leur écartement. Ces parois étant
soulevées par la substance spongieuse dont il a
été parlé, ou par le mucus qui la remplace quelquefois, la forme du sinus se trouve changée
et ses dimensions singulièrement augmentées.
Les causes de l'exostose du sinus maxillaire sont
peu connues. Elle peut dépendre d'un vice interne, particulièrement du virus vénérien.

Le diagnostic de cette maladie n'est pas
toujours aussi facile qu'on le croirait au premier coup d'œil : la dilatation des parois du
sinus par du pus, et sur-tout par du mucus, ou par un sarcome, peuvent en imposer et la faire prendre pour une exostose. Cependant les circonstances commémoratives., et
un examen attentif, pourront faire éviter toute
erreur. Dans la suppuration du sinus maxillaire, le sinus ne se dilate pas, ou se dilate
peu ; il sort du pus par la narine correspondante, par une alvéole dont le fond est percé,
ou par une ouverture fistuleuse de la joue
ou du bord alvéolaire. Les hémorragies, l'é-
coulement habituel d'une sanie fétide, d'un
ichor âcre par la narine, la sortie d'une portion de la tumeur au travers d'une alvéole
rompue, du palais détruit, ou de quelque autre ouverture accidentelle, ne sont jamais l'effet
d'une exostose, et ne peuvent être produits que
par un polype. La dilatation du sinus, par un

amas de mucus épaissi, donne lieu à une tumeur dont les caractères ont de l'analogie avec ceux de l'exostose ; mais la forme et la consistance de ces deux tumeurs sont différentes. Dans la première, la surface est unie ; elle est inégale dans la seconde ; dans l'exostose, les parois du sinus sont épaisses, dures, résistantes ; dans l'hydropisie, au contraire, les dimensions de l'os étant augmentées aux dépens de ses parois, l'os aminci résiste peu, et présente au toucher un peu de mollesse.

L'exostose du sinus maxillaire est toujours une maladie fâcheuse. Cependant sa gravité est proportionnée à son étendue et à la rapidité de ses progrès. Lorsqu'elle a pris un certain accroissement, si elle cesse de grossir, soit par l'effet des remèdes, soit spontanément, elle peut n'avoir d'autre inconvénient que celui de la difformité. Mais quand l'exostose va toujours croissant, à mesure que son volume augmente, elle exerce sur les parties voisines une pression qui en change la situation, et en trouble les fonctions. Ainsi, d'une part, elle déprime la portion palatine des os maxillaire et palatin du même côté, de façon que la langue est gênée dans ses mouvemens ; pendant qu'en haut, elle presse assez fortement le plancher de l'orbite pour pousser l'œil en dehors. Elle peut même, lorsque son volume devient énorme, détourner le cours naturel des larmes, s'opposer à la mastication, gêner la déglutition, rendre même la respiration difficile. Outre ces phénomènes qui sont des résultats mécaniques de l'accroissement de la tumeur, la dégénération en cancer de la substance fongueuse qui en forme l'intérieur, peut donner lieu à d'autres effets morbifiques. Comme ces effets sont les mêmes que ceux des polypes carcinomateux du sinus maxillaire, nous nous abstenons d'en parler ici.

Dans le traitement de l'exostose du sinus, on doit avoir égard à l'ancienneté de la tumeur, à son volume, à sa cause, et aux circonstances qui l'accompagnent. Lorsque l'exostose est récente, on peut espérer d'en arrêter les progrès, et même de la faire disparaître ; mais il importe avant tout, de chercher à connaître si la maladie est locale, ou si elle provient d'un vice interne, et particulièrement du vice vénérien. Dans ce dernier cas, on doit faire subir au malade un traitement anti-vénérien complet ; on le doit même encore quoique l'exostose soit ancienne et volumineuse, si le malade n'a pas été soumis à un traitement complet et méthodique.

Un postillon d'une grande maison, portait depuis plus de dix ans une exostose du sinus maxillaire gauche. De ce côté, l'œil était larmoyant et poussé en avant, le nez déjeté à droite, la narine bouchée, et la voûte palatine un peu bombée. La tumeur était fort saillante en haut et en dehors, et la peau qui la couvrait, rouge et luisante. Le visage de cet homme était vraiment hideux. L'exostose avait paru peu de temps après l'infection vénérienne, et l'apparition de quelques autres symptômes. Elle avait grossi lentement ; mais depuis plusieurs années, elle n'avait fait aucun progrès. Douloureuse d'abord, elle avait cessé de l'être en cessant de croitre. C'est pendant la glorieuse campagne de Maringo, et en suivant le chef de l'armée, auquel il était attaché, que ce postillon fit disparaître les autres symptômes vénériens, en prenant de la liqueur de Van Swiéten, en faisant quelques frictions.

Menacé d'être mis à la retraite, à cause de sa difformité, cet homme crut devoir tout entreprendre pour la faire disparaître. Il sollicita et obtint d'un médecin, une ordonnance pour deux livres de liqueur de Van Swiéten. Il se servit huit fois, chez différens pharmaciens, de la même ordonnance ; et après avoir pris, sans conseil et sans guide, en moins de trois mois, cent vingt-huit grains de muriate suroxigéné de mercure, il se trouva entièrement débarrassé de sa tumeur. L'œil était rentré dans l'orbite, le larmoiement avait cessé, les narines étaient libres ; on voyait vers le haut de la joue un enfoncement qui provenait de l'adhérence de la peau, en cet endroit.

Lorsque l'exostose dépend d'une affection purement locale, ce n'est guère qu'aux remèdes locaux qu'on peut avoir recours. Mais les topiques sont bien peu efficaces, quelle que soit la forme sous laquelle on les applique, et quelque persévérance qu'on mette dans leur usage. Cependant, comme ils sont sans inconvéniens, on peut les employer pendant un certain temps, sur-tout si l'exostose est récente, et les faire concourir au traitement, avec les remèdes internes, quand elle tient à une affection générale.

Si les moyens thérapeutiques dont nous venons de parler, n'ont point eu de succès, et que l'exostose cesse de faire des progrès, il vaut mieux l'abandonner à elle-même, que d'entreprendre pour la guérir et faire disparaître la difformité qu'elle cause, une opération difficile, douloureuse, et dont le succès est fort incertain. Mais lorsque la tumeur fait des progrès rapides, qu'elle est douloureuse, qu'elle gêne ou empêche les fonctions des parties voisines, on ne doit pas hésiter d'en entreprendre l'ablation ; tout retard dans ce cas serait dangereux, et ajouterait de nouvelles difficultés à l'opération.

Il est très-difficile d'établir la marche qu'on doit suivre dans cette opération. La forme et le volume de la tumeur varient tant, qu'un seul procédé ne pourrait convenir dans tous les cas, et que plusieurs même seraient encore insuffisans. C'est dans ce cas que le génie doit suppléer aux lacunes que présente la partie dogmatique de l'art.

Lorsque la tumeur n'est pas très-volumineuse, on peut l'attaquer dans l'intérieur de la bouche. Mais lorsque son volume est très grand, il serait impossible de porter et de faire agir par cette voie les instrumens propres à la détruire. On est obligé alors d'inciser crucialement la peau et les autres parties molles qui couvrent la tumeur, de disséquer les lambeaux pour la mettre à découvert. Quand l'exostose est ainsi mise à nu, on la scie à sa base, et on achève de la détruire avec le trépan, la gouge et le maillet. Si l'intérieur de la tumeur contient une substance fongueuse, on l'enlève le plus exactement possible, en se servant des instrumens les plus convenables : les portions de cette substance qu'on n'aura pu enlever, seront consumées avec un cautère actuel. Le vide résultant de la destruction de la tumeur, se remplira peu-à-peu, et par l'abaissement des bords, et par l'élévation du fond. Des exos-

toses très-volumineuses du sinus maxillaire ,
ont été guéries par le procédé dont nous parlons. Mais , malgré ces succès, on ne doit
attaquer ces sortes de tumeurs qu'avec circonspection ; et il y a plus que de la témérité à
toucher à celles qu'accompagne un très-grand
désordre.

Des Corps étrangers dans le Sinus maxillaire.

Les corps étrangers qu'on trouve quelquefois
fois dans le sinus maxillaire y ont pénétré, ou
par l'ouverture naturelle de cette cavité, ou
par une ouverture accidentelle. La situation
et l'étroitesse de l'entrée du sinus , rendent
très-difficile l'introduction des corps étrangers
par cette voie. Cependant on cite quelques
exemples de vers ascarides , et même de vers
lombricoïdes trouvés dans le sinus. Aucun
symptôme constant, souvent même aucun signe
apparent, n'indique l'existence de ces vers , et
ce n'est qu'en les voyant sortir par une ouverture accidentelle, ou qu'après la mort, qu'on
reconnaît ce genre d'affection.

Les corps étrangers qu'on trouve quelquefois dans le sinus maxillaire , et qui y ont pénétré par une ouverture accidentelle , sont ou
des balles, ou des fragmens de fer lancés par
la poudre à canon ; des portions d'os ou des
dents qui ont été enfoncées dans cette cavité
par l'effet d'une contusion, ou par la mala-
dresse d'un dentiste ; des débris d'alimens ou
des portions d'appareil. Si ces corps étrangers
ne sortent pas par l'ouverture qui leur a livré
passage, ils peuvent, en restant dans le sinus ,

retarder la cicatrisation de la plaie, ou , si la plaie vient à se fermer , déterminer de la suppuration et un amas de pus. La première chose que doit faire le chirurgien qui est appelé pour une blessure de cette partie , c'est d'examiner si le corps vulnérant est resté en totalité ou en partie dans le sinus, et d'en faire l'extraction. Mais si on ne réclame ses soins qu'après la cicatrisation de la plaie, et pour des accidens consécutifs, il doit, quand ces accidens indiquent qu'il s'est formé un abcès dans le sinus, ouvrir un passage au pus (Voyez p. 149), explorer le sinus avec son doigt ou un stylet , et s'il s'y trouve un corps étranger , le retirer en se servant de pinces droites ou courbes.

Maladies des Sinus frontaux.

Les sinus frontaux sont exposés aux mêmes maladies que les sinus maxillaires ; mais ces maladies sont plus rares et moins connues que celles de ces derniers.

Plaies des Sinus frontaux.

Les plaies des sinus frontaux qui résultent de l'action des instrumens piquans ou tranchans, ne présentent aucun danger lorsqu'elles ne s'étendent point à la paroi postérieure du sinus. Quand cette paroi est lésée , la maladie rentre dans la classe des plaies de la tête , auxquelles nous avons consacré un chapitre particulier. (Vol. 5 , p. 62 et suiv.)

En frappant les sinus frontaux, les corps contondans peuvent fracturer et enfoncer leur paroi antérieure sans diviser les parties molles, ou en divisant ces parties. Dans le premier cas, la fracture n'exige aucun traitement particulier : on remédiera à la contusion, et l'enfoncement qui restera sera moins difforme que la cicatrice de la plaie qu'il faudrait faire pour relever les fragmens. Dans le second cas, c'est-à-dire, lorsque la fracture est accompagnée de la division des parties molles, s'il y a des fragmens enfoncés, il faut les relever avec une spatule, et ôter ceux qui sont isolés. Lorsqu'une portion de la paroi antérieure du sinus a été enlevée, il coule par l'ouverture une matière semblable à la suppuration du cerveau, et qui peut faire croire que ce viscère a été offensé. On lit dans les Mémoires de l'Académie de Chirurgie (1) un exemple de cette méprise. Un homme avait reçu, au-dessus du sourcil, un coup qui avait ouvert le sinus frontal. La plaie fournit, dès le second pansement, des flocons de matière muqueuse blanchâtre qu'un chirurgien prit pour des portions de la substance du cerveau ; Maréchal, qui fut appelé, reconnut que la plaie n'allait pas au-delà du sinus, et que cette matière blanchâtre n'était que du mucus. La membrane qui tapisse le sinus peut, lorsqu'elle n'est point déchirée, recevoir par la respiration un mouvement qui imite celui de la dure-mère, ce qui peut encore contribuer à faire croire que la plaie intéresse toute l'épaisseur du crâne. Une pareille méprise n'a aucun danger pour le malade ; mais elle est peu honorable pour le chirurgien.

____

(1) T. II in-12., p. 159.

Plusieurs auteurs ont signalé les plaies des sinus frontaux comme rebelles, difficiles à guérir et dégénérant presque toujours en fistules. L'expérience apprend le contraire : simples, elles guérissent aisément ; compliquées par une perte de substance, elles se cicatrisent encore, mais plus lentement ; les bords de la plaie s'affaissent ; la table antérieure de l'os se rapproche de la postérieure et s'identifie avec elle. Lorsque la première de ces tables a éprouvé une grande déperdition de substance, le sinus n'existe presque plus ; ce qui reste de la paroi antérieure étant peu éloigné de la paroi postérieure, s'en rapproche facilement, et il se forme une cicatrice creuse. Cependant chez les individus, dont le sinus très-large a été ouvert avec perte de substance vers sa partie inférieure, la cicatrisation est lente, et même la plaie reste quelquefois fistuleuse. Mais ce n'est pas le passage continuel de l'air, ni l'oblitération de l'ouverture par laquelle les sinus frontaux communiquent avec les fosses nasales qui font dégénérer leurs plaies en fistules, comme quelques auteurs l'ont dit ; ces plaies ne deviennent fistuleuses que lorsque l'ouverture de la table antérieure, trop éloignée de la postérieure, ne peut s'en rapprocher et s'unir à elle. Au reste, la fistule du sinus frontal n'a aucun danger. On tenterait en vain de la guérir ; il faut se borner à la couvrir d'un emplâtre agglunatif.

Inflammation et suppuration de la membrane des Sinus frontaux.

La membrane qui tapisse les sinus frontaux

participe ordinairement à l'inflammation de la
membrane des fosses nasales dans le coryza.
Elle peut aussi s'enflammer isolément et causer
au-dessus de la racine du nez cette sensation
douloureuse, brûlante et gravative qui accompagne souvent le coryza et qui est un de
ses symptômes les plus incommodes. Du reste
cette inflammation n'offre rien de remarquable ; elle cède aux mêmes moyens que le
coryza et disparaît avec lui, à moins qu'elle
ne se trouve accompagnée de l'occlusion congéniale ou accidentelle de l'orifice du sinus.
Dans ce cas, la matière fournie par la membrane enflammée peut s'accumuler dans le sinus,
en distendre les parois et donner lieu à une
maladie beaucoup plus grave, à un abcès.

Ces abcès, infiniment plus rares que ceux
du sinus maxillaire, sont aussi beaucoup plus
dangereux. Quelquefois à la vérité le pus s'é-
chappe par l'ouverture du sinus dans la fosse
nasale, et sa sortie fait cesser les accidens ;
d'autres fois la paroi antérieure du sinus est
poussée en avant, et en la perforant on donne
une issue au liquide ; mais le plus souvent,
au lieu de la paroi antérieure, c'est la postérieure qui cède, parce qu'elle est plus mince
et par conséquent moins résistante ; elle s'a-
mincit, s'use, s'ouvre enfin, et le cerveau,
comprimé d'abord par le gonflement du sinus,
l'est immédiatement par le pus. Dans les cas
de cette espèce, l'abcès du sinus frontal est
presque toujours accompagné de la tuméfaction
de la paupière supérieure correspondante, et
de la paralysie des muscles du côté opposé. L'accumulation et l'épaississement du mucus dans
le sinus pourraient produire une partie de ces

phénomènes; mais je ne sache pas qu'il en existe un seul exemple. Si à l'ensemble des symptômes que nous avons énoncés, était jointe une douleur fixe dans la région du sinus frontal et une pesanteur habituelle, bien qu'on ne fût pas encore très-certain de l'amas d'un liquide dans le sinus, il faudrait tenter la perforation de sa paroi antérieure, ce qui ne peut offrir aucun danger. On opérerait avec plus de certitude si cette paroi elle-même présentait une saillie et que cette saillie eut été précédée des premiers accidens de la maladie; on n'aurait plus aucun doute ni sur la nature de l'affection, ni sur les moyens curatifs, s'il existait une fistule et qu'on pût y introduire un stylet. Il faudrait alors agrandir l'ouverture, faire des injections, agir enfin comme nous l'avons prescrit en traitant des maladies du sinus maxillaire.

Polypes des Sinus frontaux.

Je ne connais d'autre exemple de polypes formés dans les sinus frontaux que celui qui est rapporté par Levret. (1) « En 1725, il mourut à l'hôpital de la Charité à Paris, un garçon âgé d'environ 17 à 18 ans dont la face était démesurément élargie et rendue hideuse par sept tumeurs polypeuses distinctes dans les sinus maxillaires et surciliers, dans la gorge et dans les fosses nasales. Ce jeune homme avait encore une bosse très-considérable à la racine du nez,

____

(1) Obs. sur la Cure radicale de plusieurs Polypes de la matrice, de la gorge et du nez, p. 235 et suiv.

et ses yeux étaient presque entièrement hors
de leurs orbites. » Pour ne parler ici que de ce
qui a rapport aux sinus frontaux, nous dirons
qu'à l'ouverture de la bosse qui était à la partie
inférieure du coronal, sur la racine du nez,
on trouva deux polypes d'un volume considérable, demi-sphériques, aplatis l'un contre
l'autre vers la cloison des sinus qui n'existait
plus, à-peu-près comme le sont deux marrons
d'Inde dans leur enveloppe pulpeuse et herissée.
Chacune de ces tumeurs était implantée vers
l'orifice du sinus, par un pédicule très-étroit.
Leur substance avait la couleur et la consistance d'un morceau de lard rance et uniforme
dans toutes ses parties. La membrane des sinus
était épaissie, et les parois de cette cavité
amincies et d'une ampleur très-considérable.

Dans le cas dont il s'agit, le volume et
le nombre des tumeurs polypeuses les rendaient absolument incurables. Mais on conçoit
que si le polype était borné aux sinus frontaux,
et qu'il fut accompagné de douleurs vives,
de proéminence de la table antérieure du sinus,
on pourrait l'attaquer en emportant avec le
trépan une portion de cette table, après l'avoir
découverte par une incision en T, dont le
trait horizontal correspondrait aux sourcils et
à la racine du nez. Le polype étant mis à
découvert, on l'arracherait avec des pinces
s'il tenait à un pédicule étroit. Si l'étendue de
ses adhérences ne permettait pas de l'arracher,
on le détruirait avec les caustiques ou avec
le cautère actuel. Mais la proximité du cerveau
et le peu d'épaisseur de la table posterieure du
sinus demanderaient la plus grande circonspection dans l'emploi de ces moyens.

6.   12

Corps étrangers dans les Sinus frontaux.

Les corps étrangers qu'on trouve dans les sinus frontaux peuvent venir de l'extérieur ou se former dans ces cavités. Haller (1) parle d'une jeune fille qui fut blessée à la partie inférieure du front par un fuseau dont la pointe resta dans le sinus frontal. Il ne survint d'abord aucun accident et la plaie se ferma ; mais au bout de neuf mois il se manifesta à l'endroit de la blessure, du gonflement, de l'inflammation, un abcès. L'abcès s'ouvrit et le corps étranger sortit. L'ouverture ne tarda pas à se fermer par une cicatrice solide. Une balle peut, après avoir fracturé la paroi antérieure du sinus, s'arrêter et épargner la paroi postérieure. Lorsque l'existence d'un corps étranger dans les sinus frontaux est reconnue, il faut en faire l'extraction, après avoir agrandi l'ouverture qu'il a faite, si cela est nécessaire, avec des ciseaux à lames courtes et fortes, ou avec le couteau lenticulaire. Si l'extraction du corps étranger était impossible autrement que par la destruction de la plus grande partie de la table antérieure du sinus, et que sa présence ne causât aucun accident, il vaudrait mieux l'abandonner que de causer un délâbrement d'où résulterait une difformité très-grande. On lit en plusieurs endroits des Ephémérides des Curieux de la nature, que des morceaux de fer et des balles ont séjourné pendant longues années dans les sinus frontaux sans produire aucun accident, et on ajoute qu'ils en sont sortis ensuite par le nez.

____

(1) *Op. Pathol. obs.* 3.

Parmi les corps étrangers qui peuvent se former et croître dans les sinus frontaux, les vers sont ceux qu'on a observés le plus souvent. On cite un grand nombre d'exemples de personnes qui ont rendu des vers par le nez après avoir éprouvé des accidens qui ne permettaient pas de douter que ces vers ne se fussent développés dans les sinus frontaux(1). Il est probable, suivant Saltzmann, que les œufs auxquels ces vers doivent leur origine entrent avec l'air par les narines. Il pense que c'est particulièrement en respirant l'odeur des fleurs et des fruits que ces œufs déposés sur ces végétaux sont portés jusque dans les sinus. Ce qui peut ajouter quelque poids à cette conjecture, c'est que les femmes qui portent plus habituellement sur elles des fleurs, sont bien plus souvent affectées de cette maladie que les hommes.

La présence des vers dans les sinus frontaux donne lieu à des symptômes fort remarquables, mais qui ressemblent tellement à ceux de quelques autres affections qu'il est toujours impossible de soupçonner et à plus forte raison de reconnaître leur existence, avant que leur sortie par les narines ait levé toute espèce de doute en dissipant les maux qu'ils occasionnent. Voici au reste les phénomènes auxquels ils donnent lieu.

Une douleur toujours très-incommode, souvent très-violente, se fait sentir à la partie an-

____

(1) Ces vers n'étaient point semblables aux vers intestinaux, et la plupart d'entre eux étaient du genre des chenilles. Leur corps paraissait formé d'un grand nombre d'anneaux, et était porté par un grand nombre de petites pattes. Quelques-uns même avaient des antennes, et plusieurs le corps couvert de poils.

térieure de la tête, près de la racine du nez. Elle s'étend quelquefois vers les tempes ou l'occiput. Tantôt c'est un simple fourmillement; dans d'autres momens une souffrance atroce qui amène des défaillances, des vertiges et quelquefois l'obscurcissement subit et passager de la vue. Des malades ont été saisis d'un délire maniaque qui n'a cessé que par l'expulsion des vers. Pozzis et Schneider ont rapporté l'un et l'autre un exemple de cette singulière espèce de manie. On a pensé que le calme et les accès de la douleur devaient dépendre du repos et des mouvemens de l'insecte. Quelquefois la narine est sèche; d'autres fois la sécrétion muqueuse est très-abondante. Quelques malades éprouvent des éternuemens fréquens et un besoin presque continuel de se gratter le nez; quelques uns portent sans cesse le doigt dans les narines; d'autres salivent abondamment; d'autres enfin sont tourmentés par une odeur fétide.

Cette maladie est d'autant plus fâcheuse qu'elle dure tant que les vers sont dans les sinus; l'art n'a d'ailleurs aucun moyen efficace de hâter leur sortie. Les errhins, les sternutatoires sont souvent impuissans; cependant il faut y avoir recours, et y revenir lors même qu'ils ont été infructueux. La térébration des sinus frontaux serait un moyen assuré de les débarasser de ces vers; mais l'incertitude du diagnostic éloignera toujours un chirurgien prudent d'entreprendre cette opération.

On lit dans les Ephémérides des Curieux de la nature, qu'à la suite d'une épistaxis, il sortit des fosses nasales un ver ayant la forme d'une sangsue. Il n'est pas impossible sans doute qu'une sangsue pénètre dans les fosses nasales et y produise une hémorragie ; mais il est si souvent arrivé qu'un caillot alongé a été pris pour une sangsue par des personnes peu attentives, qu'on peut élever quelques doutes sur la réalité du fait rapporté dans les Éphémérides.

Un autre fait fort extraordinaire est celui que raconte Rayoux, médecin de Nismes, dans le tome IX.ᵉ du Journal de Médecine, année 1758 ; le voici : Une femme fut attaquée d'une fièvre ardente, avec un mal de tête violent, qui, malgré les remèdes, faisait des progrès continuels. Vers le quatrième ou cinquième jour, elle fut prise d'éternuement et rendit par le nez de petits vers blancs. A mesure que les vers sortaient, le mal de tête diminuait sensiblement. Enfin, il en sortit soixante et douze dans l'espace de quelques heures, et la malade fut entièrement guérie. Ces vers étaient absolument semblables à ceux qu'on trouve dans les sinus frontaux des moutons, et comme la femme qui est le sujet de cette observation avait bu la veille de son indisposition dans une espèce de petite mare, où peu de momens auparavant un berger avait abreuvé son troupeau, l'auteur de l'observation ne doute point que sa malade n'ait puisé avec l'eau les vers qui produisirent si promptement le trouble de sa santé.

CHAPITRE III.

Des Maladies de la Bouche.

Nous comprenons sous ce titre toutes les maladies des lèvres, des joues, des glandes salivaires, des dents, des gencives, de la langue, du voile du palais, de la luette et des amygdales.

ARTICLE PREMIER.

Maladies des Lèvres.

Ces maladies sont la réunion complète, ou la réunion partielle des lèvres, par vice de conformation, d'où résultent l'imperforation de la bouche, ou l'occlusion partielle de cette ouverture ; le rétrécissement, proprement dit, le bec de lièvre, les plaies, les tumeurs, les ulcères.

Imperforation de la Bouche.

Ce vice de conformation a été observé ; quelques auteurs même en parlent comme d'une chose qui n'est pas très-rare. Mais a-t-on jamais vu l'imperforation complète de la bouche chez des enfans vivans? Je l'ignore. Au reste, si ce cas se présentait, il faudrait, le plus promptement possible, faire une incision horizontale sur le sillon qui marque le lieu où doit être l'ouverture de la bouche. On préviendrait ensuite l'agglutination des lèvres en les tenant écartées et renversées par des compresses, un bandage convenable ; et en appliquant immédiatement sur les surfaces saignantes un linge fin, enduit de cérat. Quand l'adhérence des lèvres n'est que partielle, l'opération est plus facile encore ; il faut introduire un doigt dans la bouche de l'enfant pour connaître la largeur de l'adhérence, diriger le bistouri, et protéger les parties intérieures de la bouche contre l'action de l'instrument. Si les lèvres sont unies aux gencives, il faut couper avec des ciseaux mousses les brides qui forment l'adhérence, ou employer le bistouri si les lèvres sont collées aux gencives par toute leur surface interne. Un autre vice de conformation peut être joint à celui dont nous parlons ; on doit, autant que possible, y rémédier en même temps, et empêcher surtout, avec le plus grand soin, l'agglutination des parties divisées.

Le rétrécissement de la bouche ne doit pas ête confondu avec l'occlusion partielle dont nous venons de parler. Ici les lèvres sont collées, sans que l'espace qu'elles circonscrivent ait rien perdu de son étendue naturelle ; le rétrécissement, au contraire, consiste dans une disposition particulière des lèvres qui ne laissent entre elles qu'un intervalle trop étroit pour les usages auxquels elles sont destinées. La coarctation est quelquefois l'effet d'une constriction spasmodique du muscle orbiculaire ; mais le plus ordinairement elle est produite par une brûlure, ou par une perte de substance après l'extirpation d'une tumeur ou à la suite des abcès critiques, dans les scrophules, la petite vérole, les fièvres ataxiques, etc. Lorsque le rétrécissement de la bouche dépend de la constriction spasmodique du muscle orbiculaire, c'est aux remèdes antispasmodiques qu'il faut recourir pour combattre la maladie. Lorsqu'il est dû, comme on en a quelques exemples, au virus syphilitique, il faut prescrire les mercuriaux à l'intérieur, et les appliquer sur les lèvres mêmes. On remédie au rétrécissement qui résulte d'une brûlure ou de l'ablation d'une tumeur considérable, en fendant transversalement les commissures, et en s'opposant à leur réunion, au moyen de lames d'argent recourbées. Comme les bords de l'incision tendent toujours à se retrécir, il est nécessaire de lui donner beaucoup d'étendue, en évitant toutefois de blesser les artères labiales qui passent auprès des commissures des lèvres.

Du Bec-de-Lièvre.

On appelle bec-de-lièvre la division contre-nature d'une des lèvres.

Cette division est ou congéniale ou accidentelle. Les causes de la première sont aussi inconnues que toutes les causes des autres difformités du même genre. La seconde est ordinairement la suite d'une plaie par instrument tranchant, et quelquefois aussi d'une contusion assez violente pour fendre la lèvre. Dans l'un et l'autre cas, si les bords de la plaie se cicatrisent isolément, et sans se réunir, il en résulte un bec-de-lièvre accidentel.

Les causes qui produisent accidentellement

le bec-de-lièvre, pouvant agir également sur la lèvre supérieure et sur l'inférieure, on conçoit facilement pourquoi les deux lèvres sont exposées, et dans toute leur étendue, à cette espèce de solution de continuité. Mais on ne conçoit pas pourquoi le bec-de-lièvre congénial n'attaque jamais la lèvre inférieure.

Celui-ci occupe donc toujours la lèvre supérieure ; et c'est tantôt la partie moyenne de cette lèvre, et tantôt l'un de ses côtés. Lorsqu'il n'y a qu'une seule division, et qu'elle n'est point sur la ligne médiane, elle correspond à l'aile du nez. Lorsqu'il y en a deux, elles sont séparées par un espace plus ou moins large, ou par un simple mamelon ; le bec-de-lièvre est double alors.

La division qui caractérise la difformité dont nous parlons, peut n'avoir que quelques lignes d'étendue, ou s'élever jusqu'à la base du nez. Les bords de la fente sont arrondis et recouverts par une membrane vermeille, semblable à celle du bord libre des lèvres. L'intervalle qui les sépare a toujours une forme triangulaire ; l'écartement est d'autant plus grand que la division s'étend plus haut ; il n'est point le résultat d'une perte de substance ; il est dû à l'action des muscles qui n'est point contre-balancée : aussi cet écartement devient-il plus grand, et la difformité plus choquante dans toutes les circonstances où les muscles diducteurs se contractent fortement, comme dans l'action de rire, de crier, etc. Quelques chirurgiens trompés par les apparences, et persuadés que cet écartement ne pouvait avoir lieu sans perte de substance, avaient établi en précepte que la difformité était incurable lorsque l'écartement était considérable , et que par conséquent on ne devait point alors entreprendre de la faire disparaître. Mais l'expérience a si clairement prouvé le contraire, qu'il serait superflu de combattre cette doctrine.

Dans le bec-de-lièvre double , les bords externes des deux divisions ont la même conformation que dans le bec-de-lièvre simple. La portion moyenne est tantôt un simple mamelon sphéroïde , et tantôt un prolongement plus volumineux qui descend presque jusqu'au niveau du bord libre de la lèvre.

Le bec-de-lièvre n'est pas toujours une simple affection des lèvres. Quelquefois la division de la lèvre est compliquée de l'écartement des os maxillaires , dans leur portion palatine , de la saillie plus ou moins considérable des dents incisives , et de la partie du bord alvéolaire qui les soutient. Non seulement la portion osseuse de la voûte du palais peut être fendue , mais encore les parties molles et la luette sont quelquefois divisées. Dans l'un et l'autre cas , la cavité des fosses nasales communique avec celle de la bouche. Le mucus découle des premières dans la seconde , les alimens passent en partie dans le nez , et sortent par les narines ; la voix est altérée ; quelquefois même la difficulté d'avaler est portée à un dégré assez considérable pour que les enfans ne puissent pas prendre la nourriture nécessaire à leur accroissement. Le mal est très-rarement porté jusqu'à ce point , et presque jamais ce vice de conformation ne nuit à la nutrition.

La saillie des dents incisives , accompagne fréquemment le bec-de-lièvre : la pression légère, mais continue, exercée par la langue de dedans en dehors, et le défaut de résistance dans l'endroit où les bords de la division sont écartés, en sont probablement la cause. Cette avance osseuse paraît formée par les os inter-maxillaires, dans lesquels se trouvent renfermés les germes de deux ou même des quatre dents incisives. Elle est tantôt fixée à l'un des os maxillaires, tantôt isolée de ces os, et soutenue seulement par la sous-cloison du nez.

Ce que nous venons de dire des symptômes du bec-de-lièvre, s'applique exclusivement au bec-de-lièvre congénial, beaucoup plus fréquent que celui qui est accidentel. Ce dernier diffère de l'autre par plusieurs circonstances. 1.º Les bords de la division peuvent avoir toutes sortes de directions. 2.º La membrane muqueuse qui couvre ses bords ne s'étend pas sur leur face antérieure. 3.º La diastase des os maxillaires n'accompagne jamais le bec-de-lièvre accidentel, et la saillie des dents ne s'y joint guère que quand la maladie date des premiers mois de la vie.

Le bec-de-lièvre n'est presque jamais qu'une simple difformité ; mais cette difformité est trop choquante pour qu'on ne cherche pas à la faire disparaître. Le seul moyen d'y parvenir est de convertir le contour de la division en une surface saignante, dont les bords maintenus dans un contact parfait, puissent se réunir.

Le bec-de-lièvre étant presque toujours congénial, faut-il entreprendre sa guérison aussitôt après la naissance ? faut-il attendre que l'enfant ait acquis l'âge de raison ? Ceux qui ont adopté le premier parti, ont considéré que

la structure des lèvres , dans la plus tendre
enfance , étant presque toute vasculaire , la
cicatrisation est très-prompte et très-facile ; que
le sommeil , à peine interrompu , dans lequel
est plongé l'enfant qui vient de naître , l'absence du rire et des pleurs qu'il ne connaît
point encore , rendent beaucoup moins fréquens
les mouvemens de diduction des lèvres.

Mais des raisons beaucoup plus fortes ont
porté la plupart des praticiens à adopter l'opinion contraire , et à ne faire l'opération du
bec-de-lièvre , qu'à l'époque où les enfans ont
assez de raison pour désirer leur guérison ,
pour comprendre qu'il est de leur avantage de
souffrir quelques instans pour faire cesser leur
laideur , pour sentir combien leurs cris nuiraient à leur guérison , et augmenteraient leurs
douleurs. A cet âge , ils peuvent avaler des
liquides , sans que leurs lèvres fassent des mouvemens ; tandis que l'enfant à la mamelle agite
ses lèvres en tetant. Enfin , j'ai eu plusieurs fois
occasion d'observer que la mollesse excessive
des lèvres , les vagissemens des enfans à la
mamelle , étaient un obstacle à une coaptation
exacte et regulière. Nous concluons qu'on ne
doit pas opérer le bec-de-lièvre chez les enfans
très-jeunes , et qu'il est préférable d'attendre
leur troisième ou leur quatrième année. Je ne
connais que deux circonstances qui puissent
obliger d'agir contre ce précepte : c'est quand
l'écartement des bords de la division s'oppose
à la succion , ou lorsque l'ouverture du palais
est tellement considérable , que la plus grande
partie du lait versé dans la bouche , revient
par les narines. Ici la vie de l'enfant est com-
promise ; il dépérit tous les jours : on ne doit
donc pas craindre d'opérer prematurément.

Il n'est point nécessaire de soumettre l'enfant, auquel on doit faire l'opération de bec-de-lièvre, à un traitement préparatoire. Il suffit qu'il jouisse actuellement d'une bonne santé : aussi faudrait-il la différer de quelques jours, s'il était atteint d'un coryza, d'une angine, d'une coqueluche, s'il regnait quelque fièvre éruptive, parce que la toux, l'éternuement qui accompagnent ces diverses affections, nuiraient à la cicatrisation de la plaie, pourraient rendre l'opération infructueuse, ou le succès moins complet.

Il est quelquefois utile d'appliquer pendant plusieurs jours avant l'opération, des emplâtres agglutinatifs et le bandage unissant, afin d'habituer les parties à l'état de gêne qu'elles doivent éprouver. Il est également à propos de débarrasser la tête de tout ce qui pourrait, en excitant de la démangeaison, porter le petit malade à se gratter et à déranger le bandage qui concourt à maintenir les bords de la division.

L'opération présente des différences, suivant que le bec-de-lièvre est simple, ou qu'il est compliqué, qu'il est unique ou qu'il est double.

Quand le bec-de-lièvre est compliqué de la saillie d'une, de plusieurs dents ou du bord alvéolaire, il faut faire disparaître cette complication, et ramener le bec-de-lièvre à l'état de simplicité avant d'en venir à l'opération. L'écartement des os du palais ne constitue point une complication sous le rapport du traitement ; il n'exige aucune modification dans le procédé opératoire, et disparaît peu-à-peu lorsque la division de la lèvre n'existe plus.

Lors donc qu'une ou plusieurs dents saillent

en avant, et s'opposent au rapprochement des bords de la division, il faut essayer de les repousser en arrière, et de les y maintenir au moyen d'un fil métallique qui prend appui sur les dents voisines. Si l'ossification des alvéoles est trop avancée pour permettre ce changement de direction, il faut extraire les dents proéminentes. Quant une portion du bord alvéolaire, ou les os inter-maxillaires forment une avance qui s'oppose au rapprochement des bords de la division, on est quelquefois obligé de les enlever avec des ténailles incisives ou avec une scie, après les avoir isolés des parties molles qui y adhèrent. Mais si l'on peut, par une longue pression, faire disparaître peu-à-peu cette saillie, ce moyen est préférable au premier, non seulement parce qu'il conserve une ou plusieurs dents, que l'opération est moins compliquée et moins douloureuse, mais encore parce qu'il donne une guérison sans difformité ; au lieu que l'ablation des os inter-maxillaires est toujours suivie d'une diminution sensible dans l'étendue de la machoire supérieure, qui cesse par-là d'être en rapport exact avec l'inférieure.

Le bec-de-lièvre étant débarrassé de toute complication, rien ne s'oppose plus à ce qu'on procède à l'opération proprement dite.

Cette opération consiste à exciter un suintement sur les bords de la division, ou bien à les rendre saignans, et à les maintenir en contact. On remplit la première indication en excoriant leur partie rouge et un peu de la peau, ou en en faisant la résection.

Pour excorier les bords de la division, on a conseillé de les couvrir d'un emplâtre vésicatoire pendant douze heures, ou de les toucher avec un pinceau trempé dans une solution de pierre à cautère, ou dans l'acide sulfurique. Ce procédé a plusieurs inconvéniens : l'excoriation ne changeant point la forme arrondie des bords de la division, quand on les met en contact, ils ne se touchent que par un point, ensorte que s'ils s'agglutinent dans cet état, il reste entre eux, antérieurement et postérieurement, une espèce de gouttière qui est un objet de difformité ; l'adhésion des parties qui suppurent, étant beaucoup plus difficile et plus lente que celle des parties saignantes, si l'on emploie les emplâtres agglutinatifs et le bandage pour maintenir en contact les bords excoriés, les muscles se dérobant à l'action de ces moyens, leur rétraction écartera ces bords surtout dans leur partie inférieure ; cette partie perdra bientôt les conditions nécessaires à la réunion, en se couvrant d'une cicatrice, et la guérison du bec-de-lièvre sera incomplète, ou, ce qui revient au même, il restera une échancrure au bord libre de la lèvre. Si pour prévenir cet inconvénient, on a recours à la suture, les aiguilles ou les fils auront coupé les parties qu'ils embrassent, bien long-temps avant la réunion des bords de la division. Ces inconvéniens ont éloigné les praticiens de l'emploi de ce procédé, et malgré les éloges que Louis lui a prodigués, il est tombé en désuétude. On ne doit y avoir recours que lorsque le bec-de-lièvre est simple, et que le malade a une répugnance insurmontable pour l'instrument tranchant.

La résection n'a aucun de ces inconvéniens, et convient dans tous les cas. On peut la faire avec les ciseaux ou avec le bistouri. Les ciseaux

sont plus commodes pour le chirurgien qui n'a
pas une grande habitude de se servir du bistouri
dans cette opération ; mais ils ont des dé-
savantages sur celui-ci. Quelque bien cons-
truits qu'ils soient, les ciseaux ne coupent qu'en
pressant et en mâchant pour ainsi dire ; leur
action est par conséquent plus douloureuse que
celle du bistouri ; le froissement et la meurtris-
sure qui résultent de l'action de ces lames croi-
sées sur les parties qu'on entame, peuvent,
lorsqu'ils sont considérables, apporter quelque obstacle à la consolidation des lèvres de la
plaie. La section faite avec les ciseaux, n'est jamais exactement perpendiculaire aux surfaces
de la lèvre ; elle se compose de deux plans dont
l'un est oblique de dehors en dedans, et de devant en arrière ; et l'autre de dedans en dehors,
et de derrière en devant, et qui se réunissent
à angle très-obtus, au milieu de l'épaisseur de
la lèvre. Il résulte de là que quelque attention
qu'on apporte dans la réunion des bords de la
division, il reste entre eux antérieurement
un léger écartement qui rend la cicatrice plus
large et plus apparente.

La section faite avec un bistouri est moins
douloureuse, plus nette, plus régulière, et perpendiculaire dans toute son étendue à la surface de la lèvre. Elle est par conséquent plus
favorable à la coaptation des bords de la division, à leur agglutination, et la cicatrice qui
résulte de cette agglutination est purement linéaire et à peine visible.

Au reste, soit qu'on se serve du bistouri ou
qu'on emploie les ciseaux, pour bien faire la résection des bords du bec-de-lièvre, on doit ré-
trancher toute la partie de ce bord qui est arron-

die et rouge, et anticiper même d'une demi-ligne sur la peau. Il faut emporter aussi la partie arrondie, en forme de bourrelet vermeil, qui se trouve inférieurement de chaque côté de la fente; sans cela la réunion serait inégale en bas, et il resterait une difformité. Lorsque les bords de la division ont la même longueur, on doit en retrancher également de l'un et de l'autre; mais si leur longueur est inégale, il faut que la portion qu'on enlève du bord le plus court, soit plus large à sa base que celle de l'autre bord. Le point essentiel est que les deux incisions se réunissent à angle aigu, au-delà de la fente, et qu'elles s'étendent jusqu'à la narine si la fente se perd dans le nez. Nous dirons plus bas la manière de faire la résection avec le bistouri et avec les ciseaux.

La seconde indication que présente le traitement du bec-de-lièvre, consiste à mettre les bords de la division dans un contact mutuel, et à les maintenir dans cet état pendant tout le temps que la nature emploie à leur agglutination. Pour remplir cette indication, on s'est servi des emplâtres agglutinatifs, des bandages unissans et de la suture.

Les emplâtres agglutinatifs peuvent être fort utiles pour la réunion des plaies superficielles des lèvres; mais dans le bec-de-lièvre où toute l'épaisseur de ces parties se trouve divisée, ils deviennent tout-à-fait insuffisans. Il est facile de voir en effet que de simples bandelettes agglutinatives ne pourraient pas résister à l'action continuelle des muscles; ne maintenant le contact des parties qu'en devant, il n'est pas douteux qu'il ne se formât en arrière un écartement qui rendrait la réunion moins exacte: d'ail-

leurs, comme la rétraction musculaire qui produit l'écartement des bords de la division,
agit beaucoup plus fortement sur leur partie
inférieure que sur le reste de leur étendue,
il en résulte que cette partie se déroberait à l'action des emplâtres, et qu'il resterait au milieu de
la lèvre une échancrure difforme, qu'on ne pourrait faire disparaître que par une seconde opération. Enfin, les dents incisives étant le point
d'appui des bandelettes, on sent que l'absence
ou la saillie d'une de ces dents ferait proémi-
ner ou rentrer en arrière un des bords de la
division, et s'opposerait par conséquent à la
régularité de la cicatrice : l'action de boire suffirait pour déranger des parties maintenues
aussi faiblement.

On a proposé un grand nombre de bandages
et d'appareils, plus ou moins ingénieux, pour
réunir les bords du bec-de-lièvre ; mais les
meilleurs sont encore insuffisans pour remplir
le but auquel on les a destinés. Si dans le traitement du bec-de-lièvre, il ne s'agissait que
de vaincre l'action musculaire qui tend à
écarter les bords de la division, peut-être
en viendrait-on à bout en comprimant les joues
de derrière en devant, et en rapprochant l'un
de l'autre les bords de la division avec le bandage unissant. Mais le chirurgien a encore un
autre but non moins important ; c'est celui de
maintenir les parties de telle manière, qu'après
la réunion il ne reste qu'une simple cicatrice
linéaire, presqu'entièrement exempte de difformité. Avec quelque soin qu'on ait appliqué
le bandage, peut-on se flatter de conserver
les lèvres de la plaie dans un niveau parfait,
au milieu des efforts répétés de contraction

qu'exerçent les muscles des lèvres, lors même que la personne operée est le plus en garde sur elle-même, et porte toute son attention à ne point déranger l'appareil. En supposant même le bandage le mieux fait et le plus méthodiquement appliqué, est-on sûr qu'il ne se relâchera dans aucune de ses parties, et qu'il fixera d'une manière constante l'extrême mobilité des lèvres? Le chirurgien le plus habile ne peut compter sur un aussi heureux succès : comment l'espérer quand l'appareil sera dirigé par des mains peu exercées? comment compter sur la patience et la docilité du malade, surtout si ce malade est un enfant? Ces réflexions doivent rendre suspects les succès que quelques auteurs prétendent avoir obtenus du seul bandage. Louis, un des plus ardens fauteurs de cette méthode, joignait presque toujours à l'emploi du bandage unissant, un point de suture sur la partie inférieure de la division. Au reste, il ne suffit pas d'une guérison du bec-de-lièvre telle quelle; il faut qu'elle soit exempte de difformité; or, la suture secondée par le bandage unissant conduit à ce but autant qu'il soit possible.

Toute espèce de suture ne convient pas ici; plusieurs fils passés dans les bords de la division ne les maintiendaient pas assez solidement. Ce n'est que par des aiguilles enfoncées dans l'épaisseur de la lèvre et d'un bord à l'autre de la division qu'on peut espérer d'agir avec succès.

Le choix des aiguilles a été l'objet de grandes discussions. Les uns voulaient des aiguilles flexibles, d'autres des aiguilles roides; les uns préféraient des aiguilles cylindriques, les au-

tres des aiguilles aplaties. Ceux - ci deman-
daient qu'elles fussent d'or ou d'argent, ceux-
là de cuivre ou d'acier. Nous pensons que des
aiguilles d'or cylindriques, dont la pointe est
terminée en fer de lance, sont celles qui méritent la préférence. Ce n'est pas que nous ne nous
soyons servi souvent d'aiguilles de fer; mais
elles ont l'inconvénient de se rouiller, ce qui
rend leur extraction difficile et douloureuse;
nous avons aussi employé quelquefois de simples épingles d'Allemagne, dont nous avions
soin d'aiguiser la pointe.

Passons à l'opération. L'appareil nécessaire
pour opérer le bec-de-lièvre se compose d'un
bistouri fort et très-aigu, de ciseaux à lames
courtes, fermes, évidées et bien tranchantes;
d'une plaque de bois ou de carton d'une ligne
d'épaisseur, large de douze à quinze lignes,
longue de trois pouces, et arrondie à une de
ses extrémités; de trois aiguilles droites, d'or
ou d'acier, et à leur défaut, de trois épingles
d'Allemagne; d'un fil ciré, simple, long d'un
pied; d'un autre fil de quatre pieds de longueur, composé de quatre brins réunis et cirés
ensemble; de petites compresses épaisses et
étroites pour placer sous les extrémités des
aiguilles; d'une bande roulée, large de trois
travers de doigt, longue de deux aunes, destinée à fixer le bonnet du malade par des circulaires autour de la tête; d'un morceau de
linge large de trois travers de doigt et assez
long pour que la partie moyenne étant placée
sur le sommet de la tête, ses extrémités qui
descendent sur les joues et qui se trouvent en-
gagées sous le bandage unissant, qu'il est
destiné à soutenir, étant relevées quand ce

bandage est appliqué , puissent se croiser sur le sommet de la tête ; de deux compresses assez épaisses pour que, étant placées sur les joues, le bandage unissant qui doit passer dessus ne comprime point les extrémités des aiguilles ; d'une bande d'une largeur égale à celle de la lèvre , de trois ou quatre aunes de long , et qui sera roulée à deux chefs : enfin d'une fronde ou mentonnière.

Le malade sera placé sur une chaise, au grand jour. Si c'est un enfant , une personne vigoureuse le tiendra assis sur ses genoux. On fixera le bonnet du malade avec quelques circulaires de bande. La tête sera appuyée contre la poitrine d'un aide qui rapprochera les commissures des lèvres avec les deux mains posées sur les joues. L'opérateur, assis ou debout , suivant la hauteur à laquelle se trouve la tête du malade, éloigne la lèvre des gencives, les sépare les unes de l'autre , en coupant en haut avec un bistouri la membrane de la bouche. Si pour faire la résection il se sert d'un bistouri , il portera la plaque de bois ou de carton derrière le côté droit de la lèvre jusqu'au-dessus de l'angle de la fente ; il placera le doigt indicateur, et celui du milieu derrière la plaque , et avec le pouce appuyé sur le côté droit de la division , il fixera la lèvre sur la plaque ; tenant le bistouri comme pour couper de dehors en dedans , il en enfoncera la pointe jusqu'à la plaque, un peu au-dessus de l'angle de la fente , et le couchant ensuite sur la face antérieure de la lèvre , il appliquera le tranchant sur l'endroit où la section doit être faite et incisera d'un seul trait en tirant l'instrument à soi. Si la membrane interne de la lèvre n'est pas coupée entièrement par ce premier coup de bistouri, un second coup achèvera de la diviser. Nous préférons cette manière de se servir du bistouri à toute autre. On veut qu'après avoir enfoncé la pointe de l'instrument jusqu'à la plaque, on en conduise le tranchant dans un angle de quarante-cinq degrés; mais en agissant ainsi, la lèvre peut fuir devant le bistouri, et la section avoir une direction courbe au lieu d'être parfaitement droite. En donnant au bistouri la direction que nous conseillons, toute la portion de la lèvre qui doit être enlevée est circonscrite et maintenue par le tranchant même de l'instrument; elle a la même largeur par-tout. Lorsque la resection du bord droit de la fente est faite, le chirurgien porte la plaque derrière le côté gauche de la lèvre qu'il fixe avec l'ongle du pouce placé sur la partie inférieure du bord de la fente, pendant qu'un aide presse la lèvre sur la plaque en appuyant le pouce sur le côté gauche de la fente; il retranche le bord gauche de la fente comme il a fait le bord droit.

Si l'on emploie les ciseaux pour faire la résection, on les tient de la main droite pour l'excision du bord droit de la fente, et de la gauche pour exciser le bord gauche; mais comme les ciseaux sont, de tous les instrumens de chirurgie, celui dont on se sert le moins bien en les tenant de la main gauche, les chirurgiens qui ne sont pas parfaitement ambidextres pourront se servir de la main droite pour l'excision de l'un et l'autre bords de la fente, en procédant de la manière suivante : on saisit le côté droit de la lèvre avec le pouce et l'indicateur de la main gauche, placés au côté droit de la fente; puis on retranche ce

côté en le serrant dans toute sa longueur entre
les lames placées l'une en devant et l'autre en
arrière, en ayant soin d'étendre l'incision jusqu'à deux ou trois lignes au-dessus de l'angle
de la fente. On saisit ensuite la partie inférieure
du bord gauche, on la tire en bas avec les extremités du pouce et de l'indicateur, pendant
qu'un aide fixe la partie gauche de la lèvre avec
le pouce et l'indicateur placés à quelque distance de la commissure, et on excise d'un seul
coup le bord gauche de la fente. Cette seconde
incision doit s'étendre jusqu'à l'extrémité supérieure de la première, avec laquelle elle forme
un angle aigu. Si les deux portions retranchées
tiennent encore supérieurement, on peut achever de les couper avec le bistouri. Si le sang
jaillit de l'artère coronaire coupée dans la première incision, avec assez de force pour gêner
le chirurgien, un aide en suspendra le cours en
comprimant l'artère labiale contre le côté de la
mâchoire, ou mieux encore en pressant la
lèvre entre le pouce et le doigt indicateur ; la
coaptation des bords de la division suffira ensuite pour arrêter l'hémorragie.

Lorsque la résection est faite, on doit réunir
les bords de la division. La suture, et sur-tout
la suture entortillée est, comme nous l'avons
dit, le seul moyen d'obtenir une réunion
exacte, et de procurer une guérison exempte
de difformité. Voici la manière de la pratiquer :
on saisit la partie inférieure du bord gauche de
la division avec le pouce et le doigt indicateur
de la main gauche, comme pour l'incision ; de
la main droite on prend une aiguille dont la
pointe a été graissée avec du suif ; on la tient
entre le pouce et le doigt du milieu, l'indica-

teur étant appuyé sur l'extrémité de l'aiguille
opposée à la pointe ; on l'enfonce dans la lèvre,
à une demi-ligne au-dessus de l'endroit où la
membrane interne de cette partie se continue
avec la peau, et à deux lignes environ de la plaie,
en la dirigeant un peu obliquement de dehors
en dedans , de bas en haut et de devant en arrière. Aussitôt que la pointe de l'aiguille paraît
sur la surface de la plaie , le chirurgien rapproche le côté droit de la division de l'autre,
le perce un peu obliquement de dedans en dehors , de derrière en devant et de haut en bas ,
et le fait sortir sur un point correspondant à
celui par lequel elle est entrée. Il faut que l'aiguille passe derrière les trois-quarts antérieurs
de l'épaisseur de la lèvre. Si l'on perçait toute
l'épaisseur des lèvres, la portion de ces mêmes
lèvres comprise dans la suture serait poussée en
avant , se tuméfierait ; l'extérieur de la plaie
étant mal réuni , la cicatrice serait fort large ,
élevée et difforme. On est cependant obligé
de traverser toute l'épaisseur des lèvres lorsqu'elles sont très-minces , parce que autrement
les parties comprises entre l'entrée et la sortie
de l'aiguille pourraient se déchirer. En dirigeant l'aiguille un peu obliquement de bas en
haut dans la lèvre gauche du bec-de-lièvre , et
de haut en bas dans la lèvre droite, on a pour
but de rendre saillante la partie des lèvres qui
se trouve au-dessous de l'aiguille , et par conséquent d'imiter , en quelque sorte , l'espèce
de bouton qui existe naturellement sur le milieu du bord libre de la lèvre supérieure , ou
au moins pour éviter qu'il n'y ait à la place une
légère échancrure. On place l'aiguille inférieure
la première pour n'être pas exposé à ce que les

deux parties du bord libre de la lèvre ne soiei t pas parfaitement de niveau. Lorsque cette aiguille est placée et qu'elle dépasse également la surface de la peau de l'un et de l'autre côté , on glisse au-dessus de sa partie moyenne une anse de fil simple , dont les extrémités , conduites en bas et passant entre la lèvre et l'aiguille , sont tenues par un aide qui les tire , tient les bords de la plaie rapprochés , et les met dans un état de tension favorable à l'introduction des autres aiguilles. Si deux aiguilles suffisent , on placera la seconde à une distance convenable de la première et de l'angle supérieur de la plaie. Si la largeur de la lèvre , et sur-tout la communication de la fente dans la narine rendent trois aiguilles nécessaires , on passera la troisième entre la seconde et l'angle de la division , dans l'endroit qui paraîtra le plus favorable à la réunion exacte de celle-ci. L'entrée et la sortie de ces aiguilles se trouveront à deux lignes des bords de la fente. On les fera pénétrer dans l'épaisseur des lèvres à la même profondeur que l'aiguille inférieure ; mais on aura soin de les diriger horizontalement afin qu'elles soient parallèles avec l'inférieure , et entre elles.

Toutes les aiguilles étant introduites , on pose le milieu du fil à plusieurs brins au-dessus de l'aiguille inférieure , sur laquelle on l'entortille en le croisant , de manière à former des 8 de chiffre. Lorsqu'on a fait sur cette aiguille un nombre de tours suffisant , on croise les deux bouts du fil au-dessus d'elle en manière d'x , et on les conduit à la seconde aiguille , sur laquelle on l'entortille en formant des 8 de chiffre ; s'il y a une troisième aiguille , on y conduit les bouts du fil et on les enlace de la

même manière. On ne peut pas déterminer au
juste le nombre de tours qui doit être fait sur
chaque aiguille , et des croisés qui vont d'une
aiguille à l'autre ; mais il doit être tel, que ces
anses de fil placées les unes à côté des autres
recouvrent la plaie dans toute sa longueur. On
ne doit serrer les fils qu'autant qu'il est nécessaire pour mettre les bords de la plaie en contact immédiat : une constriction trop forte
pourrait donner lieu à des accidens , que les
détracteurs de la suture entortillée n'ont pas
manqué de mettre sur le compte de la suture
même , tandis qu'ils n'étaient que le résultat
de sa mal-adroite application.

Lorsque la suture est faite, on coupe près de
la peau l'anse de fil qui a été placée sur l'aiguille inférieure ; on remplit avec de petites
compresses l'intervalle compris entre les extrémités des aiguilles et la lèvre, et on passe à
l'application du bandage. On pose sur le sommet de la tête le milieu d'une bandelette, dont
les extrémités descendent le long des tempes sur
les joues. On applique sur celles-ci des compresses épaisses, que l'aide, qui est placé derrière le
malade , soutient et pousse en devant. On pose
sur le front, et on fixe avec une épingle le milieu
de la bande roulée à deux chefs ; on conduit
les globes en arrière , en passant au-dessus des
oreilles ; on les croise sur l'occiput en les changeant de main, et on fixe le croisé avec une
épingle ; ramenés en devant, au-dessus des oreilles et sur les compresses des joues, les globes
sont confiés à des aides, et l'on pratique à l'un
des chefs, dans l'endroit qui doit correspondre
à la suture, une fente longitudinale dans laquelle on engage l'autre chef ; on tire les globes

de derrière en devant en sens contraire, et lorsqu'on juge que la traction est assez forte, on couche les deux chefs sur la lèvre, on les fait passer sur les joues et au-dessous des oreilles pour les conduire à l'occiput, où on les croise en les faisant passer d'une main dans l'autre ; delà on les ramène sur le front, ensuite à l'occiput, puis sur les joues. On fait encore une fente à l'un des chefs, et après y avoir engagé l'autre chef, on les tire en sens contraire, on les conduit à l'occiput, et l'on termine le bandage par des circulaires autour de la tête. On relève les chefs de la bandelette placée en travers, sous le bandage, et on les arrête sur le sommet de la tête avec une épingle. Pour borner les mouvemens de la mâchoire, une fronde doit être appliquée ensuite sous le menton ; et pour donner plus de solidité au bandage, chaque croisé doit être arrêté avec une épingle.

L'opération est achevée : il faut placer le malade dans son lit, lui prescrire le repos, et une nourriture légère qui n'ait pas besoin d'être mâchée. On doit éloigner de lui tout ce qui pourrait exciter l'éternuement, la toux, le rire et les pleurs. Quoique l'hémorragie soit très-rare après l'opération du bec-de-lièvre, et qu'on ne connaisse qu'un seul exemple où cet accident ait été funeste, néanmoins on doit examiner avec attention si le sang ne coule pas, sur-tout chez les enfans qui pourraient exciter sa sortie par la succion et l'avaler, comme dans le cas rapporté par Louis. On doit prendre garde encore que les enfans ne dérangent l'appareil avec leurs mains ; et si on ne veille pas autour d'eux pendant la nuit, on doit les leur attacher. Le lendemain de l'opération, le malade peut se lever, si c'est un adolescent ou un adulte; si c'est un enfant, sa mère ou la femme qui en prend soin, le tient dans ses bras et le promène pour le distraire et l'empêcher de pleurer. S'il ne survient aucun accident, et si l'appareil ne se dérange point, on n'enlèvera le bandage qu'au bout de soixante-douze heures; on retirera l'aiguille supérieure, ou les deux aiguilles d'en haut si on en a mis trois, sans ôter le fil qui est entortillé dessus. Pour cela, après avoir enduit de cérat l'extrémité de l'aiguille qui doit parcourir le trajet de la plaie, on la saisit par l'autre bout, et on la retire en lui faisant exécuter un mouvement de rotation pour la détacher des fils auxquels elle est ordinairement collée. En même temps on soutient la lèvre avec le pouce et le doigt indicateur de l'autre main, appliqués sur les côtés de la cicatrice, en ayant l'attention d'appuyer plus particulièrement sur le côté par lequel l'aiguille doit sortir. Quand les fils abandonnent d'eux-mêmes la lèvre, on les enlève en les coupant près de l'aiguille inférieure; dans le cas contraire, on les laisse en place pour ne point tirailler la cicatrice. On appliquera le bandage comme le premier jour. Le lendemain, ou le surlendemain, on ôtera l'aiguille d'en bas. Un plus long séjour des aiguilles aurait l'inconvénient d'aggrandir les ouvertures qu'elles ont faites, et de rendre la cicatrice plus large et plus apparente. Après avoir débarrassé la lèvre de toutes ces aiguilles, on se servira des emplâtres agglutinatifs et du bandage unissant pendant dix ou douze jours, pour protéger la cicatrice encore tendre contre l'action dés muscles ; et si la voûte palatine est fendue, on continuera l'application du bandage beaucoup plus long-temps encore pour favoriser le rapprochement des bords de la fente. Cette fente disparaît d'autant plus vîte, que le sujet est plus jeune : chez les adultes, elle ne s'efface jamais entièrement ; et lorsqu'elle a beaucoup de largeur, on est obligé d'employer un obturateur pour rendre la prononciation plus nette et la déglutition plus facile. La compression exercée par le bandage, donne lieu à un gonflement œdémateux des paupières, qui se dissipe dès que l'appareil est ôté ; sinon on a recours aux fomentations résolutives.

Quand le bec-de-lièvre est double, l'opération diffère nécessairement de celle que nous venons de décrire. Si le lobe placé au haut de la fente est court et étroit, il faut l'emporter et faire la résection comme ci-dessus; mais s'il est large, long et assez extensible pour être ramené au niveau du bord libre des lèvres, on retranchera successivement ses côtés et ceux de la fente, et on les traversera avec les aiguilles. Cette manière d'opérer est préférable à celle que quelques auteurs ont conseillée, et qui consiste à faire l'opération en deux temps, c'est-à-dire, à faire la résection d'un des bords du lobule, et de celui de la fente qui lui correspond, à les réunir et à attendre leur consolidation avant d'opérer l'autre côté. Sans parler de la longueur du traitement et de l'inconvénient de faire deux opérations au lieu d'une seule, qui n'est pas beaucoup plus douloureuse que chacune des deux autres, il arrive fréquemment qu'on n'obtient pas une cicatrice aussi régulière qu'en opérant en un seul temps. Enfin, lorsque le lambeau qui sépare en deux la fente de la lèvre, a beaucoup moins de longueur qu'elle, et qu'il est peu extensible, on ne doit pas l'enlever pour cela, s'il est d'ailleurs large, épais et de la même nature que la lèvre. Dans ce cas, après avoir fait la résection des deux bords de la fente, on excise toute la portion vermeille et arrondie des bords du lambeau, ensuite on procède à la réunion avec deux ou trois aiguilles dont la supérieure ou les deux supérieures, lorsque trois aiguilles sont nécessaires, traversent le lambeau qui se trouve ainsi réuni par ses côtés avec ceux de la fente. De cette manière on a une plaie simple près du bord libre de la lèvre, et bifurquée vers le bord adhérent. La cicatrice qui succède à cette plaie présente la forme d'un Y. Du reste, après l'opération du bec-de-lièvre double, le pansement et le traitement sont les mêmes qu'après le bec-de-lièvre simple.

— Le bord libre de la lèvre supérieure présente quelquefois à sa partie moyenne une échancrure qui rend la lèvre plus étroite dans cet endroit que dans le reste de son étendue. Lorsque cette échancrure est assez large pour devenir un objet de difformité, on peut y remédier en emportant par une double incision en forme de A toute la partie échancrée et amincie, et en réunissant les parties dont on aura enlevé une portion.

— La lèvre supérieure est sujette à un autre vice de conformation qui tient à l'étendue trop considérable de sa membrane interne. Cette membrane forme alors un bourrelet plus ou moins grand et qui sur-tout est très-remarquable et désagréable dans le rire. On peut remédier à cette difformité en emportant une portion de cette membrane. J'ai pratiqué cette opération sur un jeune homme avec le plus grand succès.

Plaies des Lèvres.

Les simples piqûres des lèvres ne méritent point un examen particulier. Les plaies que font les instrumens tranchans varient par leur profondeur et par leur direction. Les plaies superficielles , bornées aux tégumens , peuvent être aisément réunies avec les emplâtres agglutinatifs , et se cicatrisent promptement , quelles que soient leur longueur et leur direction. Les plaies profondes qui comprennent une grande partie des fibres du muscle orbiculaire, sans diviser la lèvre dans toute son épaisseur, sont faciles à réunir lorsque leur direction est parallèle à celle des fibres musculaires. Leur réunion est beaucoup plus difficile et exige le concours des emplâtres agglutinatifs et du bandage unissant , lorsque ces fibres sont coupées en travers. Les plaies qui ont cette dernière direction , et qui divisent toute l'épaisseur de la lèvre , ont besoin pour être réunies exactement , d'un ou de plusieurs points de suture simple , sur-tout quand leur forme est irrégulière ou qu'elles sont situées à l'une des commissures. En pratiquant la suture dans ce cas, on a bien moins en vue de résister à la rétraction des muscles que de conserver les lèvres de la plaie dans un niveau parfait et de procurer une simple cicatrice linéaire et très-peu difforme.

Les plaies contuses des lèvres doivent être réunies immédiatement lorsque la contusion est médiocre ; mais lorsqu'elle est violente, il faut attendre pour faire la coaptation, que les lèvres de la plaie soient dégorgées et couvertes de bourgeons charnus ; et comme alors la consolidation en est beaucoup plus lente que dans les plaies saignantes, la suture ne convient point, parce que le long séjour des fils donnerait lieu à la section des parties qu'ils embrassent avant la cicatrisation de la plaie. On doit se servir ici des emplâtres agglutinatifs et du bandage unissant. Lorsqu'une partie de la lèvre est désorganisée par l'attrition, il faut l'emporter en la comprenant entre deux incisions qui se joignent en angle aigu, et réunir ensuite comme dans le bec-de-lièvre, ou après l'extirpation des tumeurs cancéreuses dont nous allons parler. La cicatrisation sera plus prompte, et la cicatrice moins difforme.

Il est rare que les plaies des lèvres soient accompagnées d'hémorragie, ou si elle a lieu, qu'elle ne soit pas arrêtée par la réunion de la plaie, et qu'on soit obligé de la faire cesser par la compression ou par la ligature. Cependant si l'artère labiale était ouverte près de la commissure des lèvres, dans une plaie de quelques lignes de longueur, et qui ne pénétrerait point jusques dans la bouche, on serait obligé de recourir à la compression pour arrêter l'hémorragie. Dans un cas pareil, j'ai employé avec succès pour exercer la compression, une lame de plomb recourbée, dont une extrémité était appliquée sur l'intérieur de la joue, et l'autre sur son extérieur.

Tumeurs des Lèvres.

Tumeurs inflammatoires. — Le peu de tissu

cellulaire qui entre dans la composition des lèvres, et le défaut de graisse, y rendent les tumeurs inflammatoires très-rares. J'ai vu cependant quelquefois des anthrax simples attaquer
les lèvres, et particulièrement la supérieure.
Ces anthrax doivent être traités comme ceux
qui se forment dans toute autre partie du corps;
c'est-à-dire, par les topiques émolliens et relâchans qui favorisent la suppuration au moyen
de laquelle l'espèce d'escarre ou de gros bour-
billon, formée dans le centre de la tumeur, est
détachée.

Tumeurs fongueuses. —Les lèvres sont quelquefois le siège de tumeurs variqueuses ou fongueuses sanguines dont les enfans apportent le
germe en naissant. Ces tumeurs, à peine visi-
bles à l'époque de la naissance, se présentent
alors sous la forme d'une tache rouge et sans
relief. Ce n'est souvent qu'après un temps assez
long, qu'on commence à les remarquer. Il est
rare qu'elles parviennent à un volume considérable. Elles occupent plus fréquemment la
lèvre supérieure que l'inférieure. Tantôt c'est
sur le bord libre de la lèvre, et tantôt vers le
bord adhérent, qu'elles sont situées. Bornées
quelquefois à une partie de l'épaisseur des lèvres, elles s'étendent d'autres fois depuis la
peau qui les recouvre en dehors jusqu'à la membrane muqueuse qui les couvre en arrière. On
ne peut guérir ces tumeurs qu'en les emportant
en totalité avec l'instrument tranchant. Nous
avons rapporté (tom. II, chap. I.er, art. 8),
l'observation d'un enfant qui portait une tumeur de cette espèce à la lèvre supérieure, et
qui fut guéri par une longue compression sur
cet endroit. Mais ce succès est trop extraor-

dinaire pour qu'on en puisse espérer dans tous les cas un semblable, et l'on ne doit avoir recours à la compression que lorsque la tumeur est située de manière à ne pouvoir être emportée. Toutes les fois que l'extirpation est praticable, il ne faut pas hésiter d'y recourir. Nous mêmes nous l'eussions employée dans le cas dont il s'agit, si le siège de la tumeur qui occupait une partie de la sous-cloison du nez ne s'y fût opposé et n'eût laissé d'autre ressource que la compression. Dans toute autre circonstance, il faut recourir le plus tôt possible à l'opération, parce que le mal peut faire des progrès continuels et quelquefois assez rapides pour que, au bout d'un temps très-court, il ne soit plus possible de l'enlever, et qu'il faille ou renoncer aux avantages d'une opération imprudemment différée, ou tout au moins en pratiquer une plus grave et qui présente moins de chances de succès.

Ainsi, dès qu'on a reconnu l'existence d'une tumeur de cette espèce, on doit, si rien ne s'y oppose, recourir sans tarder à l'opération. Lorsque la maladie attaque toute l'épaisseur de la lèvre, et qu'elle occupe son bord libre, on l'enlève en la comprenant entre deux incisions obliques qui se réunissent à angle aigu et dont on rapproche les bords, comme dans le bec de lièvre. J'ai pratiqué deux fois cette opération avec le plus grand succès. Lorsque la tumeur n'affecte qu'une partie de l'épaisseur des lèvres, on la circonscrit par une incision circulaire ou elliptique et on l'enlève en totalité, en la disséquant à sa base. On traite la plaie qui résulte de cette opération, comme une plaie simple, avec perte de substance. Si après l'opération, on s'apercevait qu'il fut resté quelque portion de la tumeur, on la détruirait promptement avec un caustique ; car ici sur-tout, le succès dépend de la destruction complète de la partie affectée : une ablation partielle est toujours insuffisante et peut être dangereuse.

Tumeurs cancéreuses. — Les tumeurs cancéreuses et les ulcères chancreux affectent souvent les lèvres. La lèvre inférieure y est plus sujette que la supérieure, et les hommes en sont plus souvent attaqués que les femmes.

Le cancer des lèvres s'annonce par un bouton ou par une verrue qui paraît d'abord n'offrir aucun mauvais caractère et qui conserve quelquefois pendant fort long-temps cette apparence de bénignité. Dans quelques cas c'est par une légère desquammation de la peau que commence la maladie. La personne qui éprouve ces premiers symptômes, porte fréquemment les doigts sur la petite tumeur, ou cherche à détacher avec les ongles les écailles d'épiderme soulevées dans quelque point de leur circonférence. Ces attouchemens irritent le mal, hâtent ses progrès et bientôt la nature de la maladie est évidente : c'est un cancer. Mais qu'on ait provoqué ou hâté par des maniemens indiscrets, ou par des topiques irritans la dégénération cancéreuse, au bouton, à la verrue ou aux écailles succède un petit ulcère. De cet ulcère découle ordinairement du pus ou de la sanie, ou bien il est habituellement aride et ne laisse couler que de loin à loin un peu de sérosité âcre. Sa surface est tantôt rouge et lisse, tantôt recouverte d'une croûte sèche et grisâtre qu'on peut facilement détacher et qui

14..

se reproduit bien vîte. Les progrès de cet ulcère sont quelquefois rapides, quelquefois très-lents. D'autres fois aussi il reste stationnaire pendant long-temps, pendant plusieurs années même, et puis s'accroît avec rapidité. Tant que l'ulcère n'occupe que la peau et n'a pas encore gagné le bord vermeil de la lèvre, il ne s'étend communément qu'en surface et non en profondeur; mais quand il a atteint la membrane muqueuse, il détruit rapidement les parties, pénètre profondément dans le tissu cellulaire et dans les muscles qui forment la substance des lèvres.

La marche de la maladie n'est pas la même lorsque le cancer, au lieu d'avoir pour limites l'ulcération superficielle de la peau, s'étend peu-à-peu dans le tissu des lèvres et en occupe toute l'épaisseur. Quelquefois alors il commence par un bouton, d'autres fois par un endurcissement de la lèvre. La peau qui recouvre cette tumeur se fronce inégalement sur elle-même et la membrane muqueuse prend une teinte violacée que Ledran regardait comme un signe certain de la gravité du mal et comme une indication urgente de le combattre. La lèvre pressée entre les doigts est dure, squirreuse ; le malade y ressent des douleurs lancinantes. La forme de la tumeur est irrégulière et ses deux surfaces sont ordinairement inégales et bosselées. Ledran a vu, à la lèvre supérieure, une tumeur de ce genre d'où s'élevaient comme d'un centre plusieurs excroissances en *forme de rochers*.

Le cancer des lèvres, quelle que soit sa forme, fait ou finit toujours par faire des progrès. Il n'est pas susceptible de guérir spontanément. Abandonné à lui-même, il doit donc s'étendre peu-à-peu aux parties voisines, aux joues, au nez, aux os maxillaires, et, comme on l'a vu tant de fois, faire périr les malades.

Si l'on considère donc que cette maladie menace la vie de ceux qui en sont atteints lorsqu'ils négligent de réclamer les secours de l'art, et que toutes les ressources de la chirurgie deviennent insuffisantes pour la guérir lorsqu'elle a fait des progrès considérables, on sentira combien est grave le pronostic de cette affection. Néanmoins quand on la combat en temps opportun et avec des remèdes convenables, on obtient presque toujours une guérison complète et durable, parce que cette maladie est beaucoup moins sujette aux récidives que le cancer des autres parties du corps.

La douleur lancinante de la tumeur ou de l'ulcère cancéreux, la dureté de la première et l'aspect particulier du second, l'inefficacité des remèdes adoucissans et la durée de la maladie rendent le diagnostic du cancer des lèvres facile, et ne permettent pas de le confondre avec une autre affection de ces parties. Ce n'est qu'au début de la maladie qu'il peut exister de l'incertitude sur sa nature ; mais alors même, si elle marche avec lenteur, il n'y a nul inconvénient à attendre ; bientôt son caractère devient manifeste si ses progrès sont rapides.

Le traitement du cancer des lèvres doit varier suivant que le mal est plus ou moins avancé, selon qu'il a la forme d'un ulcère ou celle d'une tumeur. Quand la maladie est récente, sa nature est toujours un peu incertaine, et l'on ne doit pas se hâter de recourir aux moyens les plus énergiques avant d'avoir reconnu leur absolue nécessité. En conséquence, après s'être convaincu que le temps et les topiques adoucissans et résolutifs ne peuvent rien contre elle, on doit s'informer plus exactement encore si le malade a eu des affections vénériennes, dartreuses, psoriques, essayer un traitement approprié à la cause présumée de la maladie, insister sur les remèdes qui produisent quelque amélioration, et abandonner ceux qui restent sans effet. Dans ce dernier cas, il faut recourir promptement à la cautérisation ou à l'extirpation de la tumeur selon que l'une ou l'autre paraît préférable. Nous ferons connaître bientôt d'après quels principes le chirurgien doit se décider entre ces deux moyens.

Quelle que soit la forme sous laquelle la maladie commence, il arrive quelquefois, comme nous l'avons dit, qu'elle reste stationnaire pendant des mois et même des années. Dans ce cas, il est prudent de s'abstenir de tout remède, sur-tout lorsque d'importunes démangeaisons ne forcent pas le malade de porter incessamment les doigts sur la partie souffrante. On a vu des personnes vivre longues années avec une affection semblable, et succomber à une maladie tout-à-fait indépendante du cancer.

Mais toutes les fois que le mal fait des progrès et sur-tout des progrès rapides, il est instant de le détruire par la cautérisation, ou de l'enlever avec l'instrument tranchant. Lorsque la lèvre est seulement ulcérée, sans dureté, sans altération de sa membrane interne, on peut employer la cautérisation. On peut aussi employer cette méthode contre les tumeurs peu considérables, et qu'une seule cautérisation peut détruire. Cette cautérisation peut être faite avec le cautère actuel ou avec les caustiques. Le cautère actuel a l'inconvénient d'effrayer les malades et de ne pas étendre toujours son action assez loin pour détruire entièrement la maladie par une seule application. Les caustiques sont préférables ; mais comme il importe d'anéantir la maladie par une ou tout au plus par deux applications, on doit choisir un caustique assez énergique pour amener ce résultat. Si les caustiques ont été décriés par quelques chirurgiens, c'est sans doute parce qu'ils les ont employés avec trop de timidité, ou qu'ils en ont fait usage dans des cas où la profondeur du mal devait les rendre inutiles ou dangereux. De tous les remèdes de cette espèce, celui qui nous semble devoir le mieux réussir est la poudre arsénicale du frère Côme ou de Rousselot. En parlant des ulcères chancreux du visage, nous ferons connaître et la composition de cette poudre et la manière de s'en servir.

Quand la tumeur est trop volumineuse pour être attaquée par les caustiques, on l'emporte avec l'instrument tranchant. Pour cela on pratique dans la partie saine de la lèvre deux incisions latérales, obliques, qui se réunissent à angle aigu et dans la base duquel la tumeur est comprise. Ces incisions doivent s'étendre au-delà de l'endroit où la lèvre adhère à la mâchoire. Il faut donc détruire cette adhérence par une incision transversale qui comprend la membrane interne de la lèvre, à l'endroit où elle se continue avec les gencives, et même, s'il est nécessaire, les fibres de la houppe du menton : en général la lèvre doit être séparée de la mâchoire jusqu'au-dessous de l'angle aigu

formé par la réunion des deux incisions latérales. C'est, je crois, à l'omission de cette prudente précaution qu'il faut attribuer la non-
réunion de la partie inferieure de la plaie, et
une fistule par où la salive s'écoulait, sur un
malade à qui on avait extirpé une tumeur
cancéreuse qui occupait toute la lèvre inférieure. Cette fistule céda à une compression
longue et constante ; mais dans cet endroit la
cicatrice resta mince et enfoncée, ce qui pro-
duisit une légère difformité. Lafaye (Cours de
Dionis, septième démonstration) pense que
cette fistule provenait du passage de la salive.
Il conseille, pour en prévenir de pareilles ,
de mettre une petite éponge entre les gencives
et la plaie ; mais n'est-il pas évident que la salive ne s'écoule que parce que la réunion est
incomplète ; que le seul moyen de faciliter
l'alongement des parties et leur rapprochement,
est de les séparer de l'os maxillaire auquel elles
adhèrent ? Lorsque la tumeur occupe la commissure des lèvres, on l'emporte en faisant
deux incisions semi-lunaires, commencées à la
bouche et terminées vers la joue.

Quand on a enlevé la tumeur , il faut réunir les bords de la plaie par la suture entortillée que l'on pratique de la même manière
que dans l'opération du bec-de-lièvre. Si la suture entortillée est nécessaire dans cette opération pour procurer une réunion exacte des
bords de la plaie et une cicatrice exempte de difformité, à plus forte raison est-elle indispensable
après l'extirpation des tumeurs cancéreuses, où
l'écartement des bords de la plaie n'est pas seulement, comme dans le bec-de-lièvre, l'effet
de la seule rétraction musculaire, mais bien
le résultat de cette rétraction et d'une perte de

substance quelquefois très-considérable. Louis qui, comme on sait, a proscrit la suture entortillée dans le traitement du bec-de-lièvre, la rejette aussi avec mépris dans l'opération par laquelle on enlève une tumeur cancéreuse des lèvres. Suivant ce célèbre chirurgien, lorsque la tumeur a un certain volume, il faudrait n'avoir d'autre but en l'enlevant que de sauver la vie au malade et ne point prétendre corriger la difformité, sur-tout par des moyens qui irritent les parties et attirent presque nécessairement les accidens qu'un autre procédé pourrait éviter. Quelle idée aurait-on d'un chirurgien qui, après avoir enlevé presque toute la lèvre et mis la mâchoire à découvert dans une grande étendue, laisserait le malade avec cette horrible difformité? Les inconvéniens qui peuvent résulter de la suture sont-ils comparables au hideux aspect d'un homme ainsi mutilé? Il ne s'agit point de produire une guérison quelconque d'une maladie dont on nous a confié le traitement ; il faut encore que le malade, après la guérison, ne conserve d'autres incommodités que celles qui tiennent nécessairement aux bornes de l'art, et qu'aucune de ses ressources ne peut surmonter. La doctrine de Louis n'a point prévalu dans la pratique. L'autorité d'un grand nom ne l'a point emporté sur celle de l'expérience, et malgré les efforts de ce célèbre chirurgien pour faire proscrire la suture entortillée dans la réunion des plaies qui résultent de l'ablation des tumeurs cancéreuses des lèvres, les praticiens ont continué et continuent encore de la pratiquer avec succès. Cette opération réussit presque toujours lorsqu'il y a possibilité d'emporter entièrement le mal, et de réunir immédiatement les bords de la plaie;

mais la guérison n'est pas toujours durable ,
radicale. En effet, il arrive souvent qu'au
bout d'un temps plus ou moins long , il se
forme une nouvelle tumeur à côté de la cicatrice , ou bien que les glandes lymphatiques
sous-maxillaires s'engorgent et que le mal fait
des progrès quelquefois très-rapides. Cette récidive annonce une diathèse cancéreuse qui rendrait inutile une seconde opération. On doit
donc s'en tenir à un traitement palliatif. Ce
traitement est aussi le seul qu'il convienne
d'employer lorsque , la maladie ayant été négligée , mal soignée , ou attaquée par des remèdes nuisibles , a fait de tels progrès qu'il est
absolument impossible de l'emporter entièrement , ou que pouvant être enlevée , elle est
accompagnée des symptômes qui caractérisent
une cachexie cancéreuse.

Tumeurs enkystées. — Il se forme sur la
face postérieure des lèvres, et presque toujours
sur celle de la lèvre inférieure, au-dessous de la
membrane muqueuse qui la tapisse , des tumeurs
enkystées remplies d'une matière visqueuse et
glaireuse. Tant qu'elles sont petites elles causent
peu d'incommodité ; mais en augmentant elles
gênent les mouvemens des lèvres. Elles acquièrent quelquefois le volume d'une noix ,
et nuisent alors à la mastication et à la prononciation. Si l'on se contente d'ouvrir ces
tumeurs et d'évacuer le liquide qui les remplit,
les bords de l'incision se réunissent et le mal
ne tarde pas à reparaître. Pour obtenir une
guérison radicale, il faut emporter le kyste
en totalité. On fait une incision demi-circulaire à la base de la tumeur , du côté du bord
libre de la lèvre ; on soulève par la dissection

la portion de la membrane muqueuse qui couvre la tumeur; on saisit celle-ci avec une érigne et on la sépare avec le bistouri des parties auxquelles elle adhère encore par sa face antérieure. Il faut, en pratiquant cette opération, éviter avec soin d'ouvrir le kyste dont la dissection deviendrait plus difficile, s'il était vide. Lorsque la tumeur est enlevée, on applique le lambeau de la membrane interne de la lèvre sur l'endroit qu'occupait la tumeur, et on le maintient immobile en plaçant de la charpie sur la face postérieure de la lèvre, en même temps qu'on exerce à l'extérieur une compression médiocre. La réunion se fait ordinairement en vingt-quatre heures. J'ai enlevé plusieurs fois avec succès des tumeurs de cette espèce, dont le volume était médiocre et qui s'étaient développées sur la face postérieure de la lèvre inférieure. Quand la tumeur est trop volumineuse pour qu'on puisse opérer de cette manière, il faut d'abord emporter par une ou plusieurs incisions toute la portion du kyste qui fait saillie dans l'intérieur de la bouche, et avec elle la membrane muqueuse qui la recouvre; on consume ensuite avec le caustique la paroi antérieure, qu'il serait trop difficile et peut-être impossible de séparer complètement de la lèvre.

Ulcères des Lèvres.

Les ulcères des lèvres sont simples, dartreux, scrophuleux, chancreux ou vénériens.

— Les ulcères simples sont ceux qui succèdent à une plaie, à une brûlure, etc. Ces ulcères guérissent facilement et doivent être traités comme ceux des autres parties. On peut rapporter à ces ulcères les gerçures, les excoriations et les fentes aux lèvres qui se guérissent ordinairement dans les sujets sains par les onctions d'onguent rosat, de cérat de saturne, etc.

— Les ulcères dartreux des lèvres ne diffèrent point de ceux des autres parties, et doivent être traités comme eux. Il en est de même des ulcères scrophuleux.

— Ce que nous avons dit des tumeurs cancéreuses des lèvres, nous dispense d'entrer ici dans de longs détails sur les ulcères chancreux de ces parties. Ces ulcères s'étendent plus ou moins rapidement et fournissent une humeur ichoreuse fétide. Tantôt leurs bords sont durs, élevés, rouges, livides et douloureux; tantôt ils sont plats et presque sans douleur. On ne peut guérir ces ulcères qu'en les détruisant par la cautérisation, ou en les emportant avec l'instrument tranchant. Dans le choix du moyen à employer, et dans la manière de l'appliquer, on se conformera aux règles que nous avons établies en traitant des tumeurs cancéreuses des lèvres.

— Les ulcères vénériens des lèvres sont primitifs ou consécutifs. Les premiers sont l'effet de l'application immédiate du virus vénérien ; les seconds sont le résultat d'une infection générale.

Les ulcères vénériens primitifs des lèvres attaquent bien plus souvent l'inférieure que la supérieure. Ces ulcères se manifestent plus ou moins long-temps après l'application du virus syphilitique sur le bord rouge des lèvres, suivant l'activité de ce virus, la durée de son application et le liquide qui lui sert de véhicule.

Lorsque ce véhicule est la salive, comme cela a lieu le plus ordinairement, leur apparition est plus tardive; elle est plus prompte lorsqu'elle est amenée par du mucus ou d'obscènes baisers. Ces ulcères s'annoncent quelquefois par des démangeaisons, puis des cuissons ; l'épiderme se détache, forme une vésicule dont l'ouverture laisse à nu un ou plusieurs ulcères, dont la surface est couverte de mucosités ou d'une croûte lardacée, et qui s'étendent bientôt en largeur et en profondeur. D'autres fois, et c'est ce que j'ai vu le plus souvent, l'ulcère est précédé d'un petit tubercule qui augmente par degrés et devient une tumeur dure, circonscrite, livide, tantôt douloureuse, tantôt indolente, et qu'accompagne l'engorgement des glandes lymphatiques sous-maxillaires. La partie de cette tumeur qui correspond au bord libre de la lèvre s'ulcère ; l'ulcération, dont les progrès sont plus ou moins rapides, s'étend toujours beaucoup plus en largeur qu'en profondeur. On peut, comme je l'ai fait plusieurs fois, prévenir cette ulcération en employant de bonne heure un traitement anti-vénérien; mais pour se déterminer à ce traitement, il faut que la nature de la maladie soit bien reconnue par le médecin qui est appelé à la traiter, et c'est ce qui n'arrive pas toujours. On la prend quelquefois pour une tumeur cancéreuse, et j'ai vu des médecins, très-instruits d'ailleurs, regretter que l'engorgement des glandes sous-maxillaires ne permît pas de faire l'extirpation de la tumeur. La méprise est d'autant plus facile pour les personnes qui n'ont point eu occasion d'observer cette maladie, que le plus souvent on ne reçoit des malades aucun ren-

seignement qui puisse éclairer le diagnostic.
En effet, la plupart ayant contracté la maladie
d'une manière qui ne leur paraît pas capable
de la produire, ne conviennent point qu'ils se
sont exposés à la contagion ; et parmi ceux
qui l'ont gagnée par de sales baisers, il en
est peu qui osent faire l'aveu de leur turpi-
tude. Mais si l'on considère que la tumeur
cancéreuse des lèvres ne se développe jamais
aussi promptement que celle dont il s'agit ici ;
que les tumeurs cancéreuses ne provoquent que
très-tard l'engorgement des glandes lymphatiques sous-maxillaires ; tandis que dans la tumeur vénérienne leur engorgement a lieu dès
les premiers jours de la maladie, on distinguera
aisément ces deux espèces de tumeurs l'une
de l'autre. Ajoutons que la tumeur vénérienne
a été précédée de quelqu'une des circonstances
qui exposent les lèvres à la contagion, et notamment de baisers lascifs entre deux personnes
dont l'une est saine et l'autre a des ulcères vénériens dans la bouche.

Le traitement des ulcères vénériens primitifs
des lèvres est local et général. Si l'ulcère ou la
tumeur qui le précède est douloureux et enflammé, on emploie les topiques émolliens et
anodins en fomentations ou en cataplasmes,
et on applique les mêmes remèdes sur les glandes sous-maxillaires engorgées. Lorsqu'il n'y a
ni douleur, ni inflammation, ou qu'elles sont
dissipées, on panse avec l'onguent mercuriel
double mêlé à un tiers de cérat, et on fait des
lotions avec une dissolution de muriate de mercure corrosif dans la proportion de vingt-quatre grains pour deux livres d'eau distillée.

Le traitement local suffirait le plus souvent

pour guérir l'ulcère et la tumeur sur laquelle il est établi ; mais si l'on s'en tenait à ce traitement, le virus vénérien n'étant pas détruit, le malade resterait exposé aux effets consécutifs de ce virus ; or c'est pour prévenir ces effets qu'on doit faire subir au malade un traitement anti-vénérien complet, par les frictions mercurielles, ou par le muriate sur-oxigéné de mercure combiné avec les sudorifiques.

Les ulcères vénériens consécutifs sont les suites d'une infection vénérienne générale, et sont presque toujours accompagnés d'autres symptômes syphilitiques. Ils occupent ordinairement la commissure des lèvres ; leur surface est couverte d'une espèce de couenne blanchâtre et ne fournit presque point de matière. On voit près de l'ulcère, sur l'une et l'autre lèvres, une excroissance aplatie, peu élevée et plus ou moins étendue en longueur et en largeur. L'aspect de ces ulcères, les circonstances commémoratives, l'existence d'autres symptômes vénériens ne laissent aucun doute sur leur nature. Ces ulcères peuvent subsister long-temps sans faire des progrès bien remarquables. Ils cèdent facilement et promptement aux topiques mercuriels, et sur tout à un mélange d'onguent napolitain double et de cérat. Mais il faut faire subir au malade un traitement anti-vénérien général et complet.

Article II.

Des Maladies des Joues.

Les maladies des joues, dont nous allons parler, sont les plaies, les tumeurs, les ulcères et les fistules.

Plaies des Joues.

Quelle que soit la direction de ces plaies, on les réunit aisément avec les emplâtres agglutinatifs lorsqu'elles n'intéressent que la peau, qu'elles sont droites et que leur étendue est médiocre. Mais lorsqu'elles sont profondes, longues, irrégulières, ou avec perte de substance, on les réunit plus exactement et l'on obtient une cicatrice moins difforme, en pratiquant plusieurs points de suture et en faisant concourir avec ce moyen de réunion les emplâtres agglutinatifs. Dans les sujets qui ont de l'embonpoint, il sort quelquefois par la plaie un peloton de graisse qui tient au fond de la blessure par un pédicule. Si ce pédicule est assez gros pour qu'on puisse croire qu'il contient suffisamment de vaisseaux pour y porter le sang nécessaire à sa nourriture, on peut le remettre en place avant de procéder à la réunion de la plaie; dans le cas contraire, il vaut mieux couper le pédicule et enlever le peloton graisseux. Car si on enfonçait alors ce paquet de graisse dans la plaie, comme il ne recevrait pas assez de sang pour conserver la vie, il deviendrait un corps étranger qui rendrait la suppuration inévitable. Une jeune fille de 10 ans avait eu la joue fendue profondément, depuis la pommette jusqu'auprès de la base de la mâchoire, par l'angle d'un morceau de marbre presque tranchant; un morceau de graisse de la grosseur d'une aveline, et tenant par un pédicule étroit, sortait de la partie moyenne de la plaie; je le remis en place, et je réunis ensuite la blessure au moyen de deux points de suture et des emplâtres agglutinatifs. La réunion immédiate eut lieu, excepté dans l'endroit où j'avais replacé le paquet de graisse, qui tomba en fonte putride. Cet endroit de la plaie suppura beaucoup, et ne fut cicatrisé qu'au bout de trois semaines. La glande parotide et son conduit sont quelquefois compris dans les blessures des joues ; nous parlerons de ces blessures en traitant des maladies de la parotide.

Tumeurs des Joues.

Les joues peuvent être le siège de toutes les espèces de tumeurs auxquelles sont exposées les autres parties du corps. Les principales sont l'engorgement ou la fluxion, le cancer, les tumeurs enkystées.

— La fluxion, désignée par quelques auteurs sous le nom d'inflammation blanche de la joue, consiste dans une tuméfaction de cette partie avec ou sans phénomènes inflammatoires. Cette affection qui est très-fréquente peut être bornée à une seule joue, ou les occuper toutes deux successivement ou à-la-fois. Elle s'étend quelquefois vers les parties contiguës, mais jamais elle ne commence ailleurs qu'à la face. On l'observe particulièrement dans les temps froids et humides, dans les endroits bas et marécageux ; elle attaque plus souvent les adolescens et les adultes que les enfans et les vieillards. Les femmes y sont très-sujettes à la suite de leurs couches, et les personnes qui en ont été une fois atteintes y sont ensuite plus exposées que d'autres. Dans la plupart des cas les fluxions reconnaissent pour cause la carie d'une

6.   15

dent. Lorsqu'on songe à l'origine, à la distribution et aux anastomoses des vaisseaux des dents et des joues, on conçoit facilement l'action sympathique des maladies des dents sur les joues. Quelquefois cependant des personnes dont toutes les dents sont parfaitement saines éprouvent des fluxions ; elles sont ordinairement alors le résultat de l'impression d'un vent froid sur la joue ou sur les dents. On a vu aussi des fluxions qui paraissaient provenir de la rétrocession d'un rhumatisme ou de la goutte.

Le seul symptôme qui accompagne constamment les fluxions est le gonflement. Il survient ordinairement tout-à-coup et augmente rapidement. Tantôt il est borné aux joues ; tantôt il s'étend aux gencives, aux paupières, aux ailes du nez, à la région parotidienne et à la partie supérieure du cou. Dans les cas où la fluxion succède à l'odontalgie, la gencive est gonflée avant que la joue le soit ; on observe le contraire dans le cas plus rare où la fluxion précède la douleur des dents. La douleur n'accompagne pas toujours cette maladie. Lorsqu'elle a lieu, elle est presque toujours obscure, très-rarement aiguë. C'est en général un sentiment de gêne, de pesanteur, de tension et de roideur qu'elle fait éprouver. Lorsque l'odontalgie a précédé la fluxion, il arrive souvent qu'elle cesse au moment où celle-ci paraît. Les parties que frappe la fluxion ne sont quelquefois point altérées dans leur couleur ; d'autres fois elles sont rouges, d'autres fois pâles, tendues et luisantes ; souvent elles offrent successivement ces deux nuances. A ces symptômes s'en joignent encore quelques autres qui sont l'effet immédiat de la tuméfaction de la face : tels sont le trouble de la parole, la gêne de la mastication, la difficulté de cracher, quelquefois le ptyalisme et la toux. Des symptômes généraux accompagnent certaines fluxions : la bouche est pâteuse ou amère, la langue chargée, le pouls fréquent, la chaleur élevée et le malade éprouve un mal-aise général.

Les fluxions se développent rapidement ; c'est toujours avec plus de lenteur qu'elles disparaissent. Dans quelques cas la maladie se montre dans une partie de la face à mesure qu'elle cesse dans l'autre. Sa durée est ordinairement assez courte : quatre, sept jours la voient commencer et finir. Dans quelques cas elle se prolonge jusqu'au quatorzième et au-delà.

Les fluxions des joues se terminent presque toujours par résolution. Quelquefois il se forme dans la partie affectée un foyer purulent et la suppuration termine la maladie. Quelquefois aussi la terminaison n'est pas complète : la tuméfaction diminue notablement sans pourtant que les parties reviennent à leur volume naturel. La fluxion qui ne doit finir qu'en suppurant, est accompagnée des symptômes propres au phlegmon ; la rougeur est vive, la douleur aiguë, pulsative et la chaleur élevée : c'est la fluxion inflammatoire ou phlegmoneuse.

Le diagnostic de la fluxion est facile. Il suffit qu'on soit prévenu que l'œdème et le phlegmon de la joue, les maladies du sinus maxillaire, la salivation mercurielle peuvent produire des symptômes analogues à la fluxion, pour qu'on soit à l'abri de toute méprise.

15..

Le traitement des fluxions varie à raison des causes qui les font naître et de la forme sous laquelle elles se montrent. Les fluxions primitives, c'est-à-dire qui ne sont produites par aucune autre affection, comme la carie des dents, etc., cèdent le plus souvent sans aucun remède. Tenir la partie bien chaudement est la seule indication qui se présente alors. On recommande donc au malade de ne point s'exposer à l'air froid, et de couvrir la joue avec du coton ou de la laine. Lorsque la fluxion est accompagnée de rougeur et de chaleur, on a recours aux topiques émolliens, tels que les fomentations d'eau de guimauve ou de sureau, les cataplasmes de farine de graine de lin, les collutoires de même nature. Dans les cas où la fluxion inflammatoire est accompagnée de pyrexie, ou est due à la suppression d'une hémorragie habituelle, la saignée par les sangsues ou par la phlébotomie est indiquée. S'il se forme un abcès, comme il arrive quelquefois, on peut le laisser s'ouvrir de lui-même, lorsqu'il est peu considérable et que les parties n'opposent pas au pus une trop grande résistance. Dans le cas contraire, on doit l'ouvrir avec l'instrument tranchant. Si l'abcès a son siège entre les gencives et la joue, on peut l'ouvrir dans l'intérieur de la bouche, et donner à l'incision une assez grande étendue ; mais lorsqu'il est placé dans l'épaisseur de la joue, près des tégumens, il faut que l'incision soit faite en dehors, et n'ait que l'étendue nécessaire à la sortie du pus afin que la cicatrice soit moins grande et par conséquent moins apparente.

Les fluxions ne se terminent pas toujours par

une résolution prompte ou par suppuration
Il n'est pas rare de voir l'engorgement qui les
constitue persister avec ou sans douleur, mais
sans rougeur et sans dureté, pendant plusieurs
semaines ou même pendant un ou deux mois.
Le traitement qui convient aux fluxions aiguës
ne convient pas à ces fluxions chroniques. Ici
on doit avoir recours aux topiques légèrement
aromatiques, et aux dérivatifs que l'on porte
successivement sur la bouche, le conduit intestinal et diverses parties de la peau. On a
souvent employé avec succès les masticatoires
irritans, les purgatifs drastiques, les pédiluves
sinapisés, les vésicatoires à la nuque, les sudorifiques etc. Il n'est pas sans exemple que
des fluxions aient résisté à la plupart de ces
moyens, et qu'elles n'aient disparu que peu-
à-peu par le seul bénéfice de la nature.

Ces divers moyens cependant suffisent quand
la fluxion est primitive. Mais quand elle est
produite par une autre maladie, et c'est presque toujours alors par la carie d'une dent, le
remède le plus efficace est la destruction de
cette maladie, l'extraction de la dent. Toutefois il serait imprudent de faire cette opération
lorsque la fluxion est à son plus haut degré ;
on doit attendre qu'elle soit complètement ou
presque complètement dissipée pour procéder
à l'évulsion de la dent.

— Le furoncle, l'anthrax et la pustule maligne doivent être traités à la joue comme sur
les autres parties du corps. Nous ferons seulement remarquer qu'on ne doit pas avoir pour
but unique la guérison de la maladie, mais
qu'on doit s'attacher encore à guérir avec le

moins de difformité possible. Il en est de même des loupes et des tumeurs squirrheuses et cancéreuses des joues. Ces dernières ont cela de particulier qu'elles ne se montrent pas toujours à l'extérieur. C'est dans quelques cas à la face interne des joues, dans la membrane muqueuse de la bouche et dans le tissu cellulaire qui l'unit au muscle buccinateur, qu'elles se développent. Elles doivent être emportées de bonne heure, parce qu'elles acquièrent promptement un accroissement qui rend l'opération beaucoup plus difficile ou même impossible. Lorsque la maladie a déjà fait de grands progrès au moment où l'on est appelé, il faut apporter toute son attention à reconnaître si la tumeur est ou n'est pas susceptible d'être enlevée en totalité. Dans le premier cas, on doit se hâter de recourir à une opération qui peut sauver la vie au malade; dans le second, on doit s'en abstenir absolument. En effet, si la récidive de la maladie est à craindre lorsqu'on a pu emporter complètement la tumeur, elle est certaine lorsque l'ablation n'a pas été complète. Un chirurgien sage n'entreprend jamais une opération dont le malade ne peut retirer aucun avantage, qui peut compromettre et l'art qui la réprouve, et l'imprudent qui ose la tenter.

Fistules des Joues.

Il a été précédemment question des fistules qui dépendent d'une maladie du sinus maxillaire; nous parlerons plus tard de celles qui sont produites par la lésion de la glande parotide ou de son conduit excréteur. Il ne sera question ici que de celles qui sont le résultat

d'une perforation de la joue avec perte de substance, ou d'une maladie des dents.

Lorsque, à la suite du charbon, d'une brûlure ou par quelque autre cause, la joue est
percée de part en part avec perte de substance,
il arrive fréquemment, sur-tout quand la plaie
a une certaine étendue, que ses bords ne se
réunissent point ; ils se cicatrisent isolément,
et il reste une ouverture dans la joue. Cette
ouverture donne continuellement passage à la
salive, et pendant le repas , aux alimens.

Le traitement de cette espèce de fistule,
consiste à en exciser les bords par deux incisions semi-elliptiques et à réunir ensuite au
moyen de la suture entortillée. Si le malade
refusait de se soumettre à cette opération, on
boucherait l'ouverture avec un instrument
ressemblant assez aux doubles boutons d'ivoire
dont les hommes se servent dans quelques pays
pour attacher la ceinture de leur culotte. J'ai
vu une personne qui portait une fistule de
cette espèce et qui avait imaginé un obturateur
plus commode que celui dont nous parlons ,
bien qu'il lui ressemblât beaucoup. Il était
composé de deux plaques d'argent, rondes et
un peu plus larges que la fistule. Une tige
d'argent cylindrique et d'une longueur proportionnée à l'épaisseur de la joue était soudée
par l'une de ses extrémités à la partie moyenne
de la plaque qui correspondait à l'intérieur de
la bouche ; l'autre extrémité, qui était libre
offrait une cannelure en spirale et s'adaptait
dans une enfoncement cannelé que présentait
la plaque externe. La manière d'agir de cet
instrument est trop facile à concevoir pour
qu'il soit nécessaire de l'expliquer.

— Les fistules produites et entretenues par la carie des dents, le gonflement de leur racine ou par la sortie difficile des dernières grosses molaires sont comprises sous la dénomination de fistules dentaires.

Celles de ces fistules qui proviennent d'une affection des dents de la mâchoire inférieure sont ordinairement situées vers la base de cet os ou sur sa surface externe ; dans quelques cas sur les parties antérieure ou latérale du cou. La carie des dents molaires de la mâchoire supérieure, cause rarement une fistule dentaire. C'est presque toujours une affection du sinus maxillaire qui est le résultat de cette carie. S'il survient alors une fistule à la joue, il n'est aucun des points qui correspondent au sinus qu'elle ne puisse occuper. La lésion de la dent canine de la mâchoire supérieure cause quelquefois une fistule qui a son siège près de l'aile du nez, dans l'enfoncement qui sépare la lèvre supérieure de la joue correspondante. J'ai vu une fistule de cette espèce qu'un chirurgien avait prise pour un ulcère cancéreux, et pour laquelle il avait prescrit au malade l'extrait de ciguë pendant plus d'une année. Les fonctions de l'estomac en avaient été dérangées, et la constitution de l'individu était fort altérée. Je fis arracher la dent canine dont la racine était alterée. Deux jours après la fistule était guérie. Un autre malade qui portait depuis six ans au-dessous du menton une fistule produite par l'altération des vaisseaux et de la membrane dentaires des deux dents incisives moyennes de la mâchoire inférieure fut également guéri en moins de six jours après l'extraction de ces deux dents.

Elles n'étaient point cariées, mais elles étaient douloureuses, et c'est par cette circonstance, par la situation, l'aspect et la direction de la fistule que je jugeai de sa nature et du moyen qu'il convenait d'employer pour sa guérison.

Les fistules dentaires sont précédées d'une tuméfaction plus ou moins considérable des parties molles qui recouvrent la dent affectée. La tumeur n'est ni extérieure, ni mobile. Elle adhère à l'os maxillaire et s'étend par degrés de l'intérieur vers l'extérieur. Elle est d'abord très-peu apparente et mal circonscrite ; elle prend des limites en prenant de l'accroissement. Elle s'amollit ensuite et se convertit en un abcès dont l'ouverture spontanée ou artificielle devient fistuleuse. La tumeur qui, en s'abcédant donne lieu aux fistules dentaires est toujours précédée d'odontalgie, souvent de fluxion et quelquefois du gonflement de la mâchoire ou d'une sorte d'exostose.

Les autres symptômes des fistules dentaires varient suivant qu'elles sont ou simples ou compliquées de quelque affection de l'os maxillaire. Simples, elles sont produites et entretenues seulement par la carie de la dent ou l'engorgement des parties molles qui l'entourent et des vaisseaux qu'elle reçoit. Elles se présentent sous la forme d'un petit ulcère, au milieu duquel est une ouverture dont les bords sont calleux et par laquelle suinte une petite quantité de pus séreux. Quelquefois, au lieu d'une ouverture, il en existe plusieurs très-près les unes des autres. Si l'ulcère n'est pas couvert par un emplâtre, le pus qui sort par l'orifice fistuleux est desséché par son contact avec l'air, et forme une croûte mince qui bouche cet orifice et qui est bientôt détachée par le pus qui s'amasse au-dessous d'elle. Si l'on introduit un stylet dans la fistule, il se dirige vers la dent malade et rencontre quelquefois l'os maxillaire dénudé. Le doigt porté dans la bouche, touche l'extrémité du stylet à travers la membrane interne de cette cavité, ou le stylet pénètre dans la bouche même aussi bien qu'un liquide injecté par l'orifice externe de la fistule.

Les fistules dentaires qui sont compliquées de la nécrose ou de l'exostose de la mâchoire, sont communément précédées d'un engorgement inflammatoire considérable qui se termine en suppurant. L'abcès s'ouvre et dégénère en un ulcère fistuleux couvert de chairs fongueuses. Quelquefois au lieu d'un abcès il s'en forme deux ou plusieurs. Le dégorgement que procure la suppuration ne fait pas disparaître entièrement la tumeur; les parties molles restent gonflées, et l'os lui-même est tuméfié. Une assez grande quantité de pus coule incessamment de la fistule dans le fond de laquelle on touche l'os à nu avec un stylet.

Les fistules causées par l'éruption difficile des dernières molaires ou dents de sagesse, sont précédées par une fluxion considérable que suit un abcès. Mais ici le dégorgement qui succède à l'ouverture de l'abcès est beaucoup plus rapide et l'os n'est point affecté.

Le diagnostic des fistules dentaires est en général très-facile : la douleur de dents, la destruction d'une portion de leur couronne par la carie, des fluxions répétées, sont les signes qui, joints à la correspondance de la fistule à la dent malade, ne laissent aucun doute sur la nature de ces fistules. Dans les cas où elles sont produites par une affection de la membrane qui enveloppe les dents et par l'engorgement des petits vaisseaux qui la pénètrent, le diagnostic peut être plus difficile. Quelquefois en effet les malades ne ressentent aucune douleur; mais si l'on percute avec un corps métallique, chacune des dents qui correspondent à la fistule, on cause une douleur très-vive à l'une d'elles; c'est celle-là qui est malade, et qu'il faut arracher; presque toujours on trouve à sa base une petite tumeur molle et fongueuse. Le diagnostic des fistules dentaires peut encore présenter quelque embarras lorsqu'elles dépendent de l'éruption difficile de la dernière dent molaire et que le malade ne peut point ouvrir la bouche. Il faut dans ce cas porter profondément le doigt indicateur entre la joue et l'arcade alvéolaire : on reconnaîtra que l'espace compris entre la seconde grosse molaire et l'apophyse coronoïde n'est pas assez grand pour permettre à la troisième grosse molaire de sortir de son alvéole; on pourra même sentir la couronne de cette dent au travers de la gencive tuméfiée et quelquefois même entamée.

Le traitement des fistules dentaires peut être distingué en préservatif et en curatif. On prévient la formation de ces fistules, lorsqu'il n'existe encore qu'un engorgement des parties molles produit par l'affection d'une dent, en la faisant arracher avant que l'abcès soit formé. L'engorgement disparaît alors peu-à-peu; mais il est rare que les malades se décident à cette opération lorsque les symptômes qu'ils éprouvent ne sont pas plus sérieux.

Le même traitement convient encore lorsque

la fistule est formée ; il faut arracher la dent
qui correspond à la fistule, et qui tantôt est
cariée et tantôt seulement douloureuse. Tous
les topiques, tous les remèdes intérieurs seraient
entièrement inutiles, tandis que l'extraction
de la dent fait disparaître la fistule en quelques
jours. Fab. Hildanus rapporte quatre observations de fistules à la mâchoire inférieure, causées par la carie des dents et qui furent guéries
peu après l'évulsion des dents, ou de leurs
débris.

Dans les fistules dentaires compliquées du
gonflement de l'os maxillaire, l'arrachement
des dents cariées suffit ordinairement pour
amener la guérison de la fistule et la résolution
de l'exostose. Il est à croire que l'os est nécrosé
lorsque la guérison ne succède pas à cette opération ; et dans ce cas, pour que la fistule dis-
paraisse, il faut que l'os s'exfolie, ce qui se
fait avec lenteur.

Les fistules dentaires causées par l'éruption
difficile de la dernière dent molaire ne guérissent que lorsque cette dent est entièrement
sortie. Le moyen le plus efficace pour favoriser
cette éruption, c'est d'extraire la seconde grosse
molaire ; mais l'impossibilité d'ouvrir la bouche
en rend souvent l'évulsion impraticable ; on est
réduit alors à l'emploi des topiques émolliens et
adoucissans.

ARTICLE III.

Des Maladies des Glandes parotides.

Nous allons traiter successivement des plaies, des engorgemens, de l'inflammation, des abcès, du squirrhe, des fistules, etc. des glandes parotides.

Plaies de la Glande parotide et de son conduit excréteur.

Ces plaies méritent une attention toute particulière à cause des fistules salivaires dont elles sont fréquemment suivies.

Les simples piqûres guérissent ordinairement avec facilité. L'engorgement qui survient dans le trajet étroit de la plaie en rapproche les bords et s'oppose à la formation d'une fistule. Cependant on a vu un coup d'épée (1) causer cette maladie. Un instrument tranchant qui divise plus ou moins profondément le tissu de la parotide donnerait plus souvent lieu à une fistule salivaire, si l'on n'avait soin d'exercer dès le principe une compression convenable sur la partie divisée. Mais c'est principalement à la suite des plaies contuses qu'on doit craindre la formation d'une fistule et chercher à la prévenir par les moyens les plus efficaces.

Il n'est pas toujours possible dans les plaies de la région parotidienne, de savoir dès le commencement si la glande a été intéressée, surtout lorsque la plaie a été faite par un ins-

(1) Amb. Paré, liv. 10, chap. 26.

trument piquant ou par un corps contondant.
Dans le premier cas on ne connaît pas précisément la profondeur à laquelle l'instrument a
pénétré : dans le second, on ne peut guères
s'assurer jusqu'où a été porté le désordre, à
moins qu'il n'y ait perte de substance. Ce n'est
donc que dans les plaies par instrument tranchant qu'on est certain ordinairement de la
lésion de la glande parotide, dès le principe de
la maladie.

L'écoulement de la salive par la plaie n'est
pas sensible dans les premiers jours de la blessure, parce que ce liquide se mêle au sang et
au pus qui en coule et n'est pas reconnaissable.
Ce n'est qu'au bout d'un temps plus ou moins
long qu'on peut distinguer la salive qui sort
par la plaie, surtout pendant les repas. Mais
dans tous les cas il ne faut pas que le chirurgien
attende que cet écoulement se soit manifesté
pour le combattre ; il doit s'attacher à le prévenir. Toutes les fois qu'une plaie intéresse
ou peut intéresser la substance de la glande
parotide , il faut réunir promptement et exactement ses bords avec des bandelettes agglutinatives, et exercer au moyen d'un bandage ,
sur la partie blessée de la glande , une compression assez forte pour empêcher l'écoulement
de la salive ; il faut encore imposer au malade
un régime sévère , le repos et un silence absolu.
On lit dans le Journal de Médecine (1) le fait
suivant : la parotide avait été coupée à trois
lignes de profondeur par un morceau de verre ;
le mauvais état des bords de la plaie força d'en

(1) Tom. 25 , pag. 449.

retrancher une portion avec des ciseaux ; ils furent ensuite rapprochés avec soin , maintenus en contact à l'aide d'un bandage qui comprimait fortement : la cicatrisation se fit en dix-sept jours , et il ne survint point de fistule.

Les plaies du conduit excréteur de la glande parotide sont moins fréquentes que celles de la glande elle-même. Ce conduit a trop peu de grosseur pour qu'elles n'intéressent qu'une portion de son diamètre ; presque toujours la division est complète. C'est presque toujours aussi par un instrument tranchant que cette division est faite. Lorsque la plaie est large et profonde , on peut quelquefois reconnaître au milieu des parties coupées les deux orifices accidentels du canal salivaire. Quand la joue est divisée verticalement ou obliquement dans toute son épaisseur , il n'est pas douteux que le canal ne soit ouvert ; mais dans beaucoup de cas le diagnostic est plus obscur , et ce n'est qu'au bout de quelques jours qu'on reconnaît à l'écoulement de la salive pendant les repas , que le canal salivaire a été blessé. On aurait tort de croire que la division de ce conduit est nécessairement suivie d'une fistule : il n'est pas impossible que les deux orifices du canal , convenablement rapprochés , se réunissent en même-temps et par le même mécanisme que les parties molles qui les entourent. L'écoulement de la salive y met seulement un obstacle qui rend la cicatrisation beaucoup plus difficile, sans qu'elle soit néanmoins au-dessus des ressources de la nature. Aussi en admettant que la guérison des plaies du conduit salivaire ait eu lieu quelquefois sans fistule, pensons-nous que des guérisons de cette espèce sont fort rares , et sommes-nous loin de partager l'opinion des chirurgiens qui regardent comme extraordinaires les cas où « il survient une fistule salivaire, après de profonds coups de sabre à la » joue avec division du conduit excréteur (1). » Quelque respectable que soit l'autorité de M. Percy, quelques droits que lui donne sa vaste expérience, dans le traitement des blessures, nous présumons que si de grandes plaies des joues ne sont que rarement suivies de fistule salivaire, cela tient à ce que rarement le conduit salivaire est lui-même divisé. Nous ferons remarquer qu'il est fort difficile et souvent impossible dans la plupart de ces plaies de distinguer le conduit de la glande parotide au milieu du tissu cellulaire, des vaisseaux sanguins et des nerfs qui traversent la joue, ensorte qu'on n'acquiert presque jamais la certitude de la lésion du canal qu'en voyant sortir la salive au travers de la plaie. Or, comment être sûr que le canal a été ouvert lorsqu'on a réuni la plaie immédiatement ?

Mais si l'on reconnaît la lésion du conduit de Stenon, soit à l'instant même où la plaie vient d'être faite, soit quelques jours plus tard, on ne doit pas tenter simplement la réunion des parties, il faut recourir à des moyens propres à prévenir la formation presque inévitable d'une fistule. Ces moyens sont différens selon que la plaie intéresse toute l'épaisseur de la joue et pénètre jusque dans la bouche, ou que la joue n'est divisée que dans une partie de son épaisseur. Dans le premier cas, on doit placer une mèche de charpie dans la moitié interne de

----

(1) Bulletin de la Faculté de Médecine, 1811, n.º 3.

l'épaisseur de la plaie, vis-à-vis l'endroit où correspond l'ouverture accidentelle du conduit, afin d'établir une fistule interne par laquelle la salive puisse couler dans la bouche. Cette mèche doit être retenue par un fil qui embrasse sa partie moyenne et qui ramené lui-même dans l'angle supérieur de la plaie, est fixé au-dehors avec un morceau de taffetas d'Angleterre. Dans le second cas, il faut achever de diviser la joue dans toute son épaisseur, mais à l'endroit seulement qui correspond au canal, afin que la plaie communique avec la bouche, et qu'on puisse aussi placer une mèche de charpie. Dans l'un et l'autre cas, il faut continuer l'usage de la mèche pendant un temps assez long pour rendre l'ouverture interne en quelque sorte calleuse. La partie extérieure de la plaie se cicatrise promptement, excepté dans le trajet étroit que parcourt le fil, et cette petite ouverture elle-même se fermera dès qu'on cessera de se servir de la mèche.

Je n'ai jamais eu occasion de faire usage du procédé que je viens de décrire, et je ne sache point qu'il ait été employé par d'autres chirurgiens; il ne repose donc que sur des probabilités. On peut juger, jusqu'à un certain point, de ses résultats, par une observation qu'on trouve dans le Journal de Médecine (mois d'octobre 1807), et qui a été communiquée par M. Garnier. Il s'agit d'une plaie de la joue, faite par un coup de sabre, dans laquelle le canal de Sténon fut ouvert. On réunit la plaie avec des emplâtres agglutinatifs, et l'appareil levé le quatrième jour fut réappliqué de suite. La salive ne coulait point par la plaie qui était presque entièrement fermée; mais la joue était très-tuméfiée. On la couvrit d'un cataplasme émollient, dont l'usage, continué pendant douze jours, diminua beaucoup l'inflammation, sur-tout à la partie antérieure de la joue. Il se manifesta à cette époque une tumeur oblongue, d'un pouce et demi d'étendue, commençant au-dessous de l'endroit où le canal avait été coupé, et se dirigeant obliquement de haut en bas et de derrière en devant. Cette tumeur était formée par de la salive épanchée dans le tissu cellulaire sous-cutané; lorsque le malade parlait beaucoup ou qu'il mangeait, le volume de la tumeur augmentait, et la peau qui la recouvrait était fortement tendue. La cavité de la bouche était moins humectée du côté malade que du côté sain. Un stylet d'or très-fin, terminé par un bouton olivaire, introduit par l'orifice du conduit de Sténon, y pénétrait facilement jusqu'à l'endroit où le conduit avait été coupé; mais il fut impossible, quelque force qu'on employât, de le faire parvenir dans l'espèce de sac qui contenait la salive, ce qui prouve que la partie antérieure de ce conduit était oblitérée à l'endroit de la plaie. L'indication était évidemment d'ouvrir la tumeur par la bouche, d'entretenir l'ouverture dilatée pendant quelque temps, pour la rendre fistuleuse et assurer par là le libre écoulement de la salive. M. Garnier saisit parfaitement cette indication; il perça la tumeur avec un trois-quarts à hydrocèle, et lorsque la salive qu'elle contenait se fut écoulée, il retira la canule de l'instrument et la remplaça par une mèche de charpie, dont une extrémité fut conduite jusque dans l'intérieur du sac. Le lendemain de l'opération, M. Garnier trouva que la mèche de charpie s'était déplacée, que la salive s'était de nouveau amassée dans le sac, et qu'elle ne coulait point dans la bouche : l'ouverture faite à la tumeur était cicatrisée et l'on essaya en vain d'y introduire un stylet. On pratiqua une nouvelle ponction, et l'on plaça dans la piqûre faite par le trois-quarts et à la faveur de la canule, une corde à boyau d'une ligne de diamètre environ : une de ses extrémités se trouvait dans l'intérieur du sac, et l'autre, qui sortait un peu de la bouche était fixée par un fil au bonnet du malade. Au bout de deux jours, la corde à boyau fut retirée, et remplacée par un autre de même grosseur. On continua le même pansement pendant dix jours, au bout desquels la guérison fut achevée : c'est-à-dire que l'ouverture fut convertie en une fistule par laquelle la salive passait librement dans la bouche. La tumeur disparut, et un engorgement dur qui était survenu dans le trajet de la bougie, céda aux cataplasmes émolliens.

Dans quelques cas de plaie du canal de la glande parotide, on a observé un phénomène particulier : les deux bouts du conduit ne se réunissent point, il ne se forme pas non plus de fistule : on voit sur l'endroit même de la division, une tumeur molle qui s'affaisse sous le doigt et fait jaillir dans la bouche un filet de salive. Or, comme l'a remarqué M. Percy (1), une telle tumeur ne peut être qu'une espèce de sac intermédiaire entre les deux orifices non immédiatement réunis, et dans lequel, comme dans un bassin, la portion postérieure du conduit salivaire verse le liquide qu'y puise

____

(1) Bulletin de la Faculté de Méd., an 1811, n.° 3.

16..

ensuite la portion antérieure, pour la conduire
à la bouche. M. le capitaine Lasocki, autrefois au service de France dans la légion de la
Vistule, porte une tumeur de cette espèce,
survenue à la suite de plusieurs blessures qu'il a
reçues à l'affaire de Sommo-Sierra, en Espagne.
Cette tumeur occupe le centre d'une vaste cicatrice qui divise en deux toute la joue gauche;
elle se vide toutes les fois qu'on la comprime.
Peut-être une longue compression dissiperait-
elle cette espèce de rétention de salive; c'est
l'opinion de M. Percy.

Des Oreillons.

On désigne communément sous ce nom un
engorgement inflammatoire qui se manifeste
dans la région de la parotide, et qui règne ordinairement d'une manière épidémique.

Cette affection peut avoir son siège dans le
tissu même de la glande parotide, mais le plus
souvent elle n'occupe que le tissu cellulaire et
la peau qui recouvrent la face externe de cette
glande.

Les enfans et les jeunes gens sont presque
seuls exposés à cette maladie; il est rare qu'on
l'observe chez des personnes de trente ans; les
vieillards n'en sont presque jamais atteints. La
cause la plus ordinaire de cet engorgement est
l'exposition au froid et à l'humidité. Le même
individu en est rarement attaqué deux fois en
sa vie; mais l'engorgement peut se montrer
successivement à droite et à gauche, comme il
peut aussi occuper les deux côtés à-la-fois.

La maladie est ordinairement précédée de
quelques symptômes fébriles. Il se manifeste

bientôt une douleur fixe dans la région parotidienne, et un gonflement, plutôt œdémateux qu'inflammatoire, qui commence à l'angle
de la mâchoire et s'étend delà sur les parties
voisines du cou et de la face. Les glandes sous-
maxillaires, sub-linguales et amygdales même,
participent à cette affection, qui empêche les
mouvemens de la mâchoire, et rend la déglutition très-difficile ou même impossible.

Cette maladie se termine ordinairement par
résolution. Au bout de trois ou quatre jours,
les parties tuméfiées s'amollissent, deviennent
flasques ; les symptômes généraux diminuent ;
la peau se ride ; elle exhale, par ses pores, une
légère rosée ; quelquefois une sueur générale
se manifeste et semble enlever par dégré le
gonflement. Mais lorsque après quatre ou cinq
jours, les symptômes locaux persistent avec la
même intensité, ou continuent de faire des
progrès ; lorsque la tension augmente, et qu'il
s'y joint de la rougeur, lorsque les douleurs
deviennent pulsatives, il est probable qu'il y
aura suppuration : un point blanc ne tarde pas
à paraître dans l'endroit le plus élevé de la tumeur ; il s'élargit peu-à-peu ; la fluctuation,
d'abord obscure, devient de jour en jour plus
apparente et s'étend du centre à la circonférence.
Quelquefois l'induration succède à l'engorgement inflammatoire. Cette terminaison est la
plus rare de toutes.

Les oreillons sont sujets à une espèce de terminaison dont les autres maladies offrent en
général très-peu d'exemples ; c'est la métastase.
Elle a ordinairement lieu sur les testicules chez
l'homme, sur les mamelles ou sur les parties
extérieures de la génération, chez la femme.

Le froid et l'humidité de l'atmosphère., les purgatifs drastiques, les saignées intempestives semblent la provoquer. On juge que la maladie va se porter sur un autre organe lorsque la tuméfaction disparaît rapidement et que les symptômes généraux, loin de diminuer en proportion, prennent au contraire une nouvelle intensité. Il ne tarde point à se manifester dans ce cas une douleur accompagnée de tuméfaction au testicule du même côté, ou aux deux testicules à-la-fois, selon que l'affection première a occupé les deux régions parotidiennes on s'est bornée à une seule. Le gonflement des testicules qui succède aux oreillons, peut offrir les mêmes terminaisons que la maladie qui l'a précédé. Tantôt une sueur abondante a lieu sur le scrotum, et la résolution termine heureusement la maladie ; d'autres fois le testicule conserve une dureté considérable, à laquelle succède dans quelques cas l'atrophie de cet organe. Enfin, cette affection secondaire est elle-même susceptible de métastase sur la parotide, de celle-ci sur le testicule encore, et à plusieurs reprises de l'un sur l'autre. La disparition subite de l'engorgement, soit de la parotide, soit du testicule, a quelquefois été suivie promptement de délire, de convulsions, de la mort. On a pensé alors que la métastase s'était faite sur le cerveau, mais l'ouverture des cadavres n'a point confirmé cette conjecture, au moins quant à une congestion vers cet organe.

Le traitement des oreillons est fort simple. On applique sur la partie tuméfiée des fomentations chaudes propres à favoriser l'exhalation qui accompagne ordinairement la résolution.

Quelques auteurs ont conseillé de couvrir les parotides avec de la laine imbibée d'huile de lis et de camomille; d'autres de soustraire seulement la partie tuméfiée à l'impression du froid, en y appliquant un mouchoir qui, passant sur le sinciput, est ramené et noué sous le menton On prescrit à l'intérieur des boissons rafraichissantes les premiers jours, et plus tard une infusion diaphorétique. On donne aussi quelques doux minoratifs qui favorisent la résolution et préviennent la métastase.

Lorsque la suppuration survient, on doit la favoriser à l'aide des cataplasmes émolliens, et lorsqu'elle est bien établie, faire une petite incision à la partie la plus saillante de la tumeur pour donner issue au pus ; la guérison est ordinairement très-prompte.

Lorsque la disparition subite de la tumeur et l'exaspération des symptômes généraux fait présumer la métastase de la maladie, il faut de suite appliquer un vésicatoire sur la parotide pour rappeler l'irritation vers cette partie. On donne en même-temps une boisson stimulante, telle que l'infusion de menthe ou d'arnica avec addition d'acétate ou de muriate d'ammoniaque. Si la métastase avait lieu sur le cerveau, il faudrait joindre à ces moyens l'application de synapismes sur diverses parties du corps, recourir même à la saignée, si les symptômes généraux l'indiquaient, et si l'état du pouls ne s'y opposait point. Enfin, si le délire et les convulsions survenaient après la suppression subite du gonflement des testicules, des mamelles ou des grandes lèvres, ce serait sur ces parties mêmes, ou le plus près possible, qu'il faudrait appliquer les rubéfians ou les vésicatoires dont l'usage a souvent produit de très-bons effets.

Des Parotides.

Les régions parotidiennes sont sujettes à une autre espèce de gonflement qui survient dans le cours ou vers le déclin des fièvres de mauvais caractère. Cet engorgement est communément désigné en pathologie sous le nom de *parotide*. On en distingue de deux espèces, les parotides symptômatiques et les parotides critiques. Les unes se manifestent dès les premiers jours de la maladie ou pendant l'augment ; elles ne sont accompagnées ni suivies d'aucune amélioration. Les autres ne paraissent qu'à l'époque où la maladie se termine, et leur apparition coïncide toujours avec une amélioration notable des symptômes.

Dans l'une et l'autre espèce les symptômes locaux sont à-peu-près les mêmes que ceux des oreillons, et ce n'est que par les phénomènes généraux qu'on distingue ces affections l'une de l'autre.

Le pronostic des parotides critiques est aussi favorable que celui des parotides symptômatiques est fâcheux. Les premières indiquent la terminaison heureuse d'une maladie grave ; les secondes augmentent le péril d'une affection déjà fort dangereuse par elle-même.

Le traitement n'est pas le même dans les deux espèces. Dans l'engorgement critique, on doit avoir pour but de favoriser la suppuration de la partie enflammée. La résolution n'est pas constamment suivie d'accidens fâcheux ; mais elle ne laisse jamais le médecin

dans une pleine sécurité sur le sort du malade.
En conséquence, si le gonflement a un caractère bien évidemment inflammatoire, et si l'intensité des symptômes annonce une prompte
suppuration, il suffira d'appliquer sur la tumeur des cataplasmes émolliens, jusqu'à ce que
la fluctuation soit bien établie, et le ramollis-
sement complet. On fera alors à la tumeur une
simple incision qui permettra au liquide de s'é-
couler et à la plaie de se réunir promptement.
Si le volume de la tumeur et la pression qu'elle
exerce à l'intérieur faisaient craindre la suffocation, produisaient l'assoupissement, le délire,
comme on en a quelques exemples, il serait imprudent d'attendre la fonte entière de la tumeur
avant de l'ouvrir. Il faut inciser sans attendre
plus long-temps sur le point le plus saillant.
Telle est la marche à suivre lorsque l'inflammation est vive, et que la suppuration tend à
s'opérer dans un petit nombre de jours. Il faut
agir autrement lorsque les parotides ont le caractère des tumeurs froides, et lorsqu'elles ne
suppurent qu'avec lenteur et d'une manière
incomplète. Des cataplasmes irritans sont propres à accélérer la marche de la maladie ; on les
prépare avec la moutarde, l'oseille, les oignons
de lis ou les oignons ordinaires mêlés avec
du levain et cuits dans de la graisse. Si quelqu'un des accidens dont nous avons parlé précédemment forçait d'ouvrir la tumeur avant que
la fluctuation fut bien établie, on se servirait
du bistouri, si la tumeur était déjà ramollie
dans quelque point ; et de la pierre à cautère ,
si elle était encore dure dans sa totalité.

Les parotides critiques se terminent quelquefois par gangrène. Celle-ci tantôt paraît

subitement, tantôt succède à des symptômes
inflammatoires très-aigus : dans quelques cas
elle est accompagnée ou précédée de bouffissure générale de la face. Cette gangrène se
borne ordinairement à une assez petite étendue;
l'escarre tombe ; la plaie qui est au-dessous
fournit une bonne suppuration et ne tarde point
à se cicatriser. Aussi cette terminaison est-elle
généralement plus effrayante que dangereuse.
Il est néanmoins quelques cas où elle a été funeste ; alors la petitesse du pouls, le refroidissement des membres, les syncopes, la décom-
position des traits précèdent et annoncent la
mort. Le traitement doit différer dans ces diverses circonstances. Lorsque la gangrène succède à une inflammation très-vive et se borne
rapidement, à peine a-t-on le temps de placer
des remèdes stimulans, et l'on est obligé de
continuer les émolliens pour favoriser la suppuration qui doit amener la chute de l'escarre.
Lorsque la gangrène survient lentement, qu'elle
est accompagnée de l'œdématie de la partie tuméfiée, de sueurs froides, de la prostration
des forces et d'autres symptômes qui annoncent un grand danger, il faut appliquer des
caustiques sur la tumeur, inciser les escarres,
les couvrir d'antiseptiques, et prescrire à l'intérieur les toniques, les cordiaux, tous les
moyens enfin qu'indique l'adynamie la plus
prononcée.

Les parotides symptômatiques ont presque
toujours une terminaison funeste. Les uns, les
regardant comme un simple symptôme qui aggrave les autres, cherchent à en obtenir la
résolution dès qu'elles paraissent; les autres,
voyant dans ce gonflement un dépôt d'une

matière nuisible, craignent d'ajouter à la gravité de la maladie principale en provoquant
sur un organe plus essentiel à la vie la métastase de cette prétendue matière. Quoiqu'il en
soit de ces explications, on convient généralement que la résolution des parotides symptômatiques est plus à craindre que leur suppuration : en conséquence, aussitôt qu'elles se manifestent, il faut les couvrir de cataplasmes
irritans, et même avant l'établissement de la
suppuration, soit afin de diminuer la gêne
mécanique qu'elles produisent, soit pour déterminer dans le lieu qu'elles occupent une
excitation vive, une diversion salutaire. On
emploie les caustiques ou l'instrument tranchant, selon que l'engorgement offre le caractère d'une inflammation aiguë ou d'une inflammation lente.

Diverses autres causes peuvent encore produire
l'engorgement des glandes parotides et des parties qui les recouvrent ; telles sont la répercussion de la gourme, de la gale, la rétrocession de
la goutte, etc. La carie d'une ou de plusieurs
dents, une dentition difficile, le vice vénérien,
peuvent aussi déterminer un gonflement dans
la région des parotides et simuler une des affections dont nous avons déjà parlé ; et comme le
traitement ne doit pas être le même, il importe
de ne pas commettre d'erreur à ce sujet.

Lorsque l'engorgement des parotides succède à la répercussion de la gourme, on doit
chercher à rappeler cette éruption sur le cuir
chevelu ; c'est le moyen le plus efficace et le
plus direct d'obtenir la disparition de la maladie qui lui a succédé. Si les topiques rubéfians
qu'on applique sur la tête ne répondent point

à l'intention dans laquelle on en fait usage, il faut établir un vésicatoire à la nuque, l'entretenir, et ne le fermer ensuite que lentement. Si la répercussion de la gale était la cause de l'engorgement, on prescrirait les bains sulfureux et le soufre à l'intérieur. Si ces remèdes étaient insuffisans, il faudrait soumettre le malade à une nouvelle contagion de la gale ; c'est le moyen le plus sûr de dissiper la maladie à laquelle a donné lieu la répercussion de cet exanthême. Quand l'affection est due à la carie d'une ou de plusieurs dents, il faut de suite les extraire, à moins que la trop grande tuméfaction des gencives et de la joue ne force à différer cette opération jusqu'à ce que les symptômes inflammatoires soient calmés. Dans les cas où l'irritation produite sur les gencives par une ou plusieurs dents qui en compriment le tissu, détermine le gonflement dont il s'agit, on y remédie par une simple incision de la membrane qui couvre le sommet des dents et s'oppose à leur sortie. Il est rare que le virus vénérien donne lieu à l'engorgement des parotides : si cependant cela arrivait, on aurait recours aux préparations mercurielles. Mais on voit plus souvent l'usage du mercure amener la tuméfaction de ces glandes, en même-temps que la salivation. Les remèdes laxatifs et les vêtemens chauds sont alors les meilleurs moyens pour combattre le gonflement des parotides et l'écoulement de la salive.

Avant de terminer ce qui est relatif à l'engorgement de la glande parotide, nous dirons quelques mots d'une variété de cette affection dont on ne connaît encore qu'un seul exemple : c'est l'accroissement contre nature, ou la simplé augmentation de volume de cette glande, qui, sans être altérée dans sa structure, devient fort grosse, et forme au-devant de l'oreille une tumeur considérable. C'est Tenon qui a observé cette espèce de tumeur et qui, en 1760, donna à l'Académie des Sciences le précis de son observation. « Un enfant d'un an avait sur la » joue gauche une tumeur presqu'aussi grosse » que le poing, et qui s'étendait depuis l'o- » reille jusqu'à l'angle des lèvres. Cette tumeur » qui avait crû, pour ainsi dire, depuis la » naissance de l'enfant et peu-à-peu, était » molle, blanche, indolente, mobile et comme » composée de grains glanduleux; elle parais- » sait de plus parsemée de gros vaisseaux qui for- » maient de çà et delà sur la peau des lacis en » spirale ou des tourbillons rougeâtres ». Cet enfant étant mort, mais par une cause étrangère à cette tumeur, Tenon fit l'ouverture du cadavre. Après avoir enlevé les tégumens, et séparé la tumeur des parties environnantes, il trouva qu'elle était formée par la glande parotide, qui, sortie de ses limites ordinaires, avait pris un volume considérable. De grosses artères qui venaient des carotide et maxillaire externes se rendaient à cette glande et y entraient par sa partie inférieure. Il est probable que la quantité de sang que ces artères portaient à la glande avait été la cause de son prodigieux accroissement. Si l'on eût connu la véritable nature de la maladie, on aurait pu en borner les progrès par la compression.

Cette observation est bien propre à augmenter la circonspection des praticiens lorsqu'il s'agit de prononcer sur la nature des tumeurs et sur les moyens d'en délivrer les malades : on peut juger quel eût été le succès d'une opération entreprise pour enlever celle-ci.

Du Squirrhe de la Glande parotide.

Comme toutes les autres parties du corps et sur-tout les substances glanduleuses, la parotide est sujette aux engorgemens squirrheux. Tantôt le squirrhe succède à une tuméfaction inflammatoire, sur-tout lorsqu'on a eu l'imprudence d'y appliquer des répercusifs ; tantôt il se forme d'une manière lente sans être précédé d'aucun signe d'inflammation. Dans l'un et l'autre cas, la tumeur est située profondément entre l'oreille et la branche de la mâchoire ; elle est dure, rénitente, immobile, indolente, sans inégalités à sa surface, et sans altération de la couleur de la peau. Quelquefois elle reste long-temps dans le même état ; si elle fait quelques progrès, ils sont si lents qu'on s'en aperçoit à peine. Dans d'autres cas, au contraire, son volume augmente rapidement, et bientôt le malade y éprouve des élancemens.

Le diagnostic du squirrhe de la parotide offre d'assez grandes difficultés, et peut embarrasser les praticiens les plus éclairés. Souvent on a pris pour cette affection l'engorgement dur et rénitent des glandes lymphatiques et du tissu cellulaire qui recouvrent et avoisinent la parotide : je pourrais citer plusieurs exemples de cette méprise ; mais je me bornerai au suivant. Une demoiselle de Bruxelles, âgée de 27 ans, portait depuis long-temps derrière la branche de la mâchoire une tumeur presqu'aussi grosse que le poing, dure, indolente et peu mobile. Les médecins et les chirurgiens de Bruxelles, auxquels elle s'était adressée, pensèrent, les uns qu'elle avait son siége dans la parotide, les autres qu'elle dépendait de la squirrhosité des glandes lymphatiques et du tissu cellulaire. Consulté par écrit, je répondis qu'il m'était impossible de prononcer sur son siége précis et sur sa curabilité, sans voir la malade. M.elle ***, vint à Paris. Nous jugeâmes, Sabatier et moi, que la tumeur n'intéressait point la parotide, parce qu'elle jouissait d'une mobilité que ne peut point avoir la parotide devenue squirrheuse. J'extirpai cette tumeur en présence de Sabatier, et la malade fut bientôt guérie. Le nombre et la grosseur des vaisseaux qui furent coupés, mais sur-tout la profondeur considérable à laquelle je fus obligé de pénétrer pour enlever toute la tumeur, auraient pu nous faire croire que la parotide avait été enlevée, si nous n'eussions pas distingué cette glande dans le fond de la plaie. Nous ferons remarquer que la pression exercée par la tumeur sur la glande parotide l'avait singulièrement enfoncée derrière la branche de la mâchoire et avait beaucoup diminué son volume. Il est très-probable que de semblables tumeurs ont souvent été prises pour des squirrhes de la parotide, et qu'en les extirpant on aura cru enlever la glande salivaire. Le diagnostic de cette affection est donc fort difficile, sur-tout lorsque la tumeur a acquis un volume considérable, et qu'on n'a pas été à même de l'observer dans son commencement. Un des signes les plus précieux pour distinguer ces tumeurs, est la mobilité : lorsqu'elle existe, on peut être certain que la maladie n'a pas son siége dans la parotide. Et en effet, comment concevoir

qu'une glande , qui dans l'état naturel , est
intimement unie aux parties environnantes ,
puisse être mobile quand elle est affectée de
squirrhe , maladie qui augmente constamment
les adhérences de la partie malade avec celles
qui l'entourent. Il est probable que toutes les
tumeurs placées sur les côtés de la mâchoire ,
et que l'on a trouvées assez mobiles pour que
l'extirpation en fût entreprise , avaient leur
siége dans les glandes lymphatiques et dans le
tissu cellulaire , et non dans la parotide elle-
même. Lorsqu'il n'y a eu à la suite de l'opération qu'une hémorragie médiocre , comme dans
l'observation rapportée par Soucrampes (Journ.
de Méd. , t. 84), on a encore un motif de
de plus pour croire que le mal n'occupait pas
la glande parotide.

Le gonflement squirrheux des glandes lymphatiques et du tissu cellulaire de la région parotidienne n'est pas la seule maladie qui puisse simuler un squirrhe de la parotide. Cette glande est
susceptible d'une altération singulière, que Sabatier a nommé *exubérance* , et qui pourrait aussi
être prise pour une affection squirrheuse. Cette
maladie a été observée deux fois par Sabatier ;
mais il n'a fait connaître avec détail qu'une de
ces deux observations. La tumeur occupait la
région parotidienne droite : elle existait depuis quelque temps, lorsque Sabatier vit le
malade qui la portait : « Le volume en était
» considérable, elle s'étendait d'une part de-
» puis le dessous de l'arcade zygomatique ,
» jusqu'à cinq ou six centimètres au-dessous
» de l'angle de la mâchoire ; et de l'autre , de-
» puis le lobe de l'oreille , qui en était soulevé ,
» jusqu'au delà du bord antérieur du muscle

» masséter. Sa forme était irrégulière, faisant
» plus de saillie en quelques endroits qu'en
» d'autres, et elle paraissait s'élever de cinq à
» six centimètres au-dessus du niveau de la
» face externe de la parotide, lorsque cette
» glande est dans l'état sain. Le malade, âgé
» de soixante et quelques années, mais très-
» bien conservé, dit à Sabatier, que la tumeur
» qu'il voyait avait commencé à s'élever de-
» puis trois ou quatre mois ; que ses progrès ,
» après avoir été très-lents dans les premiers
» temps, étaient devenus rapides, et que du
» reste, il n'y sentait aucune douleur, soit
» qu'on la maniât ou non. Cette tumeur pa-
» raissait assez mobile, et portée sur une es-
» pèce de collet ou de rétrécissement qui se
» remarquait vers la base , ce qui permettait
» de la renverser dans tous les sens. »

Cette tumeur avait-elle réellement son siége
dans la parotide? Sa mobilité, l'espèce de collet qu'elle présentait à sa base, et la facilité
qu'on avait à la renverser dans tous les sens
faisaient croire que non. De plus, le volume
de la tumeur, son accroissement rapide, l'exemple funeste d'une semblable maladie que Sabatier avait déjà observée, et la bonne constitution du malade étaient autant de circonstances propres à engager ce célèbre chirurgien
à faire l'extirpation de la tumeur. Il se décida
à l'entreprendre , et voici de qu'elle manière
il la fit : il incisa les tégumens de haut en bas
et de devant en arrière; il disséqua les lambeaux ; la tumeur étant bien à découvert, il
la traversa de devant en arrière avec une longue aiguille médiocrement courbée , garnie
d'un double cordon formé de la réunion de

6.

17

plusieurs brins de fil cirés ; les cordons séparés servirent à faire deux ligatures, l'une en haut, l'autre en bas, étreignant chacune la moitié de la tumeur. La plaie fut pansée simplement, et peu de temps après la guérison fut radicale. Sabatier donne à cette maladie le nom d'exubérance de la glande parotide, parce que la tumeur qu'elle présentait était peu rénitente, sans douleur, et qu'elle avait quelque ressemblance avec le gonflement chronique qui survient assez fréquemment aux glandes amygdales.

Telles sont les principales affections qu'on pourrait confondre avec le squirrhe de la parotide ; revenons à cette maladie.

L'engorgement squirrheux de la parotide n'est pas ordinairement suivi d'accidens aussi graves que pourraient le faire craindre la nature et la situation du mal ; dans beaucoup de cas même il ne produit qu'un peu de gêne dans les mouvemens de la mâchoire, et une difformité proportionnée au volume et à la saillie de la tumeur. On a vu un grand nombre de personnes qui, avec un gonflement énorme de la parotide, sont parvenues à un âge très-avancé. Cependant le squirrhe devenu très-volumineux, peut comprimer les veines jugulaires et causer des maux de tête, du délire, de l'assoupissement. Il peut aussi s'ulcérer et amener la mort.

On a employé dans le traitement du squirrhe de la parotide tous les moyens vantés contre les affections cancéreuses des autres parties : à l'extérieur, les émolliens, les résolutifs, les fondans, etc. Heister préconise l'emplâtre de diachylon avec le mercure. On a retiré de bons effets d'un topique de gomme ammoniaque ramollie dans le vinaigre scillitique ; Manget prétend avoir obtenu la résolution d'un squirrhe de la parotide parvenu à un volume très-considérable, en le couvrant de plumasseaux imbibés d'élixir volatil de sel ammoniac, saturé de différens balsamiques, et en donnant à l'intérieur par intervalles de doux purgatifs. Hévin a obtenu le même succès, dans un cas semblable, avec des frictions mercurielles d'un demigros, faites de deux jours l'un sur la tumeur elle-même. La salivation provoquée par ce moyen a produit dans d'autres cas des résultats heureux. Agricola, Heister et Juncker ont vanté ce moyen. Stahl parle d'un engorgement de la parotide qui durait depuis trois ans et qui fut guéri complètement par la salivation ; Juncker a eu le même succès dans un cas où la tumeur existait depuis vingt-deux ans.

Si l'inflammation s'emparait d'une parotide dure et engorgée et que les résolutifs et les fondans n'ont pu guérir, il faudrait favoriser la suppuration au moyen des cataplasmes maturatifs ou des emplâtres chauds : mais en même temps on devrait prendre garde de s'en laisser imposer par une rougeur violette du point le plus saillant de la tumeur, précurseur ordinaire des ulcérations cancéreuses, et que les maturatifs exaspéreraient. S'il se forme un abcès, on doit l'ouvrir avec le caustique ; mais dans tous les autres cas l'application des maturatifs, et sur-tout celle des caustiques sur la parotide squirrheuse aurait les plus grands inconveniens. Heister a été témoin d'un événement funeste produit par l'usage des cerrosifs.

Quant aux remèdes internes, on en a proposé un grand nombre ; mais leur efficacité n'est pas proportionnée aux éloges qu'ils ont reçus. Tous, à l'exception d'un très-petit nombre, sont tombés en désuétude, et ceux même qu'on emploie encore aujourd'hui doivent inspirer peu de confiance. Les mercuriaux, les antimoniaux, sont mis en usage par quelques praticiens, et peuvent, dans quelques cas particuliers, avoir de bons effets. L'extrait de ciguë, préconisé par Storck et Ottman, a plusieurs fois paru produire d'heureux résultats. Storck a administré ce remède, d'abord à la dose d'un grain, puis de deux grains matin et soir, et a obtenu en six semaines une guérison complète. Ottman parle d'un ulcère de mauvaise nature que portait à la parotide gauche une fille de dix-sept ans ; il fit prendre à la malade des pilules de ciguë qui procurèrent une amélioration marquée. La parotide bien détachée égalait le volume d'une noix ; on l'extirpa avec le plus grand succès, et les pilules de ciguë achevèrent la guérison (1).

Le plus souvent le squirrhe de la parotide résiste à tous les remèdes externes et internes dont nous avons parlé. Si la tumeur subsiste long-temps sans produire d'autre incommodité que la gêne dans les mouvemens de la mâchoire inférieure, on doit l'abandonner à elle-même. Si au contraire elle prend un accroissement rapide, et si elle donne lieu, par la com-

---

(1) Il est probable que dans ce cas, comme dans la plupart de ceux où l'on a cru avoir guéri par l'extrait de ciguë ou par d'autres remèdes, un squirrhe de la parotide, on n'aura eu affaire qu'à un engorgement des glandes lymphatiques voisines, produit par le vice scrophuleux, ou par quelque autre cause.

pression qu'elle exerce sur les veines jugulaires, à des accidens graves, ou si, en même-temps qu'elle augmente de volume, elle devient le siége de douleurs vives et lancinantes, faut-il tenter l'extirpation, ou abandonner le malade à une mort certaine, résultat inévitable des progrès de l'infection cancéreuse? Cette extirpation, seul moyen qui offre quelque espoir de guérison, présente malheureusement de si grandes difficultés que beaucoup de chirurgiens prudens n'ont point osé l'entreprendre. La plus grande difficulté est l'impossibilité d'enlever entièrement la parotide sans ouvrir l'artère carotide externe qui passe dans la substance même de cette glande et dans sa partie la plus profonde. Cependant il s'est trouvé des chirurgiens assez hardis pour courir les risques d'une pareille opération, et assez heureux pour la pratiquer avec succès. Mais les tumeurs qu'ils ont enlevées étaient-elles bien la parotide squirrheuse? C'est ce qui n'est pas à beaucoup près démontré. Nous pensons avec Richter que le silence de plusieurs d'entr'eux sur les parties qui ont été intéressées, doit faire présumer que souvent on a cru extirper la parotide, tandis qu'on n'enlevait que des glandes lymphatiques engorgées. C'est ce qu'on peut dire des opérations de Roonhuysen, Scultet, Kattschmid, Gott-Fried Behr, Palfin, Verduin, Gooch, etc. Quant à ceux qui passent pour avoir réellement extirpé la glande parotide, tels que Heister, Siebold, Souscrampes, Orth, Burgras, Hezel, Alix, leurs observations exigent un examen plus attentif, et ce n'est que par une analyse raisonnée et une critique sévère qu'on peut acquérir la conviction que ces chirurgiens, tout en croyant avoir emporté la parotide, n'ont le plus souvent enlevé qu'une tumeur squirrheuse développée sur cette glande. L'affaissement que présente alors la parotide a dû favoriser cette erreur en faisant croire à ceux qui pratiquaient ou voyaient pratiquer l'opération, que le vide qu'ils apercevaient après l'extirpation de la tumeur avait été occupé par la parotide elle-même. Nous nous serions peut-être mépris aussi dans le cas ci-dessus rapporté, si nous n'eussions été en garde contre cette illusion. Une autre cause d'erreur est l'aspect granulé que présentent quelquefois dans leur tissu les tumeurs squirrheuses développées sur la parotide ; aspect assez semblable à celui d'une glande conglomérée, pour en imposer facilement à tout homme préoccupé. Quoi qu'il en soit, lorsqu'on enlève une tumeur squirrheuse située sur la parotide, ou qui paraît être la parotide elle-même, on doit apporter dans l'application des règles générales relatives à l'extirpation des tumeurs toute la circonspection qu'exige la présence de gros vaisseaux et de nerfs nombreux, et se servir de la ligature plutôt que de la compression pour arrêter l'hémorragie. Si la crainte d'ouvrir l'artère carotide externe empêchait le chirurgien d'entreprendre l'ablation totale de la tumeur, devrait-il, comme l'ont conseillé Chopart et Desault, en retrancher d'abord une partie avec l'instrument tranchant, et détruire le reste peu-à-peu avec le caustique ? Nous ne le pensons pas ; nous croyons que, quelle que soit la prudence de ce conseil, il est plus sage encore de ne point tenter l'opération. Les inconvéniens inévitables attachés à l'usage des caustiques sont si évidens ici, qu'il est inutile de nous y arrêter. C'est aussi la crainte d'une hémorragie dont il eût été impossible de se rendre maître , qui a déterminé Roonhuysen et Sabatier à comprendre dans une double ligature , la base de la tumeur après l'avoir mise à nu. Ce procédé n'est pas meilleur que le premier : enlever partiellement une tumeur squirrheuse, c'est ajouter sans nulle utilité une opération douloureuse à une maladie très-grave, c'est accélérer les progrès du mal et en augmenter l'intensité.

Des Fistules salivaires.

On distingue deux espèces de fistules salivaires de la glande parotide ; celles qui proviennent d'une lésion de la glande elle-même , et celles qui résultent de la division de son conduit excréteur.

Les fistules de la glande parotide sont la suite d'une plaie , d'un abcès essentiel ou d'un dépôt critique de cette glande. La sortie de la salive est le signe pathognomonique de toute fistule salivaire. On connaît que la fistule est due à une lésion de la parotide en s'assurant de l'état du conduit et de ses rapports avec la fistule , par l'introduction d'un stylet boutonné dans le canal, par la situation de la fistule et par la quantité de salive qu'elle rend dans un espace de temps donné. Ainsi , lorsque le stylet introduit dans le conduit de Sténon par son orifice naturel , et enfoncé aussi profondément que possible , ne fait reconnaître aucune lésion à ce conduit, l'ouverture intérieure ne correspond point au canal salivaire, mais à la glande ; lorsque la quantité

de salive qui en coule est peu considérable,
nul doute que la lésion ne soit à la glande elle-
même, et à quelques-uns des petits conduits
qui en naissent, et que le canal de Sténon n'en
soit exempt.

Ces fistules offrent des variétés qui sont relatives au lieu qu'elles occupent, à leur forme,
à leur grandeur. Elles peuvent être placées sur
tous les points de la région parotidienne, ou
même à une certaine distance du corps glanduleux qui fournit la matière de l'écoulement.
On lit dans les Mémoires de l'Académie de
Chirurgie l'observation d'une fistule salivaire
dont l'orifice extérieur était au-dessous et en
arrière de l'oreille. La forme de cet orifice est
très-variable : ici on voit une fongosité épaisse
sortir de son centre ; là, une pellicule mince à
travers laquelle on aperçoit la salive qui suinte
par gouttelettes. La largeur de l'orifice fistuleux est ordinairement très-peu considérable ;
quelquefois l'ouverture est presque impercep-
tible, et l'on ne reconnaît la fistule qu'à l'é-
coulement de la salive.

Les fistules de la glande parotide ont été
observées par les anciens, sans néanmoins
qu'ils en aient connu la nature. Galien, A. Paré,
Fabrice de Hildan et Fabrice d'Aquapendente en ont vu des exemples, et les ont décrits avec assez de détail pour qu'on ne puisse
pas les méconnaître ; ils ont même été conduits par l'analogie à employer des remèdes
efficaces contre un mal dont ils ne distinguaient
pas le caractère.

Les moyens dont on a fait usage avec succès dans le traitement de ces fistules sont assez
nombreux. Les styptiques, les caustiques, la

compression et les injections irritantes sont les principaux.

Les styptiques, pour agir efficacement, doivent être employés en injections, ou bien on doit y joindre la compression.

L'action des caustiques est plus immédiate. Un grand nombre d'observations attestent leurs bons effets. Galien a guéri une fistule de la parotide, survenue à la suite d'un abcès critique, au moyen d'un emplâtre cathérétique. Paré s'est servi avec succès de l'eau forte ; il a fait usage de poudre de vitriol brûlé dans le traitement d'une fistule salivaire, dont l'orifice situé près la jointure des mâchoires, aurait à peine admis la tête d'une épingle, et qui versait beaucoup d'eau claire lorsque le malade parlait ou mangeait ; cette fistule était la suite d'un coup d'épée. Fabrice d'Aquapendente a observé, décrit des fistules salivaires, et les a guéries avec les caustiques. Fabricius Hildanus parle d'un étudiant, âgé d'environ douze ans, qui eut la parotide droite ulcérée, puis fistuleuse ; après plusieurs remèdes infructueux on recourut à un caustique qui fit disparaître la fistule en six semaines. Diemerbroeck a employé deux fois avec succès le cautère actuel. Nous n'en finirions pas si nous voulions citer tous les exemples connus de fistules salivaires guéries par les caustiques. Nous ajouterons seulement que nous avons cicatrisé une fistule de cette espèce survenue à la suite d'un coup de sabre, et qui avait été traitée par le cautère actuel, en la touchant deux ou trois fois avec le nitrate d'argent.

La compression a pour but d'oblitérer les petits conduits, et d'atrophier la portion de

glande dont la lésion produit et entretient la
fistule. Beaupré, Ledran, Ruffin et plusieurs
autres ont employé ce moyen avec succès. J'ai
connu un horloger qui s'est guéri d'une fistule
salivaire, suite d'un abcès de la parotide, au
moyen d'un bandage compressif à peu-près
semblable à celui dont on trouve la description
dans le cinquième volume in-4 ° des Mémoires
de l'Académie de Chirurgie. J'ai guéri, mais
fort lentement, trois malades par le même procédé ; et tout récemment je viens d'en traiter
un quatrième chez lequel la guérison a été très-
prompte, parce qu'il a eu le courage de supporter une compression assez forte pour déterminer une inflammation considérable. Pour
que la compression soit efficace, il faut non
seulement qu'elle soit forte et invariable,
mais encore qu'elle agisse sur le point de la
glande d'où sort la salive. Ce point correspond
quelquefois à l'orifice fistuleux, et alors la compression doit être exercée sur cet orifice ; d'autres
fois il en est éloigné, et dans ce cas c'est sur
le point caché de la lésion de la glande que
doit porter la compression. On parvient à connaître le lieu où la compression doit être faite
en introduisant un stylet dans l'ouverture extérieure de la fistule et en l'enfonçant avec précaution jusqu'au foyer du mal.

Les injections irritantes sont employées ici
dans les mêmes vues que pour la cure radicale
de l'hydrocèle ; c'est-à-dire qu'on se propose
d'irriter les parois du trajet fistuleux et les orifices des petits conduits excréteurs divisés, et
de produire le degré d'inflammation nécessaire
pour en déterminer l'adhérence réciproque et
par conséquent l'occlusion. Louis est le pre-

mier qui ait imaginé d'employer ce moyen. Il s'en est servi deux fois avec succès. La première fois, il s'agissait d'une fistule salivaire dont l'orifice extérieur était placé sur l'angle de la mâchoire inférieure, et qui était la suite d'une plaie dans laquelle les tégumens de la joue et la glande parotide avaient été déchirés. Louis s'assura de l'étendue de la maladie par l'introduction d'un stylet qui pénétra jusqu'au bord de l'arcade zygomatique, à la hauteur du conduit auditif, le long de la branche de la mâchoire inférieure : comme dans un cas à-peu-près semblable, ce célèbre Chirurgien avait employé heureusement la compression, il crut devoir y recourir dans celui-ci ; mais le malade ne put la supporter. La profondeur de la fistule et la quantité de salive qu'elle fournissait ayant convaincu Louis qu'une compression moins gênante et plus méthodique ne pourrait amener qu'une guérison très-lente et très-difficile, il eut recours aux injections. Il injecta d'abord une décoction de roses de Provins dans du vin rouge ; la totalité de la glande se tuméfia. Au bout de vingt-quatre heures, pendant lesquelles la salive ne coula pas, il sortit par l'orifice fistuleux quelques gouttes de matière puriforme assez épaisse ; mais le malade ayant remué la mâchoire, il s'écoula par la fistule une liqueur limpide. Louis fit une seconde injection, et le résultat en fut le même. Il prit alors le parti de faire l'injection avec de l'esprit-de-vin, ce qui excita sur le champ une sensation assez vive et un gonflement considérable : tant que le gonflement dura, il n'y eut aucun écoulement. Au bout de trois ou quatre jours il sortit un peu de matière purulente et la salive coula de nouveau, mais en moindre quantité. Louis fit successivement six injections avec l'alcool ; chaque fois la salive devenait moins abondante ; après la sixième, l'écoulement cessa et le malade fut guéri.

Quelquefois l'orifice extérieur de la fistule se cicatrise avant que les conduits salivaires qui entretiennent la maladie soient eux-mêmes oblitérés ; tantôt alors la salive s'accumule entre l'endroit où les conduits sont déchirés et la pellicule qui forme la cicatrice, et il en résulte une tuméfaction œdémateuse de la parotide : tantôt le liquide est exhalé sous forme de rosée au travers des pores de la peau qui couvre la glande, comme Bassuel l'a observé, au rapport d'Hévin.

Des Fistules du conduit de Sténon.

Les fistules salivaires du conduit de Sténon résultent de sa section ou totale ou partielle. La lésion de ce conduit est produite le plus souvent par un instrument tranchant ; quelquefois elle est l'effet d'un engorgement scrophuleux des joues, qui s'est terminé par suppuration ; d'autres fois elle a pour cause la carie d'une ou de plusieurs dents, la présence d'un corps étranger. M. Dubois, Professeur à la Faculté de Médecine de Paris, a vu une tumeur inflammatoire de la joue s'ouvrir, s'ulcérer à trois reprises différentes ; à la troisième fois il sortit de la salive du fond du petit ulcère. Un stylet introduit dans le canal de Sténon pénétra facilement jusqu'à l'orifice fistuleux où il rencontra de la résistance ; cette résistance était due à une petite arête de poisson qui obstruait le canal. M. Dubois en fit l'extraction, et la fistule fut promptement guérie. Nuck et Ferrand ont vu des fistules salivaires du conduit de Sténon survenir à la suite d'un abcès produit par la carie des dents.

En traitant des fistules de la parotide, nous avons indiqué les circonstances qui font juger qu'une fistule salivaire dépend d'une lésion du canal parotidien et non de la glande parotide elle-même. Là, comme ici, l'orifice varie et dans sa forme et dans sa largeur, mais moins dans sa situation. Quand l'orifice interne de la fistule est plus bas que l'orifice externe, la salive s'amasse, forme une tumeur qu'on vide en la comprimant, mais qui ne tarde pas à reparaître. Lorsque au contraire l'orifice interne est plus élevé, ou seulement lorsqu'il se trouve à la même hauteur que l'orifice externe, il n'y a pas de tumeur et la salive s'écoule librement au dehors.

Parmi les moyens qu'on a proposés pour guérir les fistules du conduit salivaire, les principaux sont la compression, la désobturation, la cautérisation et la formation d'un conduit artificiel.

La compression peut être exercée entre la fistule et la glande parotide, ou sur la glande même. Dans le premier cas, on se propose de suspendre seulement pour un temps le passage de la salive par le canal et de favoriser la réunion des bords de la fistule. Ce mode de compression a été employé avec succès par Maisonneuve. Ce chirurgien ayant à traiter une fistule du canal salivaire déterminée par un coup de sabre à la joue, imagina d'employer la compression, non sur l'ouverture de la fis-

tule , comme quelques autres l'avaient tenté
sans succès , mais sur la partie saine du canal ,
entre son ouverture accidentelle et la glande.
C'était , comme le fait remarquer Louis (1) ,
une digue qu'il opposait au cours de la salive
pour en tarir la source dans la plaie , afin
qu'étant ainsi à sec , on pût cicatriser solidement le petit trou par lequel la salive s'échap-
pait. On continua cette compression pendant
vingt jours , qu'on jugea nécessaires à la consolidation de la cicatrice. Ce procédé a l'inconvénient de produire un gonflement considérable
de la glande parotide par l'accumulation de la
salive dans ses conduits , mais on parvient à en
diminuer les mauvais effets par des topiques
émolliens. Il est à peine nécessaire de dire que
cette méthode ne peut convenir que dans les
cas où le canal est libre , et qu'il faut toujours
s'en assurer au moyen d'un stylet avant d'entreprendre la cure de la fistule par la compression.

Cette compression , lorsqu'on l'exerce sur
la glande même , a pour but d'atrophier cet
organe , de détruire ses fonctions , et sur-tout
d'empêcher la sécrétion de la salive. Desault
est le premier et peut-être le seul , qui ait employé la compression dans cette intention. Il
est parvenu par ce moyen à guérir dans l'espace
d'un mois une fistule salivaire du conduit de
Sténon , qui pendant trente jours avait résisté
à une compression exercée entre l'orifice fistuleux et la glande. Mais Desault ne s'est-il pas
fait illusion sur la manière d'agir du moyen
dont il s'est servi ? N'aurait-il pas attribué à

---

(1) Mémoires de l'Acad. de Chirurg. , T. 9 , in-12 , p. 75.

l'affaissement de la glande et à l'oblitération de ses conduits excréteurs une guérison qui probablement n'aura été due qu'à la suspension de la sécrétion salivaire pendant un temps suffisant pour la consolidation du trajet fistuleux ? On ne peut guère admettre que la compression que recommande Desault puisse être assez forte et assez invariable pour produire l'effet que ce célèbre Chirurgien lui a attribué. L'affaissement ou la dépression que l'on remarquait trois mois après la guérison de la fistule , dans l'endroit qu'occupe la parotide ne me paraît pas prouver suffisamment que les fonctions de cette glande fussent abolies et sa sécrétion supprimée. Je ne croirais à cette atrophie de l'organe, qu'autant qu'elle serait constatée par l'ouverture du cadavre. L'observation de Desault est d'ailleurs loin de réunir toutes les circonstances propres à établir son opinion et à démontrer l'explication qu'il en donne. Au reste , quel que soit le lieu où l'on exerce la compression pour guérir une fistule salivaire du conduit de Sténon , on peut se servir des bandages mécaniques décrits et gravés dans les Mémoires de l'Académie de Chirurgie , T. XIV et XV, ou couvrir la glande parotide de compresses graduées , maintenues par une bande.

La désobstruction du canal de Sténon pour la guérison des fistules salivaires n'a été imaginée que vers le milieu du dernier siècle. Louis et Morand se sont disputés l'honneur d'avoir inventé cette méthode. Louis est le premier qui l'ait fait connaître. Ayant été consulté pour une personne qui perdait une partie de sa salive par une ouverture fistuleuse à l'une des joues, il fut d'avis que, au lieu de pratiquer une

route artificielle à cette liqueur, on cherchât
à rétablir celle que la nature lui a destinée. Il
n'eut aucune nouvelle de cette personne et ne
sut pas si son conseil avait été suivi. Mais il
trouva bientôt l'occasion d'employer lui-même
ce moyen curatif. Il s'assura d'abord de la disposition du conduit salivaire au moyen d'un
stylet, qui y pénétra aisément. Quelques jours
après il introduisit dans le canal, avec un autre
stylet percé à son extrémité, un fil auquel était
attachée une mèche composée de quelques brins
de soie. Dès le même jour la salive passa presque en totalité par la bouche. Une fluxion qui
survint le onzième jour força de supprimer le
séton ; la salive cessa de couler sur la joue et
dès-lors la guérison fut complète. Lorsque
Louis fit part de cette observation à l'Académie, Morand déclara que le même moyen lui
avait réussi plusieurs fois et cita un fait à l'appui de cette assertion. Mais ce fait était inconnu
à Louis quand il lut son mémoire à l'Académie,
et comme les inventions appartiennent plus à
ceux qui les montrent qu'à ceux qui les trouvent, celle-ci appartient à Louis. Il s'en faut
de beaucoup pourtant que cette méthode réus-
sisse toujours ; il arrive quelquefois qu'elle diminue seulement la quantité de salive qui coule
à l'extérieur ; quelquefois encore il arrive que
la guérison n'est pas durable.

Voici, au reste, de quelle manière il faut employer cette méthode, soit que le diamètre intérieur du canal permette encore d'introduire
facilement un stylet, soit que cette introduction
présente des difficultés.

Dans le premier cas, on renverse un peu la
joue en dehors ; on porte dans le conduit de

Sténon un stylet d'Anel qu'on tâche de faire sortir par l'ouverture fistuleuse ; lorsqu'il paraît au dehors, on le saisit et on l'entraîne ainsi que le fil qu'on y a préalablement attaché. On noue les deux bouts de ce fil sur la joue. Le lendemain on fixe à l'extrémité du fil qui correspond à l'orifice accidentel un petit séton composé de deux brins de soie seulement, et on l'entraîne dans le conduit en tirant l'autre extrémité du fil. Chaque jour on renouvelle le séton, et on en augmente la grosseur afin de dilater par degrés le canal rétréci. On en continue l'usage jusqu'à ce qu'on ait obtenu l'effet désiré. On pourrait, comme Louis le conseille (1) conserver le séton jusqu'au moment où la cicatrice est parvenue près de la mèche. Alors, après l'avoir coupé au niveau de la joue, on tirerait de quelques lignes seulement le bout qui est dans la bouche ; en conservant la mèche dans le canal, on assurerait la filtration de la salive, pendant que l'ulcère extérieur acheverait de se consolider.

Si l'introduction du stylet par l'orifice naturel du conduit de Sténon présentait beaucoup de difficultés, il faudrait tenter de le faire passer par l'ouverture fistuleuse, qui pourrait être agrandie, s'il était nécessaire, par une légère application de caustique. Le coude que fait le conduit salivaire à l'endroit où il traverse le muscle buccinateur pour s'ouvrir dans la bouche, arrête à la vérité la pointe mousse du stylet, mais on parvient aisément à faire disparaître ce coude en portant, à l'exemple

---

(1) Mémoires de l'Académie de Chirurgie, T. 9, in-12, p. 86.

de Louis, le doigt indicateur et celui du milieu dans la bouche, et en soulevant la joue sur les côtés de l'extrémité du stylet, de manière à donner aux parties une direction plus favorable. Une autre précaution est nécessaire lorsqu'on veut introduire un séton un peu gros dans le conduit salivaire : ce conduit présente dans l'état naturel une laxité que rendent nécessaire les mouvemens et l'extensibilité des joues ; cette laxité permet aux parois du canal de se replier sur elles-mêmes lorsqu'on exerce sur elles une traction un peu forte avec le séton. Louis ayant introduit une partie de la mèche dans le canal, trouva de la résistance, en discerna de suite la cause, et y remédia en plaçant deux doigts sur la joue, dans la direction du canal, l'un en dessus, l'autre en dessous, afin de l'étendre en tirant sur la joue, de la commissure des lèvres vers l'oreille.

Ce n'est que d'après des indications particulières que la cautérisation peut convenir contre quelques fistules salivaires. Lorsque le canal est obstrué et que l'orifice fistuleux n'offre ni callosités, ni fongosités qui s'opposent à la réunion des bords de l'ouverture, les caustiques sont non seulement inutiles, mais ils peuvent aggraver le mal si l'on s'obstine à les employer. Ce n'est donc que dans les cas où l'orifice de la fistule est calleux ou fongueux, et où le canal salivaire est resté libre, que l'usage des caustiques peut être utile. Cette distinction n'ayant pu être faite qu'après des tentatives multipliées, on doit peu s'étonner que parmi les Chirurgiens qui ont usé des caustiques, les uns, tels que Diemerbroeck et Nunck, en aient obtenu des succès marqués, tandis que d'autres, tels que

Roonhuysen et Monro n'en ont observé que de mauvais effets. Louis, frappé de la différence de ces résultats, avait cherché à concilier les opinions opposées en admettant que les caustiques avaient réussi dans les cas où la fistule appartenait à la glande parotide elle-même, et qu'ils avaient été sans effet dans tous ceux où la fistule était due à une lésion du conduit salivaire. Mais Louis fut lui-même obligé de revenir sur cette conjecture quelque temps après, ayant vu guérir par le simple application de la pierre infernale, une fistule du conduit de Sténon, qui durait depuis dix-neuf ans. De nouveaux faits recueillis par Ferrand de Beaune, Désormeaux de Tours, Jourdain, M. le Professeur Lallement et d'autres praticiens, ont fait connaître l'efficacité des caustiques dans le traitement des fistules salivaires du conduit de Sténon, lorsque la maladie présente les conditions qui autorisent l'emploi de ce moyen.

Tous les caustiques ne doivent pas être employés indifféremment ; il faut préférer ceux qui forment une escarre sèche et bornée. Louis pense que la pierre infernale, ou bien une pâte composée avec le muriate de mercure corrosif, la croûte de pain pulvérisée et un peu d'eau de guimauve peut suffire. Il veut qu'on apporte la plus grande circonspection dans l'usage des caustiques, dont l'action doit être bornée à l'ouverture fistuleuse. L'escarre solide que forment ces caustiques fait corps avec la peau ; elle a besoin d'être soutenue par un moyen mécanique, afin de donner à la nature le temps d'achever la cicatrisation des parties sous-jacentes avant la chûte de l'escarre.

Il est assez souvent nécessaire de revenir une

ou plusieurs fois à la cautérisation pour rendre la guérison complète. Néanmoins, si au moment où l'escarre se détache, la plaie a diminué de largeur et que les bords en soient plus rapprochés l'un de l'autre, on peut essayer pendant quelques jours la compression sur le conduit entre la glande et la fistule. Un temps très-court pourrait alors être suffisant pour amener une cicatrice solide, sans qu'il fut nécessaire de recourir une seconde fois au caustique, dont l'application peut n'être plus indiquée, parce que les conditions de la maladie ne sont plus les mêmes.

Un chirurgien français, nommé de Roi, a conçu l'idée de former un conduit artificiel, en perçant la joue, pour guérir les fistules salivaires du conduit de Sténon. Cette méthode convient lorsque les autres moyens ont été sans succès, que le conduit naturel est oblitéré ou considérablement rétréci, qu'il a été détruit par une brûlure, la gangrène, ou une plaie avec perte de substance. C'est Saviard qui nous a fait connaître le procédé qu'employa de Roy : la joue fut percée directement de dehors en dedans avec un fer rougi au feu, mince et long ; le cautère actuel fut préféré à l'instrument tranchant pour produire une perte de substance « qui donnât lieu à ce nouvel » émissaire de se perpétuer ».

De Roy obtint de cette opération le succès qu'il en attendait : la salive ne tarda pas à couler dans la bouche par ce nouveau conduit, et cessa de tomber sur la joue. Une opération à-peu-près semblable a été pratiquée par Duphœnix avec le même succès. Au lieu d'employer le cautère actuel, comme de Roy, il se servit d'un

bistouri pour percer la joue, et le dirigea de haut
en bas et de derrière en devant ; il plaça dans la
moitié interne de la plaie une canule destinée à
prévenir sa réunion en dedans et à porter la salive dans la bouche , jusqu'à ce que la plaie extérieure fût cicatrisée. Les bords de cette dernière furent mis en contact au moyen de plusieurs points de suture qui servirent en même-
temps à maintenir la canule ; celle-ci fut ôtée
le seizième jour. La fistule ne reparut point.
Alexandre Monro, pour former un nouveau
conduit à la salive, employa un moyen différent : il souleva et tendit la joue avec deux
doigts introduits dans la bouche, de l'autre
main il prit une grosse alène de cordonnier, en
plaça la pointe sur l'orifice naturel du canal de
Sténon, et perça la joue obliquement, en suivant à-peu-près la direction connue de ce canal ; il introduisit dans la plaie un cordon de
soie et en lia les deux bouts d'une manière
lâche, vers la commissure des lèvres. Ce séton
fut changé à chaque pansement; et quand la
nouvelle route fut bien établie, ce qu'on reconnut à la facilité avec laquelle on y faisait
glisser le séton , celui-ci fut supprimé. La plaie
extérieure guérit en très-peu de temps. Chesel-
den., Bell et Siebold ont conseillé la même
opération avec de légers changemens dans la
forme de l'instrument. Desault s'est servi d'un
trois-quarts à hydrocèle pour guérir une fistule
dans laquelle le conduit de Sténon était si rétréci que le stylet le plus mince ne pouvait y
pénétrer. On avait tenté d'affaisser la glande
parotide par la compression , mais l'appareil
avait causé des douleurs si vives qu'on avait été
obligé d'y renoncer. Après avoir percé la joue

avec le trois-quarts, Desault se servit de la canule de cet instrument pour passer un fil dans
l'intérieur de la bouche ; par le moyen de ce
fil, il entraîna dans l'ouverture de la joue une
mèche de charpie qui fut tirée de dedans en
dehors jusqu'auprès du bord extérieur de la
plaie. Le fil fut fixé sur la joue par un emplâtre agglutinatif. On couvrit la petite ouverture
d'un peu de charpie et de quelques compresses
imbibées d'eau végéto-minérale. Chaque matin
on avait soin de changer le séton en le grossissant un peu, avec la précaution de ne jamais
le conduire entre les bords de la plaie extérieure,
qui n'était traversée que par le fil et qui était
elle-même couverte d'un emplâtre agglutinatif
pour empêcher l'écoulement de la salive. Le
quarante-quatrième jour le séton fut supprimé,
on laissa le fil jusqu'au cinquantième, époque
à laquelle on l'enleva, avec la précaution de
cautériser la petite ouverture extérieure restée pour son passage. Bientôt elle fut cicatrisée,
et trois mois après l'opération, le malade quitta
Paris, très-bien guéri.

M. Deguise a fait part à la Société de la Faculté de Médecine, d'un procédé particulier
qu'il a mis en usage avec succès dans le traitement d'une fistule du conduit de Sténon. Ce
procédé consiste à établir une double route artificielle à la salive pour tomber dans la bouche.
M. Deguise a été conduit à imaginer cette opération dans un cas où les autres moyens de
guérison avaient été employés envain un grand
nombre de fois. Il s'agissait (1) d'une jeune personne de quinze ans affectée depuis la 5e. an-

---

(1) Journal de Médecine continué, T. XXI.

née de sa vie , d'une fistule salivaire du conduit de Sténon : cette fistule était la suite d'une
blessure faite à la joue par un coup de corne de
vache. Deux chirurgiens instruits avaient l'un
après l'autre échoué dans le traitement de cette
fistule en employant successivement la perforation de la joue, le séton, la compression et les
caustiques. A l'âge de 15 ans, la malade fut
amenée à Paris où, de l'avis de M. Pelletan ,
M. Deguise tenta des moyens analogues, mais
tellement modifiés qu'ils semblaient promettre
un meilleur résultat. La joue fut encore une
fois percée avec un trois-quarts , et une autre
fois avec le cautère actuel ; on employa le séton ;
on revint aux caustiques et à peine pût - on
obtenir une apparence de succès qui ne tarda
pas à s'évanouir. Cependant la jeune malade
qui désirait ardemment de guérir, sollicitait
elle-même de nouvelles tentatives quelque douloureuses qu'elles pussent être. M. Deguise
imagina alors de percer la joue en deux endroits
et de passer dans cette double ouverture un
fil de plomb recourbé , dont les deux extrémités
fussent dans la bouche , et dont la partie
moyenne et convexe placée dans le conduit
naturel de la salive, correspondît à l'endroit
même de l'ouverture fistuleuse. Il exécuta cette
première partie de l'opération à l'aide d'un petit trois-quarts porté dans l'orifice fistuleux et
enfoncé dans la bouche, en traversant l'épaisseur de la joue de devant en arrière , puis de
derrière en devant. La canule servit à conduire
dans la bouche le fil de plomb dont les extrémités furent recourbées sur elles-mêmes pour
éviter tout déplacement. Il fut nécessaire de
réunir ensuite les bords de l'ouverture exté-

rieure par la suture entortillée. Au bout de
quelques jours, la cicatrisation de ce point fut
achevée et la salive commença à couler par les
deux canaux artificiels. Le plomb fut retiré
avec précaution, et la guérison, jusque-là si
imparfaite et si peu durable, ne laissa rien à
désirer. Dans son rapport sur cette observation,
M. Percy conseille d'apporter à ce procédé opératoire une modification importante. Des deux
canaux artificiels que pratique M. Deguise,
l'un a la direction naturelle du canal salivaire
et l'autre est dirigé dans un sens opposé au
cours naturel de la salive. Il résulte de cette
disposition, que le premier doit être fort utile
à la guérison, tandis que l'utilité du second
reste au moins problématique. Néanmoins celui-ci a un avantage qu'on ne peut contester,
c'est celui d'assujettir le fil de plomb sans qu'il
reste de corps étranger dans l'orifice fistuleux
dont la cicatrisation est si importante. M. Percy
a imaginé un moyen de conserver cet avantage
sans qu'il soit nécessaire de percer la joue de
devant en arrière ; voici comment il propose
d'opérer : « On ferait entrer d'abord par l'ou-
» verture fistuleuse une certaine longueur de
» fil de plomb dans la portion du canal qui re-
» pose sur le muscle masséter, tandis que
» l'autre extrémité passant sous l'orifice fistu-
» leux traverserait la joue par l'unique ouver-
» ture artificielle, et serait repliée en dedans
» de la bouche, où une médiocre compression
» extérieure la serrant entre la membrane
» buccale et les dents suffirait pour la rendre
» invariable. Ce moyen, ajoute M. Percy, m'a
» réussi plusieurs fois, et je n'ai pas eu besoin
» de recourir aux caustiques, ni à la suture

» entortillée. Plusieurs feuilles d'or appliquées
» sur l'orifice fistuleux, l avaient si exactement
» fermé, que la salive avait aussitôt cessé d'y
» passer et qu'il ne fallut que quelques jours
» pour le cicatriser très-solidement. »

De l'obstruction et du rétrécissement du Conduit de Sténon.

Le conduit salivaire de la glande parotide peut être bouché par une matière endurcie, par un corps étranger qui s'y insinue, par un calcul qui s'y forme : une tumeur placée sur son trajet peut produire le même effet. Dans tous ces cas, la salive continuellement sécrétée dans le tissu glanduleux ne peut pas couler librement dans la bouche ; il en résulte une distension ordinairement œdémateuse de la parotide et de la portion du conduit de Sténon comprise entre la glande et l'obstacle qui gêne ou empêche le cours de la salive : quelquefois la distension du conduit est tellement considérable qu'il forme une tumeur volumineuse, oblongue, indolente, circonscrite, et qui continue de faire des progrès tant que la cause qui produit la rétention partielle ou complète de la salive n'est pas détruite : dans quelques cas la dilatation devient énorme.

Ce n'est pas contre la tumeur elle-même qu'il faut d'abord diriger le traitement, mais bien contre la cause qui l'entretient. Quand un corps étranger introduit dans le canal de Sténon, ou une concrétion formée spontanément produit son obstruction, il faut procéder à son extraction par l'intérieur de la bouche, afin d'éviter la formation d'une fistule salivaire.

Si une tumeur placée sur la joue pressait les parois du conduit et s'opposait au cours de la salive, il faudrait l'enlever, à moins que quelque circonstance ne rendît son extirpation dangereuse ou impossible. Dans ce cas et dans tous ceux où la cause qui produit l'obstruction du canal ne peut pas être attaquée ou même reconnue, on remédie aux phénomènes qui en résultent, en ouvrant la tumeur salivaire par la bouche, et en établissant une fistule interne entre l'obstacle et la glande. On substitue ainsi à l'orifice naturel du conduit, un orifice artificiel qui remplit le même usage.

Article IV.

Maladies de la Glande maxillaire et de son Conduit excréteur.

Les plaies, les engorgemens, l'inflammation et la plupart des maladies auxquelles sont sujets les autres organes, peuvent affecter les glandes maxillaires.

— Placée sur la face interne du corps et de la branche de la mâchoire inférieure, la glande maxillaire est à l'abri de l'action des corps vulnérans; aussi est-il extrêmement rare qu'elle soit offensée par une plaie. Mais il est difficile qu'elle ne soit pas plus ou moins entamée dans l'extirpation des tumeurs squirrheuses qui se développent dans les glandes lymphatiques dont elle est environnée. On ne s'aperçoit ordinairement de cette lésion que lorsque la plaie qui résulte de l'opération, est déjà fort avancée dans sa guérison. Alors la salive qui s'échappe des petits conduits ouverts sur la surface de la plaie se mêle au pus, le rend séreux, et dans l'intervalle d'un pansement à l'autre, les pièces de l'appareil sont plus ou moins mouillées, selon que le malade a parlé et mâché plus ou moins long-temps. On fait cesser cet écoulement en exerçant une compression assez forte pour donner lieu à l'oblitération des conduits ouverts : on assure l'effet de cette compression en nourrissant le malade d'alimens qui exigent peu de mastication et en lui recommandant le silence. Si la plaie guérit sans que les conduits excréteurs divisés soient oblitérés, on voit la salive transsuder à travers la cicatrice pendant la mastication. J'ai fait cesser une pareille transsudation par une longue compression.

— Quand la glande maxillaire s'engorge et s'enflamme, elle est douloureuse, soulève la membrane interne de la bouche en dedans et les tégumens en dehors; mais cette maladie est extrêmement rare, et l'on prend souvent pour l'engorgement inflammatoire de cette glande celui des ganglions lymphatiques qui l'avoisinent. Au reste, quel que soit le siège de cet engorgement, on le combat par les cataplasmes émolliens et anodins.

— La tuméfaction de la glande maxillaire, par la rétention de la salive dans les petits conduits qui parcourent sa substance et se réunissent pour former son conduit excréteur, est une affection bien plus commune que celle dont nous venons de parler. Cette rétention est produite par le rétrécissement ou l'oblitération incomplète du conduit : la salive ne pouvant couler librement dans la bouche, reflue vers la glande. Une tumeur près du conduit de Warthon, l'engorgement des parois de

ce conduit, une concrétion pierreuse arrêtée
à son orifice ou dans un point quelconque de
sa longueur, sont les causes les plus ordinaires
de la rétention de la salive dans la glande maxillaire, et de l'engorgement de cette glande qui
forme alors une tumeur au-dessous et devant
l'angle de la mâchoire. Cette tumeur est circonscrite, douloureuse, sur-tout au toucher,
mais sans changement de couleur à la peau.
Elle diminue de volume et perd de sa sensibilité par l'application des cataplasmes émolliens, et sur-tout par l'écoulement de la salive
dans la bouche ; mais lorsque le malade parle
pendant quelque temps, ou qu'il mâche des
alimens un peu durs, le gonflement et la douleur
augmentent. J'ai vu un exemple de cette tuméfaction de la glande maxillaire, produite par
l'engorgement des parois du conduit de Warthon. La glande se gonflait et s'affaissait alternativement selon que la salive était retenue
ou qu'elle coulait dans la bouche. En pressant
la tumeur, lors toutefois que la douleur le
permettait, on faisait tomber la salive dans la
bouche, et le volume de la glande diminuait.
Cet état subsista pendant plusieurs mois ; je
recommandai au malade de tenir souvent et
long-temps de l'eau de guimauve dans la bouche :
l'engorgement des parois du conduit se dissipa ;
la salive reprit son libre cours et la glande cessa
de se tuméfier. Sabatier, dans sa Médecine opératoire, rapporte l'exemple d'une tuméfaction
de la glande maxillaire produite par une concrétion pierreuse arrêtée dans le conduit de
Warthon. « Un homme dans la force de l'âge
» sentit une douleur vive à la glande maxillaire
» gauche, en tirant des armes, dans le temps

» qu'il poussait un cri familier à ceux qui se
» livrent à ce genre d'exercice. Cette douleur
» fut suivie d'un gonflement inflammatoire
» qu'on ne parvint pas à dissiper entièrement
» par l'emploi des moyens ordinaires. La glande
» resta grosse, dure et d'une sensibilité mé-
» diocre. Peu de temps après, elle augmenta
» de volume et devint fort douloureuse. Quel-
» ques personnes consultées furent d'avis de
» l'attaquer avec des résolutifs appliqués à l'ex-
» térieur et administrés intérieurement, et une
» autre conseilla la cautérisation. Cette dernière
» appliqua un morceau de potasse concrète sur
» la glande, la fit suppurer long-temps et crut
» avoir guéri le malade. Cependant son incom-
» modité était la même. Il ne pouvait parler
» pendant quelque temps, tirer des armes,
» mâcher des alimens un peu durs, sans que la
» douleur et le gonflement revinssent. Il s'a-
» perçut alors d'un embarras sous la langue
» près du ligament inférieur de cet organe, et,
» portant le doigt sur le lieu où l'embarras
» dont il s'agit se faisait sentir, il reconnut
» qu'il y avait quelque chose de dur. Je fus
» prié de lui donner mes conseils; et après
» avoir entendu le récit de ce qui s'était passé
» et avoir examiné le dessous de la langue, je
» reconnus, à travers l'épaisseur des parties,
» qu'il y avait à l'extrémité du canal de War-
» thon un corps pierreux qui le remplissait.
» Une incision que je pratiquai donna issue à
» ce corps, dont la forme approchait de celle
» d'un grain d'orge avec un peu plus de volume.
» C'était lui qui retenait la salive, et qui, la
» forçant de refluer en arrière, avait causé les
» incommodités dont le malade se plaignait

» depuis si long-temps : aussi ces incommodités
» se dissipèrent-elles bientôt. Mais étant re-
» venues quelque temps après, on reconnut
» la présence d'une nouvelle pierre qui fut
» aussi ôtée par incision, et depuis ce temps
» le malade n'en a plus ressenti les atteintes. »
Je viens de voir tout récemment un cas analogue. J'ai fait cesser la tuméfaction à laquelle
la glande était exposée en retirant une concrétion pierreuse, oblongue, dont une extrémité
dépassait un peu l'orifice du conduit de Warthon.

— Les auteurs parlent de l'engorgement
squirrheux de la glande maxillaire, et quelques
uns même disent en avoir fait l'extirpation avec
succès. Mais il est douteux que cette maladie
ait jamais existé. On aura pris vraisemblable-
ment, pour un squirrhe de la glande maxillaire,
une tumeur squirrheuse qui avait son siège
dans un des ganglions lymphatiques qui l'a-
voisinent. J'ai extirpé plusieurs tumeurs de
cette espèce, et je me suis convaincu que la
glande maxillaire était placée au-dessous d'elles,
leur adhérait fortement, et qu'il fallait apporter
une grande attention pour ne pas l'entamer.
Au reste, si cette glande était squirrheuse et
qu'elle tendît à faire des progrès ou à prendre
un caractère fâcheux, on pourrait en faire l'extirpation. A la vérité, la section de l'artère
labiale serait inévitable, dans cette opération ;
mais il serait facile d'en faire la ligature.

De la Grenouillette ou Ranule.

On nomme ainsi une tumeur qui se forme
dans la bouche, au-dessous de la langue et
près de son ligament.

La nature de cette maladie a été long-temps ignorée. A. Paré croyait qu'elle était formée par une matière froide, humide et visqueuse qui tombait du cerveau sur la langue. Fabrice d'Aquapendente et Dionis la rapportaient aux tumeurs enkystées. Munnicks est le premier qui ait bien connu sa nature, en l'attribuant à un amas de salive dans le conduit destiné à transmettre ce liquide dans la bouche.

Parmi les auteurs qui ont reconnu dans la grenouillette une tumeur formée par une congestion de la salive, les uns ont cru que l'épaississement de ce liquide était la cause première de la maladie ; les autres ont pensé que l'épaississement de la salive n'était que consécutif, et que la cause première de la maladie était une disposition viciée des solides, une oblitération du canal excréteur. Louis qui a embrassé cette opinion fait remarquer que l'épaississement de la salive dans la grenouillette est toujours proportionné à son séjour dans la tumeur ; qu'il ne préexiste pas à la maladie, mais qu'au contraire il en est l'effet. Aussi dès qu'on rétablit le cours de la salive en désobstruant le conduit, ou en établissant une ouverture nouvelle, le mal disparaît, bien qu'on n'emploie aucun moyen pour rendre la salive moins épaisse. Or, si l'épaississement de cette humeur était la cause de la maladie, elle ne tarderait pas à reparaître, elle ne cesserait que momentanément par la ponction de la tumeur. L'oblitération de l'orifice du conduit excréteur de la glande maxillaire est donc la véritable cause de la grenouillette. Cette oblitération est produite tantôt par une tumeur, un ulcère, tantôt par la matière blanchâtre d'un aphthe situé sur cet orifice., d'autres fois enfin par un calcul salivaire. Alors la salive ne pouvant plus couler dans la bouche, s'accumule dans le canal et en distend les parois.

Lorsque la grenouillette est récente, la salive qu'elle contient ressemble parfaitement par sa couleur et sa consistance à du blanc d'œuf. Plus tard, sa couleur devient louche, sa viscosité augmente et il s'y forme des concrétions sablonneuses et même des espèces de pierres molles et friables. Enfin, lorsque la grenouillette est parvenue à un volume excessif, il est possible que ses parois suppurent et que le pus qu'elles exhalent, mêlé à l'humeur visqueuse qu'elles renferment, donne à celle-ci une couleur blanchâtre.

C'est donc le canal de Warthon qui forme la poche dans laquelle l'humeur de la grenouillette est contenue. Cette poche, mince d'abord, prend de l'épaisseur, de la consistance, et devient quelquefois dure et comme squirrheuse à mesure que la tumeur fait des progrès. Recouvertes par la membrane interne de la bouche, les parois du kyste ne lui sont unies que par un tissu cellulaire lâche, et ces deux parties glissent facilement l'une sur l'autre. Cette circonstance doit être prise en considération dans l'opération nécessaire pour guérir cette maladie.

La grenouillette se présente sous la forme d'une tumeur en quelque sorte transparente, molle et avec fluctuation, ou presqu'entièrement dure et ferme. Tant qu'elle est peu volumineuse, elle cause très-peu d'incommodité. Mais à mesure qu'elle croît, elle gêne la mastication et surtout la prononciation ; ensorte que

le malade ne rend plus que des sons mal arti-
culés, que l'on a comparés assez mal-à-propos
au croassement des grenouilles, ce qui a fait
donner à cette maladie le nom qu'elle porte.
Quand la tumeur est négligée ou méconnue,
elle acquiert quelquefois un volume énorme et
occupe une grande partie de la bouche; elle
refoule la langue en haut et en arrière, et la
pression qu'elle exerce sur cet organe et sur les
autres parties voisines, rend très-difficile ou
empêche même la mastication, la prononciation, la déglutition des solides et quelquefois
la respiration; les dents incisives et canines de
l'une et de l'autre mâchoires sont poussées en
avant, renversées vers les lèvres qu'elles ul-
cèrent dans quelques cas; d'autres fois elles s'enfoncent dans la tumeur elle-même et y creusent une cavité : la paroi inférieure de la bouche est abaissée et forme une saillie sous le
menton. Dans cet état la grenouillette est ordinairement douloureuse, et peut être compliquée d'inflammation, de fièvre et de suppuration.

C'est ordinairement vers la cavité de la bouche
que la grenouillette se développe, et alors il
n'est guère possible de ne pas voir que la tumeur
qu'on aperçoit au-dessous de la mâchoire est
une dépendance de celle qui remplit l'intérieur
de la bouche. Mais il arrive quelquefois que
la tumeur, au lieu d'étendre ses progrès vers
cette cavité, se porte au-dessous de la mâchoire
et sur la partie latérale et antérieure du cou,
où elle forme une saillie quelquefois très-considérable. Dans ce cas, elle pourrait être prise
pour un abcès froid, ou pour un engorgement
lymphatique; et si l'on en faisait l'ouverture,

ou si elle s'ouvrait d'elle-même, il en résulterait une fistule qu'il serait peut-être impossible
de guérir. J'ai vu deux fois des hommes de l'art
très-instruits commettre cette méprise. Heureusement on se borna à appliquer des emplâtres
fondans sur la tumeur qui fut guérie ensuite
par l'opération convenable.

La grenouillette n'est point une maladie
dangereuse; mais elle est fort incommode par
la gêne qu'elle apporte dans la mastication, la
prononciation etc. , lorsqu'elle a acquis un
volume considérable. On peut l'empêcher de
devenir très - volumineuse et faire cesser les
incommodités qu'elle produit, en la vidant par
une ponction ; mais la plaie se réunit, et la
cause subsistant la tumeur renaît bientôt. On
ne peut guérir cette maladie radicalement qu'en
rétablissant le cours de la salive par l'orifice
naturel du conduit ou par une ouverture artificielle qui ne puisse se refermer.

Lorsque la tumeur est petite, qu'elle a des
parois minces, que l'orifice du canal est visible
ou qu'un aphthe le couvre, si ce canal est obstrué par une matière visqueuse, terreuse, ou par
une pierre, on le débarrasse en ôtant d'abord
le corps étranger, en y passant un stylet, puis
un gros fil de plomb qu'on retire de temps en
temps pour évacuer la salive. Louis a employé
ce procédé avec succès. Un jeune homme portait sous la langue une tumeur qui gênait les mouvemens de cet organe et nuisait notablement à
ses fonctions. Une sinuosité qui divisait la tumeur
en partie droite et en partie gauche, fit soupçonner à Louis qu'elle était formée de deux sacs
adossés. Antérieurement, de chaque côté et sur
la même ligne on voyait une espèce d'aphthe :

c'était l'orifice salivaire un peu dilaté et bouché par une matière visqueuse. Louis ayant introduit sans peine un stylet boutonné dans ces ulcères, l'instrument pénétra à une grande profondeur dans le double foyer de la tumeur; il en sortit beaucoup d'humeur épaisse et transparente, assez semblable à du blanc d'œuf. Un stylet de plomb fut placé dans chaque orifice. Au bout de deux jours le malade vint voir Louis, qui vida de nouveau les sacs tuméfiés et qui mit dans chaque orifice un fil de plomb plus gros que le premier. Il recommanda au jeune homme de vider les tumeurs tous. les matins, après avoir ôté le plomb, et de le remettre ensuite. Au bout de quinze jours les canaux salivaires furent libres et à l'abri de tout embarras.

Ce procédé est simple et peu douloureux; mais son application est rare. On est presque toujours obligé, pour guérir radicalement la grenouillette, de faire une ouverture artificielle durable par laquelle la salive que prépare la glande maxillaire puisse couler dans la bouche. Il faut donc pratiquer sur la partie supérieure de la tumeur une incision et vider le kyste. Mais ordinairement les lèvres de la plaie se réunissent et une nouvelle congestion s'est bientôt formée. Pour obvier à cet inconvénient, les uns ont conseillé de donner à l'incision la plus grande étendue possible; mais ne sait-on pas qu'une plaie simple qui a beaucoup de longueur se ferme aussi aisément qu'une plaie plus petite? Les autres ont proposé, pour rendre la plaie fistuleuse, d'y introduire sur la fin une tente de charpie : ce moyen a réussi à Sabatier. Ce célèbre chirurgien avait ouvert

deux grenouillettes assez grosses à un enfant
de dix ans, et il avait eu l'attention de donner
aux plaies toute l'étendue qu'elles pouvaient
avoir. Cette précaution recommandée par Louis
et par plusieurs autres ne lui réussit pas ; les
plaies se fermèrent et la maladie revint. Sabatier
voulut user du cautère actuel; mais on ne put déterminer le jeune malade à y consentir; il fallut
avoir recours encore à l'instrument tranchant.
Les ouvertures étaient plus grandes que les
premières ; néanmoins on s'aperçut bientôt
qu'elles se resserraient au point de faire craindre qu'elles ne se fermassent tout-à-fait. Ce
fut alors que Sabatier imagina de les remplir
avec un corps qui s'opposât à leur réunion. Il
y introduisit deux morceaux de ces bougies
que l'on emploie dans le traitement des maladies de l'urètre. L'enfant les supportait assez
bien ; mais le goût emplastique qu'elles don-
naient à la bouche lui était fort incommode.
Sabatier y substitua des tentes de charpie que
le malade introduisait lui-même, et qu'il re-
tirait au moment de ses repas. Ce moyen ame-
na une guérison parfaite.

Il ne suffit donc pas toujours, pour guérir radicalement la grenouillette, de fendre la tumeur
dans toute son étendue, il faut encore rendre la
plaie fistuleuse en employant le moyen dont il
vient d'être question. Mais comme ce moyen
pourrait ne pas avoir toujours l'effet qu'on en
attend, il vaut encore mieux faire une ouverture avec perte de substance, en retran-
chant une portion du kyste. Voici comment :
on plonge un bistouri dans la partie interne
postérieure de la tumeur ; et en le conduisant
de derrière en devant et de dehors en dedans

d'abord, puis de dedans en dehors, on fait une incision courbe dont la concavité est tournée en dehors ; on saisit avec une pince à dissection l'espèce de lambeau qui résulte d'une pareille incision, et on l'emporte avec des ciseaux. Comme le kyste, c'est-à-dire, le conduit de Warthon dilaté et épaissi, n'est uni à la membrane de la bouche que par du tissu cellulaire très-lâche, lorsque la tumeur est ouverte, ces deux parties ne gardent plus entr'elles le même rapport qu'elles avaient auparavant, ensorte qu'il pourrait arriver, si l'on n'y prenait garde, qu'on ne retranchât que l'une d'elles, la membrane de la bouche, par exemple, et qu'on n'atteignît point le but qu'on se propose. Lorsque la matière que contient la tumeur est sortie, il faut porter le doigt dans le kyste pour s'assurer s'il ne contient pas une matière sablonneuse, ou même de petites pierres qu'on doit extraire pour prévenir la récidive de la maladie. Après cette opération, qui ne fait presque point couler de sang, les parois de la tumeur reviennent sur elles-mêmes ; les bords de l'incision se rapprochent et se réunissent dans une grande partie de leur étendue ; mais si l'excision a été suffisante, il reste une ouverture fistuleuse par laquelle la salive coule dans la bouche, et la maladie est guérie pour toujours. Ce procédé m'a constamment réussi ; sans doute parce que j'ai eu l'attention de proportionner l'excision au volume de la tumeur, et que je l'ai employé dans tous les cas, au lieu d'en borner l'emploi aux grenouillettes anciennes, très-volumineuses et à parois épaisses, comme l'ont fait beaucoup de praticiens. Louis dit avoir observé que les personnes opérées de cette manière bavent continuellement, et éjaculent en quelque sorte la salive en parlant. Il attribue cet inconvénient à la situation de l'ouverture fistuleuse, au défaut d'une organisation propre à retenir la salive, et à la communication de la fistule dans une cavité assez spacieuse, qui dépend de ce que les parois du canal de Warthon ne se sont pas assez rapprochées pour réduire ce canal à son diamètre ordinaire. Quant à moi, je pense que cette éjaculation dépend tout à-la-fois et de ce que l'ouverture fistuleuse qui transmet la salive dans la bouche est trop petite, et de ce que le conduit salivaire qui a été excessivement dilaté, conserve un diamètre considérable, forme une espèce de réservoir dans lequel la salive s'amasse, et d'où elle est exprimée par les mouvemens de la langue et ceux de toutes les parties voisines, dans l'action de parler. Louis pense qu'on peut prévenir cet inconvénient en perçant la tumeur avec un fer rouge, comme Paré l'avait proposé. Suivant lui, ce moyen serait aussi efficace que l'incision, mais moins douloureux ; il serait préférable, en ce que l'on pourrait établir une ouverture permanente pour l'excrétion de la salive, dans la partie du kyste la plus éloignée du devant de la bouche. Il me semble, d'après ce que j'ai dit plus haut sur la cause de cette éjection de salive, que le moyen le plus propre à la prévenir est d'exciser une portion des parois de la tumeur, proportionnée à son volume. En agissant ainsi, le conduit de Warthon se réduira à un diamètre peu éloigné du diamètre naturel, ensorte que la salive ne s'y arrêtera point, et coulera continuellement dans la bouche avec

d'autant plus de facilité que l'ouverture artificielle sera plus large. L'expérience vient à
l'appui de ce raisonnement : j'ai opéré un
grand nombre de grenouillettes , et je n'ai jamais observé le mauvais effet dont il s'agit ,
parce que j'ai toujours eu soin d'emporter une
portion des enveloppes de la tumeur proportionnée au volume de cette tumeur.

L'instrument tranchant n'est pas le seul
moyen dont on puisse se servir pour ouvrir la
grenouillette ; on peut aussi employer le cautère
actuel ou les caustiques. Amb. Paré ayant
observé que la simple incision avec la lancette
exposait à des récidives continuelles , s'était
déterminé à percer la grenouillette avec un
cautère actuel , dont il faisait passer la pointe
par le trou d'une plaque de fer qui servait en
même temps de soutien à la langue et de sauve-
garde aux parties voisines. En agissant ainsi,
il est évident que Paré se proposait , quoiqu'il
ne le dise pas, de faire une ouverture , avec
perte de substance, par laquelle l'excrétion de
la salive pût avoir lieu en tout temps. On a
pensé que le cautère actuel mènerait plus sûrement à ce but que le bistouri , et par conséquent, qu'il mérite la préférence. Il est certain
que l'ouverture faite avec un fer rouge est
moins sujette à se fermer qu'une simple incision,
quelle que soit son étendue ; mais elle ne se
conserve pas mieux qu'une ouverture avec
perte de substance, faite avec un bistouri et de
la manière que nous avons indiquée plus haut.
En se servant de ce dernier moyen on a un
avantage qu'on ne trouve pas dans l'emploi
du cautère actuel, ou du moins qui ne s'y
trouve pas au même degré ; c'est de pouvoir

proportionner l'étendue de la perte de substance au volume de la tumeur. Nous avons
parlé de l'avantage qu'on a attribué au cautère
actuel de prévenir l'éjaculation de la salive qui
a lieu quelquefois après la simple ouverture de
la tumeur avec le bistouri ; ce que nous avons
dit de ce phénomène et du moyen de l'empêcher nous dispense d'y revenir.

Si l'on rencontrait un malade assez pusilla-
nime pour ne vouloir se soumettre ni à l'action
du bistouri, ni à celle du cautère actuel, on
pourrait ouvrir la tumeur avec un caustique.
Le plus convenable serait le muriate d'antimoine liquide. On tremperait un petit bourdonnet de charpie dans ce caustique et après
l'avoir exprimé on l'appliquerait sur la partie
moyenne de la grenouillette, et on l'y tiendrait
appliqué pendant quelques secondes. De la chute
de l'escarre produite par le caustique, résulte,
comme de celle de l'escarre causée par le cautère
actuel, un ulcère qui se cicatrise en laissant
une ouverture fistuleuse par laquelle coule la
la salive.

ARTICLE V.

Des Plaies de la face par arme à feu.

Ces plaies présentent dans leurs phénomènes
et dans leur traitement quelques circonstances
qui méritent d'être exposées.

La face étant composée d'un grand nombre
d'os dont la plupart sont spongieux, et forment
ou renferment des cavités, l'ébranlement ou
la commotion produite par l'action d'une balle
sur cette partie est rarement transmise au crâne

et au cerveau. Aussi les plaies de la face faites par
des armes à feu sont-elles beaucoup moins fâcheuses que celles du crâne. Quelquefois cependant
elles sont accompagnées d'accidens graves tels
que le gonflement inflammatoire de toute la
face, la fièvre, le délire, un assoupissement
léthargique etc. Ces accidens qui dépendent
de la commotion du cerveau ou de l'irritation
du péricrâne qui passe jusqu'aux membranes
intérieures, rendent ces plaies très-compliquées,
et leur guérison fort incertaine.

Lorsqu'une arme à feu est déchargée à bout-
portant dans la bouche, on observe des désordres de deux espèces : les uns sont produits
par la balle, les autres par la poudre elle-même;
l'explosion subite de cette matière, au moment
où elle s'enflamme, détermine souvent la déchi-
rure des joues dans plusieurs endroits, et ces dé-
chirures partent ordinairement des commissures
des lèvres. Les désordres causés par la balle
résident dans les parties molles et dans les os.
Ils sont différens selon que l'instrument avait
telle ou telle direction lorsqu'il a été déchargé.
Il est rare que les hommes qui attentent à leur
vie en se tirant un coup de pistolet dans la
bouche, donnent à l'arme une direction telle
que la balle, après avoir traversé les fosses
nasales, pénètre dans le crâne par la partie antérieure de sa base, et se perde dans le cerveau :
quand cela a lieu, le blessé périt presque toujours sur le champ. Mais le plus ordinairement
le pistolet est dirigé de manière que la balle
reste dans l'épaisseur de la face dont elle brise
les os. L'arme elle-même lorsqu'elle est enfoncée
dans la bouche, peut contribuer à la fracture
des os, et sur-tout à celle de la mâchoire infé-

rieure. Dans tous les cas, l'intérieur de la bouche est noirci par la fumée et les grains de la poudre ; quelquefois la langue est déchirée en lambeaux et sa surface brulée.

On doit apporter dans le traitement des plaies d'armes à feu à la face, beaucoup d'attention. Il faut sur-tout de grands ménagemens dans les dilatations qu'on est obligé de faire : la conformation particulière des parties et le voisinage des os ne permettent pas d'étendre les incisions ; on doit ménager des organes dont la lésion pourrait être fâcheuse ; on a des difformités à prévenir.

Lorsque la balle est restée dans la plaie , il faut faire les recherches nécessaires pour reconnaître le lieu qu'elle occupe. Si la plaie intéresse la cavité de la bouche , il faut soigneusement en parcourir l'étendue avec le doigt afin de découvrir et d'extraire la balle avant que le gonflement ne vienne fermer les mâchoires. Dans les autres cas, on enfonce avec précaution dans la plaie , un gros stylet au moyen duquel on puisse reconnaître le lieu qu'occupe la balle. Mais si cette recherche occasionne de la douleur, on doit y renoncer dans la crainte d'ajouter aux accidens mêmes de la plaie. Quand on a rencontré le corps étranger , on doit tâcher d'en faire l'extraction, après avoir agrandi la plaie, ou en faisant une contre-ouverture, si elle nécessaire. Cependant si la balle ne pouvait être ôtée que par des incisions considérables , il y aurait moins d'inconvéniens à la laisser qu'à défigurer le malade par de longues incisions , toujours à éviter le plus qu'on peut , dans les plaies du visage. La présence de la balle n'empêche pas la guérison de ces plaies , et son séjour dans l'épaisseur de la mâchoire supérieure ne cause ordinairement aucun accident. De nombreux exemples attestent qu'on peut porter long-temps une balle dans les os de la face sans en être incommodé.

L'engorgement inflammatoire qui accompagne toutes les plaies d'armes à feu, est moindre en général, dans celles de la face que dans celles des autres parties du corps. Pour empêcher, que cet engorgement ne devienne trop considérable, et pour le combattre lorsqu'il est survenu, on a recours à la saignée, aux boissons rafraichissantes, aux lavemens et à une diète sévère. Dans les premiers jours on panse la plaie avec des topiques émolliens et anodins; mais aussitôt que la suppuration est établie, on doit remplacer ces topiques par des remèdes légèrement détersifs.

Chez les personnes qui se sont tiré un coup de pistolet dans la bouche, le gonflement inflammatoire de la gorge est quelquefois si considérable, que la déglutition devient absolument impossible; il convient alors d'introduire une sonde élastique dans l'œsophage, soit par la bouche, soit par les fosses nasales, afin de faire prendre aux malades les alimens nécessaires pour l'entretien de la vie.

Un autre accident dont ces plaies sont quelquefois accompagnées, c'est l'hémorragie, laquelle peut être primitive ou consécutive. Quand la balle a pénétré dans les fosses nasales, en traversant la voûte palatine, et que le sang s'échappe en grande quantité par le nez et par le trou de la voûte du palais, il faut tamponner la fosse nasale, suivant le procédé que nous avons décrit en parlant de l'épistaxis; avec cette différence néanmoins qu'il faut boucher l'ouverture du palais avec un tampon de charpie tenant à un fil double qui sort par la narine. Dans un cas de cette espèce, Desault se contenta de tamponner la narine postérieure et l'antérieure ; mais il est probable que dans ce cas le tampon qui bouchait la narine postérieure droite, fermait aussi l'ouverture de la voûte palatine qui était située fort en arrière, et assez grande pour y passer aisément le pouce. Lorsque la voûte du palais n'est pas percée et que le sang coule dans la bouche, on ne peut opposer à son effusion que les moyens généraux, et si l'hémorragie ne s'arrête pas d'elle-même, le malade périt. J'en ai vu un exemple : Un homme s'était tiré un coup de pistolet dans la bouche ; pendant les neuf premiers jours, il n'éprouva d'autre accident que l'engorgement inflammatoire qui accompagne toujours ces sortes de plaies. Le dixième, il eut par la bouche une hémorragie que rien ne put arrêter. A l'ouverture du corps je reconnus que cette hémorragie provenait de l'artère maxillaire interne que la balle avait contuse et désorganisée vers le sommet de la fosse zygomatique, et dont le sang s'échappa à la chute de l'escarre.

ARTICLE VI.

Des Ulcères chancreux du Visage.

Les ulcères chancreux du visage forment un genre de maladie d'une importance telle, qu'après avoir parlé séparément de ceux qui attaquent chacune des parties de cette région, nous croyons utile de revenir encore sur cette

affection en l'envisageant d'une manière générale et indépendamment du lieu qu'elle
occupe.

Il n'est aucune partie de la face qui ne puisse
en être le siége ; le cuir chevelu même n'en est
pas à l'abri , particulièrement chez les individus chauves. Elle semble avoir pour les lèvres ,
le nez et les joues , une fâcheuse prédilection ;
elle attaque assez souvent encore le front et
les tempes ; les enfans et les jeunes gens n'en
sont presque jamais atteints.; les adultes et les
vieillards seuls y sont sujets ; on a encore observé qu'elle se montre bien plus souvent chez
les hommes que chez les femmes.

Ces ulcères ne commencent pas toujours de la
même manière et ne se présentent pas constamment sous la même forme. Dans la plupart
des cas , la maladie débute par un petit bouton , une espèce de verrue simple qui conserve
long-temps sa bénignité , sur-tout lorsqu'il
n'est pas irrité par de fréquens attouchemens.
Il est très important de signaler les caractères
auxquels on peut distinguer parmi les boutons
de la face ceux qui ne doivent point faire
craindre de devenir des cancers, et ceux qui
dès leur origine tendent vers cette fâcheuse
dégénération, dans la supposition même où
aucune excitation extérieure ne la provoque-
rait. En effet cette distinction conduit le Chirurgien à s'abstenir d'une opération inutile
dans le premier cas et à enlever de suite ceux
qui sont de mauvaise nature.

Les boutons qui ne sont pas propres à devenir cancéreux ont ordinairement une base plus
ou moins resserrée , qui offre un enfoncement
circulaire , une espèce de collet, Leur surface

est tantôt égale sans être luisante, tantôt inégale et comme lobuleuse : souvent elle donne insertion à quelques poils. Leur structure est molle, celluleuse et vasculeuse. Les autres ont une base large ; leur circonférence n'est pas toujours arrondie ; souvent ils s'étendent plus dans un sens que dans un autre. Quelquefois ils ont la forme d'une plaque irrégulière et saillante au plus d'une ligne. Leur couleur est d'un blanc jaunâtre et un peu opaque ; leur surface est lisse, luisante ou cornée et ne donne jamais naissance à des poils ; souvent elle est parsemée de lignes rouges. Leur texture est compacte, et n'offre aucune régularité dans la disposition des parties, elle présente l'aspect du lard. Les boutons de cette espèce peuvent subsister long-temps sans s'ulcérer, lorsqu'on ne les irrite pas ; mais malgré la précaution de n'y point toucher, ils finissent tôt ou tard par s'ouvrir et dégénérer en ulcères cancéreux. J'ai vu un bouton de cette espèce, situé à la réunion de la paupière inférieure avec la joue, alongé transversalement, qui, après avoir subsisté pendant vingt-sept ans sans causer au malade aucune incommodité, s'est ouvert et converti en un ulcère cancéreux, dont les progrès ont été rapides. Je l'ai guéri par l'emploi de la poudre arsénicale.

Ce n'est pas exclusivement de cette manière que commencent les ulcères chancreux de la face. Quelquefois dans le principe on n'aperçoit au lieu qu'ils doivent occuper, qu'une tache jaunâtre qui dépasse à peine le niveau des tégumens, et qui semble formée par le desséchement d'une humeur exhalée de la peau.

Cette tache peut durer long-temps sans faire de progrès. Lorsqu'elle vient à tomber, soit spontanément, ce qui est rare, soit parce qu'on provoque sa chute en la couvrant d'un topique ou en l'arrachant, on voit que la surface du derme n'est pas saine ; elle est excoriée, rouge et couverte de granulations très-visibles sur-tout à la loupe. Il suinte de cette surface excoriée une matière jaunâtre qui en se desséchant forme une tache nouvelle. Celle-ci se reproduit autant de fois qu'on l'arrache ou qu'elle se détache d'elle-même, et l'excoriation devient graduellement plus profonde, de manière à se transformer peu-à-peu en un véritable ulcère.

Quand l'ulcère chancreux du visage commence par un bouton et que ce bouton n'est qu'une simple verrue, il ne dégénère en ulcère qu'autant qu'il est fortement irrité par des attouchemens ou par des caustiques. Sous l'influence de ces causes excitantes, la verrue s'enflamme, devient douloureuse, se tuméfie et s'ulcère. Cette ulcération, comme nous l'avons déja dit, peut avoir lieu sans aucune excitation extérieure lorsque le bouton est de mauvaise nature. Dans l'un et dans l'autre cas, une fois que l'ulcération a commencé, elle s'étend avec plus ou moins de rapidité et détruit entièrement l'excroissance qui a été le germe de la maladie.

Quel qu'ait été le principe de ces ulcères, leur aspect et leur marche offrent beaucoup de variétés: tantôt leur surface est inégale et en quelque sorte raboteuse ; elle est circonscrite par des bords livides, durs, élevés en forme de champignons; tantôt elle est inégale et présente, lorsqu'on l'examine avec la loupe, des granulations semblables à celles de la substance intérieure de la figue ; tantôt enfin elle est recouverte d'une croûte sèche, grisâtre, qui se renouvelle aussi souvent qu'on l'arrache ou qu'on en provoque la chute par quelque topique. Dans ces deux derniers cas, la peau qui environne l'ulcère conserve quelquefois son aspect naturel ; d'autres fois elle devient brune et livide. Le liquide exhalé par les ulcères chancreux du visage diffère beaucoup du pus fourni par une plaie de bonne nature : c'est une sanie ichoreuse, peu abondante, ténue, qui n'a pas la consistance du pus des phlegmons, ni la fétidité de celui des cancers des autres parties. D'autres ulcères chancreux du visage ont la forme d'un champignon, dont la surface sanieuse verse une assez grande quantité de matière ichoreuse. Ce champignon tient à un pédicule dont on peut mesurer l'épaisseur en passant une sonde entre la peau et le rebord du champignon, et en la promenant autour du pédicule. La marche de cette maladie est tantôt lente et tantôt rapide ; mais ce qu'elle a de constant, c'est qu'elle ne rétrograde point, quels que soient les moyens qu'on emploie pour la guérir. Du reste, ces ulcères après avoir fait quelques progrès peuvent tout-à-coup cesser de s'accroître et demeurer stationnaires pendant plusieurs années, ou même pendant la vie entière, sans déranger la santé de ceux qui les portent. D'autres fois on voit tout le contraire : l'ulcération s'étend rapidement en largeur et en profondeur ; elle ne détruit pas seulement la peau et le tissu cellulaire sous-cutané, elle ronge les muscles, les cartilages, les os même, tantôt avec de vives souffrances, tantôt sans douleur ou en déterminant seulement des élancemens passagers.

Il importe bien dans l'histoire des ulcères cancéreux du visage, de distinguer les uns des autres ceux qui constituent une affection purement locale et ceux qui sont liés à une diathèse générale de l'économie. Les premiers en effet sont susceptibles de guerir par l'ablation de la partie malade; les autres se reproduiraient certainement plus ou moins long-temps après qu'on les aurait emportés ou détruits. Des signes certains auxquels on pourrait distinguer toujours les uns des autres ces ulcères si différens dans leur nature, seraient assurément bien précieux; mais malheurement ils manquent dans la plupart des cas; nous ne pouvons presque jamais arriver qu'à de simples probabilités. Aussi, comme il y aurait bien plus d'inconvénient à abandonner à elle-même une maladie qui doit ne guérir jamais et qui peut causer la mort, que de s'exposer à une opération infructueuse, on a établi le précepte d'en entreprendre la guérison, lorsque aucune circonstance ne contre-indique positivement l'emploi des moyens curatifs. Une chose bien digne de remarque, et très-propre à enhardir le chirurgien, c'est que les ulcères chancreux du visage ne sont presque jamais accompagnés de l'engorgement des glandes lymphatiques voisines, tandis que ces glandes sont presque toujours affectées dans les tumeurs cancereuses qui se manifestent dans les mêmes parties, surtout lorsque ces tumeurs sont ulcérees.

On peut prévenir les ulcères chancreux de la face, qui proviennent d'un bouton simple ou benin, en recommandant au malade d'éviter soigneusement tout ce qui pourrait y déterminer de l'irritation. Quant à ceux qui commencent par un bouton de mauvaise nature, l'ablation est le seul moyen de s'opposer à leur développement. Dans ce cas, j'ai coutume de circonscrire la petite tumeur par une incision circulaire ou ovale, selon la forme de sa base, et de l'enlever en emportant toute l'épaisseur de la peau. Je touche ensuite la surface de la plaie avec le nitrate d'argent pour arrêter le sang et dispenser le malade d'avoir le visage couvert d'un appareil. Lorsque l'escarre est tombée, je panse la plaie avec une mouche de diachylon gommé. Lorsque la maladie commence par une sorte d'excoriation couverte d'une croûte jaunâtre, pour en empêcher le développement, il faut, ou bien emporter avec le bistouri toute la partie excoriée, ou bien la consumer avec le caustique. Dans le cas où on emploierait l'instrument tranchant, il faudrait, comme nous l'avons recommandé en parlant des simples boutons, avoir grand soin d'enlever toute l'épaisseur de la peau, et de toucher ensuite la surface de la plaie avec le nitrate d'argent pour suspendre l'écoulement du sang. Mais le plus souvent la maladie se présente dans son principe avec des symptômes si peu effrayans, que les personnes qui la portent croyent rarement qu'il soit nécessaire de consulter les gens de l'art pour un mal aussi léger en apparence. Ce n'est qu'après qu'elle a fait des progrès que les malades réclament nos conseils. A cette époque, avant d'en entreprendre la cure on doit examiner avec le plus grand soin s'il y a possibilité de les guérir, ou bien s'il faut renoncer à cet espoir et s'en tenir à des moyens palliatifs. Quelles que soient l'ancienneté et l'étendue des ulcères chancreux du visage, on peut espérer de les guérir lorsqu'il est possible de les emporter entièrement avec le bistouri, ou de les detruire avec les caustiques, et qu'en même-temps le malade n'éprouve aucun des symptômes qui indiquent une diathèse cancéreuse de toute l'économie. On doit ici avoir particulièrement égard à l'état des glandes lymphatiques, à la coloration de la peau, à l'état des forces et de l'embonpoint, qui ne sont point altérés lorsque la maladie est purement locale.

On ne doit pas employer indifféremment l'instrument tranchant ou les caustiques. Le premier mérite la préférence lorsque la surface de l'ulcère est très-inégale, qu'elle offre des enfoncemens et des saillies considérables, que ses bords sont durs, élevés et renversés. Dans les cas contraires, le Chirurgien peut parvenir à son but par l'un ou par l'autre moyen ; mais on doit, lorsque rien ne s'y oppose, employer préférablement le caustique, parce que ce moyen est moins douloureux, et sur-tout beaucoup moins effrayant que l'autre. On pourrait aussi se servir du cautère actuel ; mais il aurait le même inconvénient. Nous remarquerons encore que les cautères actuel et potentiel ne sont convenables que dans les cas où pour détruire entièrement la maladie, il suffit d'une ou tout au plus de deux applications de ces moyens.

Lorsqu'on emploie l'instrument tranchant pour enlever un chancre du visage, on fait autour de l'ulcère, avec un bistouri dont le tranchant est convexe, une incision qui doit anticiper de quelques lignes sur la peau saine, et dont la forme doit être déterminée par celle de la surface ulcérée. On fait l'ablation de toute la partie affectée en ayant l'attention de pénétrer assez profondément pour ne rien laisser de suspect, rien qu'on puisse soupçonner de participer à la maladie. Lorsque l'ulcère occupe les ailes ou le bout du nez, on doit après avoir mis à nu le cartilage, le ratisser avec le bistouri et même en exciser une lame. Si dans l'opération on divisait une artère, il faudrait en faire la ligature. Le traitement de la plaie doit être celui d'une plaie simple qui suppure.

Lorsqu'on se sert du cautère actuel pour détruire les ulcères chancreux du visage, on rend incandescens deux cautères dont la forme et la largeur approchent le plus possible de la largeur et de la forme de l'ulcère; on en applique un, qu'on tient immobile jusqu'à ce que son action ait cessé. Si le cautère était moins large que l'ulcère, on le conduirait successivement sur toute la surface de celui-ci. Quand on ne juge pas suffisante cette première application, on éteint de suite le second cautère dans l'ulcère. Lorsque l'escarre produite par la cautérisation se détache, la surface qu'elle laisse à découvert a toutes les qualités d'une plaie simple et guérit facilement, pourvu toutefois que la cautérisation ait été assez profonde pour détruire toutes les parties *cancérées*. Dans la supposition contraire, l'ulcère qui succède à l'escarre présente un mauvais aspect et ne tarde pas à prendre le même caractère qu'il offrait avant la cautérisation. Cette dernière circonstance, jointe à la difficulté de mesurer ou même d'apprécier avec quelque justesse la profondeur à laquelle s'étend l'action du feu, a porté la plupart des praticiens à renoncer à l'adustion, pour laquelle d'ailleurs la plupart des malades éprouvent une horreur insurmontable.

De tous les moyens par lesquels on peut détruire les ulcères chancreux de la face, les caustiques sont ceux qui inspirent le moins de répugnance aux malades. Les caustiques doivent être choisis et préparés de façon à consumer le chancre en une ou deux applications, sans néanmoins étendre leur action trop loin dans les parties saines. L'arsenic mêlé dans des proportions convenables avec d'autres substances en poudre est de tous les caustiques celui dont l'action peut le mieux être calculée, et qu'on applique avec le plus d'avantages : aussi est-il presque le seul qu'on emploie aujourd'hui dans le cas dont il s'agit. Ce caustique, autrefois presqu'entièrement abandonné aux charlatans, est devenu d'un usage presque général parmi les chirurgiens, depuis que Bernard et Baseilhac ont fait connaître la manière de le préparer et de l'employer. Ils tenaient eux-mêmes ce procédé de leur maître, le frère Côme, qui l'avait acheté d'un chirurgien, moyennant trois mille livres. Le remède dont il s'agit est connu sous le nom de *poudre de Rousselot*, ou poudre du frère Côme, bien qu'il ait été décrit par plusieurs auteurs anciens, et notamment par Guy de Chauliac. Ceux qui ont employé ce remède et ceux qui en ont parlé, ne sont pas d'accord sur les proportions d'arsenic blanc qu'il doit contenir. Dans le caustique de Rousselot cette substance n'entre que pour un seizième dans la masse ; dans celui du frère Côme, il y est pour plus d'un cinquième ; enfin, de nos jours, quelques chirurgiens n'emploient dans la préparation dont ils usent, qu'un vingt-quatrième d'arsenic. Quant à nous, voici la nôtre, elle se rapproche beaucoup de celle de Rousselot :

Prenez : cinabre, un gros ;
    cendres de semelles de souliers, huit grains ;
    arsenic blanc, six grains ;

mettez le tout en poudre fine et mélangez exactement dans un mortier de verre ou de fayence.

Pour employer ce caustique, on en met une certaine quantité sur une carte ou sur le revers d'une assiette ; on la mêle avec de la salive au moyen d'une spatule, de manière à en former une pâte peu consistante. Si la surface de l'ulcère ne présente aucune élévation dure et squirrheuse, et si ses bords ne dépassent pas le niveau de la peau, on procède immédiatement à l'application du caustique, après avoir bien nettoyé l'ulcère de la sanie qui le couvre. S'il y a des saillies squirrheuses sur l'ulcère ou aux environs, on les enlève avec le bistouri, après quoi on panse l'ulcère avec un morceau de linge qu'on couvre de charpie, et l'on attend que cet appareil se détache de lui-même avant de procéder à l'application du caustique, qui se fait de la manière suivante : après avoir essuyé la surface de l'ulcère avec un linge fin, on la couvre de cette pâte qu'on étend avec une spatule de manière à en former une couche qui doit s'étendre sur la peau à une demie-ligne environ au-delà de l'ulcère, et avoir une épaisseur proportionnée à la profondeur à laquelle on se propose d'agir. En général, il vaut mieux cautériser plus que moins, et par conséquent il y a moins d'inconvénient à faire la couche trop épaisse qu'à en mettre une trop mince. Dans la plupart des cas, il suffit que la couche de caustique ait l'épaisseur d'un demi-franc, encore est-il prudent de la rendre moins épaisse lorsque l'ulcère est situé sur un os ou sur un cartilage qu'on a intérêt à ménager. Lorsque la pâte caustique est ainsi étendue, on la couvre avec de la toile d'araignée, ou avec le byssus qui croît sur les vieux tonneaux et que quelques auteurs appellent *agaric de cave*. Cette substance a sur la toile d'araignée l'avantage de n'avoir rien de mal-propre. Sa couleur noire ou brune lui donne d'ailleurs quelque ressemblance avec les mouches de taffetas gommé. Après avoir appliqué l'une de ces deux substances, on l'humecte en y portant quelques gouttes d'eau avec le doigt ou avec la spatule. La pâte caustique en se desséchant forme une croûte qui tient d'elle même et qui ne se détache qu'avec l'escarre : après le pansement il sera bon de prévenir le malade sur la douleur qu'il doit bientôt éprouver, sur le gonflement œdémateux et inflammatoire qui doit se développer pour se dissiper peu de jours après, lorsque la pâte escarrotique mêlée aux parties qu'elle a désorganisées commencera à se détacher. C'est ordinairement du quinzième au vingt-cinquième jour, quelquefois cependant plus tard que l'escarre tombe : j'ai vu des malades chez lesquels elle n'est tombée qu'au bout de six semaines. Elle se détache de la circonférence au centre ; la cicatrisation se fait dans le même ordre ; en sorte que si la chute de l'escarre se fait long-temps attendre, la cicatrice est presque achevée lorsque cette chute a lieu. Mais le plus souvent il n'en est pas ainsi; l'escarrotique tardant peu à se détacher, laisse à découvert une plaie simple avec perte de substance, dont la surface est grisâtre, et la guérison prompte. On panse cette plaie avec un emplâtre de diapalme, de Nuremberg ou de diachylon gommé. On a soin, en le renouvellant chaque jour, de nettoyer la surface et les environs de la plaie. Pour réprimer les bourgeons charnus, lorsqu'ils sont boursouflés, ou qu'ils dépassent le niveau de la cicatrice, on les touche avec le nitrate d'argent. Dans le cas où après la chute de l'escarre, l'ulcère n'aurait pas un bon aspect et ne marcherait pas vers la guérison, il faudrait appliquer une seconde fois le caustique : je l'ai fait souvent avec succès.

De quelque manière qu'on ait fait disparaître un ulcère chancreux du visage, sa guérison n'est pas toujours radicale. Il n'est pas rare de voir l'ulcère s'ouvrir de nouveau au bout d'un certain temps. Dans ce cas, si on l'attaque encore, on peut le guérir, mais il ne tarde pas à se reproduire, et après plusieurs guérisons et plusieurs rechutes, il finit par prendre un caractère évident d'incurabilité.

Lorsque l'étendue des ulcères cancéreux du visage, le progrès du mal vers les glandes et les os, l'état général du malade ne permettent pas d'en entreprendre la guérison, on ne peut employer que des moyens palliatifs pour retarder la marche de la maladie et calmer les douleurs qui l'accompagnent ; toutefois on ne réussit pas toujours à remplir ces deux indications, quelque multipliés que soient les moyens proposés pour y parvenir. Nous allons indiquer les principaux, dont plusieurs peuvent être employés simultanément : on lave l'ulcère avec une décoction de ciguë, de morelle et de têtes de pavots ; on le couvre ensuite d'un emplâtre fait avec la céruse (carbonate de chaux et de plomb), le minium (oxide rouge de plomb) et la litharge (oxide de plomb demi-vitreux). Si les douleurs sont très-vives, on remplace ce topique par le cérat opiace, ou par des compresses imbibées d'extrait gommeux d'opium On administre intérieurement l'extrait de ciguë, la décoction de carotte, de saponaire, de douce-amère, et l'on prescrit un régime adoucissant. Lorsque les douleurs ne cèdent pas à ces moyens, on ordonne les pilules d'opium, dont on augmente progressivement la dose. On a vu des malades vivre très-long-temps par l'emploi combiné de ces divers remèdes ; on peut y joindre encore un exutoire au bras.

A R T I C L E VII.

Du Tic douloureux.

Le tic douloureux est une maladie de la face ou de tout autre point du contour de la tête, caractérisée par des douleurs aiguës, par des élancemens cruels qui se font sentir par intervalles, toujours sur le même point, s'étendent par une sorte d'irradiation à quelques-unes des parties voisines, et déterminent dans les muscles du spasme et des convulsions.

Cette maladie n'était pas connue des anciens. Ceux qui ont précédé Avicennes n'en ont fait aucune mention, et ceux qui l'ont suivi en ont parlé d'une manière beaucoup plus obscure que cet auteur, qui l'a décrite fort incomplètement. Aussi, lorsque André, chirurgien de Versailles, publia, en 1766, plusieurs observations de tic douloureux, dans son ouvrage sur les maladies de l'urètre, cette affection parut nouvelle aux Médecins, et attira vivement leur attention. En 1776, Fothergill la décrivit exactement, et plus tard, Pujol, médecin à Castres, en fit le sujet d'une monographie. Depuis que cette maladie est bien connue, on ne la confond pas avec l'odontalgie, le rhumatisme de la face, et plusieurs autres affections qui lui ressemblent.

Du lieu qu'ils occupent et du type qu'ils suivent dépendent les principales différences des tics douloureux. Ainsi, tantôt la douleur se fait sentir au front ou aux tempes ; tantôt c'est le globe de l'œil, ou l'une des mâchoires, la joue, un côté du nez, la pommette, l'orifice du trou mastoïdien, du trou mentonnier, ou l'oreille interne qu'elle affecte ; elle peut attaquer plusieurs points du cuir chevelu, ou s'étendre à tout un côté de la face. M. Chaussier a désigné sous les noms de névralgies frontale, sous-orbitaire et maxillaire, les principales variétés de cette maladie ; mais ces dénominations sont loin de suffire pour caractériser toutes les névralgies qu'on a observées. Une chose remarquable, c'est que le tic douloureux est presque constamment borné à un seul côté de la face ; qu'il ne l'abandonne que très-rarement pour se porter de l'autre côté ; qu'il reste ordinairement fixé dans son foyer primitif, et ne s'en éloigne pas pour se faire sentir dans une autre partie. Cependant on voit quelquefois les souffrances les plus vives tourmenter tantôt une partie, tantôt une autre ; passer du sourcil à l'œil et de l'œil aux gencives. Bonnard (1), a vu les douleurs se porter successivement à la partie inférieure du crotaphyte, à côté du nez, à la gencive supérieure, à l'inférieure, à l'éminence zygomatique et sur le pariétal du côté gauche. Pujol parle d'une dame chez qui la douleur abandonna la joue dans laquelle elle se faisait sentir depuis quelque temps, et se fixa sur l'endroit correspondant de la joue saine : deux mois après, elle quitta celle-ci pour reprendre sa première place qu'elle conserva toujours par la suite.

Plusieurs circonstances portent à croire que le tic douloureux a son siége spécial dans les nerfs, et c'est d'après cette opinion qu'on a donné, dans ces derniers temps, le nom de névralgie à cette maladie. Voici les principales raisons sur lesquelles cette opinion est basée : 1.º la douleur la plus vive occupe et suit presque toujours le trajet d'un nerf considérable, et les irradiations de la douleur paraissent imiter les divisions et subdivisions du nerf affecté ; 2.º la section du nerf fait cesser de suite la douleur, qui reparaît après la cicatrisation ; 3.º si l'on découvre le nerf par des applications successives de caustique, comme le faisait André ; si on le touche, si on tiraille l'escarre qui le couvre, on renouvelle sur-le-champ la douleur; 4.º enfin, on produit le même effet en pressant à travers la peau un des principaux rameaux du nerf affecté.

Les différences que le tic douloureux pré-

(1 J)ournal de Médecine, T. L, pag. 60.

sente, par rapport à son type, sont très-nombreuses ; mais on peut les réduire à deux qui embrassent toutes les autres. La maladie est toujours intermittente : ou elle reparaît à des intervalles fixes et avec des phénomènes déterminés, et alors sa marche est régulière ou périodique ; ou bien elle reparaît sans suivre aucun ordre : elle est irrégulière ou atypique (1).

Diverses causes peuvent prédisposer au tic douloureux ou en déterminer le développement. Le tempérament nerveux, une grande susceptibilité morale, un genre de vie sédentaire, sont les principales causes prédisposantes de cette affection. Presque toutes les personnes qui en ont été atteintes étaient hypocondriaques ou hystériques, un grand nombre avait précédemment éprouvé des maux de dents. On a aussi observé que les femmes y sont plus sujettes que les hommes, et que la maladie ne se manifeste presque jamais, dans l'un et dans l'autre sexe, avant l'âge de trente-cinq à quarante ans ; néanmoins Méglin l'a vu chez une femme de vingt-neuf ans, et chez une autre de vingt-deux ; Leidenfrost, chez une fille de dix-neuf ans, et Gunther chez un enfant de neuf ans. Nous l'avons observé nous-même sur un jeune homme de vingt-trois ans qui en était affecté depuis sa dix-septième année. Nous ne connaissons pas d'autre exception à la règle générale que nous venons d'énoncer. Quant à ce qui concerne le sexe, Thouret ne pense pas, avec Fothergill et Pujol, que les femmes soient plus sujettes à cette maladie que les hommes : dans toutes les observations qu'il a réunies, le nombre des hommes s'est

____

(1) Tableau des Névralgies, par M. Chaussier.

trouvé plus que double de celui des femmes. Cette question ne pouvait être jugée qu'en rapprochant un grand nombre d'exemples ; c'est ce qu'a fait Siebold dans son Esssai sur le Tic douloureux : parmi quatre-vingt douze individus attaqués de névralgie faciale, il s'est trouvé cinquante-quatre femmes et trente-huit hommes.

Les causes occasionnelles du tic douloureux sont la contusion, le déchirement d'un filet nerveux, le contact d'un tubercule qui le comprime ou l'irrite, et plus souvent encore un coup d'air froid sur la joue quand le corps est échauffé. Dans quelques cas, la suppression d'une hémorragie habituelle, d'un écoulement muqueux ou séreux, d'une ancienne fistule des gencives, d'une éruption cutanée chronique, a précédé l'apparition de la névralgie, et a été considérée, peut-être avec raison, comme sa cause occasionnelle. Quelquefois le tic douloureux est survenu après la disparition d'un rhumatisme ; quelquefois aussi il s'est déclaré chez des individus affectés de cancer, chez d'autres affectés par la syphilis. Dans ce dernier cas, il a plusieurs fois cédé au mercure ; dans le précédent, il a partagé l'incurabilité du vice cancéreux auquel il était lié.

Le début de la maladie n'est pas le même chez tous les individus : les uns ne sentent d'abord que quelques élancemens vifs et cuisans qui, comme un trait de feu, parcourent les points de la face où doit s'arrêter le mal, et ne reparaissent que de loin à loin ; les autres éprouvent des douleurs sourdes et continues qui s'animent peu-à-peu, et ne cessent de croître qu'en devenant intermittentes ; chez d'autres enfin, le mal commence par un gonflement fluxionnaire de toute la joue, qu'accompagnent des douleurs déchirantes, bien plus vives que celles que causerait une fluxion simple : la partie tuméfiée ne reprend que lentement son volume naturel, et le tic douloureux, en se dépouillant de jour en jour de sa complication, reste avec ses symptômes les moins équivoques. Pujol a vu une semblable fluxion se terminer par un abcès qui s'ouvrit dans la bouche, et par une névralgie faciale qui persista.

De quelque manière qu'elle ait commencé, la maladie offre des symptômes à-peu-près semblables, lorsqu'elle est bien développée, Chez tous les malades, elle est caractérisée par des douleurs extrêmement violentes, par des élancemens répétés et si insupportables qu'il semble aux malheureux qui les endurent qu'on leur déchire les chairs. Pendant la durée de l'attaque, les sourcils sont froncés, les deux paupières fortement comprimées, et la commissure des lèvres retirée vers l'oreille, comme dans le rire sardonique. La mâchoire inférieure demeure immobile, dans la même situation où elle s'est trouvée au moment où l'accès a commencé ; la respiration est lente et comme suspendue. Les malades n'osent pousser le moindre cri, ni proférer une seule parole ; ils semblent même redouter le plus léger mouvement du corps ; leur attitude forcée, l'altération de leurs traits, l'expression de leur physionomie, disent mieux que tous les discours, la véhémence de leur mal. Ce n'est que lorsqu'elle est calmée qu'ils peuvent parler de leur douleur, qu'ils osent exhaler leurs plaintes.

Le foyer de la maladie n'est pas le siége unique de ces violentes sensations : de ce foyer, comme d'un centre, partent les rayons nombreux qui vont tourmenter les parties voisines et quelquefois des parties assez éloignées : l'une et l'autre mâchoires, les dents, les gencives, la moitié correspondante du palais et de la langue, l'œil, le front, les oreilles, les tempes, peuvent être simultanément ou successivement, et dans un ordre constant, le siége de ces irradiations sympathiques ; elles s'étendent même plus loin encore, lorsque les paroxysmes sont très-violens, et ébranlent à-la-fois de la manière la plus terrible toutes les parties sensibles de la tête. Quelques auteurs prétendent que, pendant ces attaques, les pulsations artérielles sont plus fréquentes dans le lieu affecté que dans les autres parties du corps ; mais, malgré l'autorité de Van-Swiéten et de quelques autres médecins recommandables, nous révoquons en doute une semblable assertion, si contraire aux lois de la physique animale. Ordinairement, pendant le paroxysme, l'œil du côté affecté est rouge et répand quelques larmes ; plusieurs goûttes d'une humeur claire sortent de la narine ; ou bien la bouche se remplit de salive et d'un liquide écumeux et très-gluant, selon que la douleur se fait sentir plus vivement vers l'œil, le nez ou la bouche. Lorsque tout un côté de la face est affecté, les larmes, la salive, et le mucus nasal peuvent couler à la fois ; dans d'autres cas, au contraire, il y a suspension complète des sécrétions dans les parties affectées ; la bouche, l'œil et la narine sont secs. On a vu des malades ne pouvoir supporter, pendant l'accès, ni la lumière, ni le bruit.

La douleur n'est pas égale pendant toute la durée du paroxysme ; en général, elle augmente progressivement et acquiert sa plus grande violence peu de temps avant de cesser ; elle n'a pas non plus, chez tous les sujets, ni dans tous les temps, le même degré d'intensité : les passions vives, un régime échauffant, les médicamens actifs, les orages de l'atmosphère rendent l'accès plus grave et plus opiniâtre. Lorsqu'il est léger, les élancemens sympathiques ne sont ni aussi véhémens, ni si étendus ; les contractions spasmodiques des muscles sont moins fortes, souvent même les traits du visage n'offrent aucune altération. Il faut bien remarquer que les convulsions ne sont pas un signe essentiel du tic douloureux : quelques malades sont maîtres d'empêcher la contraction des muscles, même dans les accès les plus forts ; s'ils s'y prêtent, c'est qu'ils obtiennent par là une légère diminution dans leurs douleurs.

Ces douleurs ne se font sentir que par accès ou attaques. Les accès sont ordinairement fort courts ; ils ne durent pas au-delà d'un quart, d'un tiers de minute, tout au plus de quelques minutes ; mais ils se reproduisent à des intervalles souvent très-rapprochés ; certains malades n'ont pas, dans la journée, un quart-d'heure de suite entièrement tranquille. On cite quelques exemples où les attaques ont duré plusieurs heures, et même des jours entiers. Les causes les plus légères suffisent pour en provoquer le retour : le moindre mouvement des mâchoires, l'action de parler, de se moucher, d'avaler sa salive, de cracher, un simple attouchement ; les secousses imprimées au corps dans la marche, dans l'équitation, quelquefois même le vent qui soufle sur le visage, déterminent la réapparition et l'exaspération des douleurs. Aussi les attaques sont-elles généralement beaucoup plus vives et plus fréquentes le jour que la nuit. Mais de toutes les causes propres à produire cet effet, la plus puissante est l'acte de la mastication. Les accès sont alors si rapprochés qu'ils semblent n'en former qu'un seul, dont la durée égale celle du repas. Les malheureux chez lesquels la mastication reveille et entretient ce tourment redoutent l'instant de manger, et ne cèdent à ce besoin que lorsqu'ils sont pressés par la faim et ne peuvent plus lui résister ; ils mangent alors avec une sorte de rage.

Chaque accès finit en général d'une manière subite, et commence de même. Mais quelquefois l'attaque est précédée d'une sensation particulière et inexplicable, dans le lieu affecté. Alors les malades annoncent avec effroi l'approche de la douleur : ne pouvant s'y soustraire on les entend s'exhorter eux-mêmes d'une voix basse et précipitée, à la résignation et à la patience.

Lorsque les attaques sont très-fréquentes, les malades deviennent tristes et inquiets ; leur mal les afflige à un point tel, qu'il les rend insensibles aux douceurs de la société et incapables de s'occuper de tout autre objet que d'eux-mêmes. En même temps les digestions se dérangent, l'appétit se perd, la constipation survient, le corps maigrit et l'insomnie aggrave encore tous ces maux. Ces symptômes diminuent ou disparaissent lorsque les accès deviennent plus rares et moins violens, ou qu'ils cessent pendant un certain temps. Mais lorsqu'ils persistent, ils portent le désespoir dans l'ame du malade, épuisent ses forces et le conduisent par degrés du marasme à la mort.

On a vu plusieurs fois le tic douloureux alterner avec une autre maladie qui en suspendait le cours jusqu'à ce qu'elle fut elle-même remplacée par l'affection douloureuse de la face. Pujol rapporte l'observation d'une Dame chez laquelle les douleurs de la joue cessèrent plusieurs fois pendant des mois entiers ; mais pendant le cours de ces intermissions elle ne manqua jamais de ressentir des mouvemens convulsifs et non douloureux dans les divers muscles des extrémités et même du tronc. Ces mouvemens irréguliers cessaient à leur tour dès que la douleur reparaissait au visage avec ses phénomènes ordinaires.

Le même auteur a vu un tic douloureux survenir pendant une affection nerveuse de toute l'économie et en suspendre tout-à-fait et à plusieurs reprises les symptômes. Ce tic douloureux occupait ordinairement un point variable du cuir chevelu ; il durait environ un mois, puis cessait spontanément. Tant qu'il se faisait sentir on ne remarquait dans le reste du corps aucun autre symptôme spasmodique ; mais dès qu'il était passé, l'affection nerveuse générale reparaissait.

André rapporte l'observation d'un malade chez lequel une éruption vésiculaire à la joue avec suintement, suspendit un tic douloureux. L'éruption reparut à plusieurs reprises, et chaque fois la névralgie cessa de se faire sentir. Une blessure à la tête, un abcès à l'épaule ont quelquefois produit un effet semblable.

Les attaques du tic douloureux deviennent

ordinairement plus longues et plus violentes à mesure que la maladie acquiert de l'ancienneté. Quelquefois néanmoins elles conservent la même intensité et la même durée, ou même elles deviennent et un peu moins vives et un peu moins longues; Thouret (1) cite un exemple de ce genre. On a vu même la maladie s'éteindre sans le secours d'aucun remède. Sauvage a vu un tic douloureux se dissiper de lui-même, après avoir résisté à tous les moyens thérapeutiques. Thouret rapporte l'observation d'une vieille fille qui fut prise vers l'âge de 64 ans, d'une névralgie faciale, pour laquelle on mit sans succès plusieurs moyens en usage. Au bout de quatre à cinq ans les douleurs commencèrent à s'appaiser; la malade quitta Paris et l'on apprit quelque temps après que le mal avait disparu.

Lorsque le tic douloureux a pris son développement, il se présente avec des signes tellement clairs, qu'il est impossible de le confondre avec aucune autre affection; mais malheureusement à cette époque il est presque toujours incurable; tandis qu'attaqué dans son début, il serait peut-être moins rebelle. Il importe donc beaucoup de faire connaître ses premiers symptômes.

Des vibrations momentanées et très-douloureuses, qui, comme des décharges électriques, se font sentir de temps en temps dans certains lieux déterminés des tégumens de la face, qui de ces lieux rayonnent en différens sens, et donnent la sensation que produirait

____

(1) Mém. de la Société Royale de Médec., T. V, p. 220.

un instrument en divisant ces parties, sont des signes non équivoques de la maladie à son début. L'absence de toute douleur, de toute sensibilité maladive dans les parties, après que les élancemens ont cessé, de tout vice extérieur apparent lorsqu'ils se font sentir, ajoute encore à la certitude. Mais le diagnostic n'est pas aussi facile lorsque la névralgie commence par des douleurs fixes et permanentes; il est vrai que bientôt il se joint à ces douleurs continues des douleurs déchirantes instantanées, qui rompent cette uniformité et ne laissent plus de doute sur la nature du mal.

Quant aux fluxions, on doit les tenir pour suspectes lorsqu'elles sont accompagnées d'une douleur qui surpasse beaucoup celle que causent ordinairement ces fluxions; lorsque de vifs élancemens se font sentir par intervalles, sans toutefois qu'il y ait de disposition à la suppuration; enfin, lorsque ces élancemens se portent sur des parties éloignées que la fluxion n'atteint pas. L'âge et la constitution du malade fournissent aussi des lumières : le tic douloureux ne commence presque jamais avant quarante ans; il n'attaque ordinairement, comme nous l'avons dit, que des personnes irritables et nerveuses.

Les seules maladies qui offrent quelque ressemblance avec le tic douloureux sont le clou hystérique, l'odontalgie, le rhumatisme de la face et l'engorgement muqueux du sinus maxillaire. Je ne parle pas du tic convulsif non-douloureux; son nom indique assez qu'on ne peut le confondre avec l'autre. Dans le clou hystérique, la douleur est fixe, égale, bornée à un petit espace, sans convulsion des muscles voisins, sans irradiations sympathiques. Si l'on compare attentivement ces caractères avec ceux du tic douloureux, il sera impossible de prendre l'une de ces maladies pour l'autre. L'odontalgie ressemble d'avantage au tic douloureux; ce qui les distingue pourtant essentiellement, c'est la continuité des douleurs dans celle-là et leur intermittence dans celui-ci; c'est l'absence des dents dans l'endroit douloureux, circonstance assez commune chez les personnes affectées du tic douloureux, soit parce que étant déja parvenues à la vieillesse, ou du moins à l'âge mûr, elles ont perdu naturellement une partie de leurs dents, soit parce que, attribuant à ces os les douleurs produites par la névralgie, elles ont fait inutilement arracher toutes les dents qui correspondaient à l'endroit de la douleur. Quant aux rhumatismes de la face il n'est jamais accompagné des mouvemens convulsifs; la douleur qui le caractérise est continue, plus forte la nuit que le jour; elle augmente par la pression; il s'y joint quelquefois de la tuméfaction : on n'observe rien de semblable dans le tic douloureux. Enfin, dans l'engorgement muqueux du sinus maxillaire, il n'existe jamais de convulsions; la douleur est continue, ordinairement égale, presque toujours obscure : elle survient souvent à la suite d'un coryza et est accompagnée de sécheresse de la narine correspondante. Le diagnostic est encore plus facile ici que dans les cas précédens.

Nous avons dit que le tic douloureux, abandonné à lui-même, durait presque toujours aussi long-temps que la vie. Les nombreux remèdes qu'on a proposés contre cette affection procurent quelquefois du soulagement, mais très-rarement une guérison complète. On sent, d'après cela combien est fâcheux le pronostic d'une maladie à la fois si grave et si rebelle ; sur-tout quand on se rappelle qu'un dépérissement rapide en est quelquefois l'effet, et que les attaques ne peuvent être vives et prolongées sans mettre en danger l'existence du malade.

De cette difficulté de guérir le tic douloureux, a dû naître ce nombre prodigieux de remèdes qu'on lui a opposés. Parlons seulement des principaux. Les anti-spasmodiques et les narcotiques sont les premiers auxquels on a dû recourir. On peut les employer à l'extérieur, en linimens, fomentations, emplâtres, cataplasmes ; à l'intérieur , sous plusieurs formes : les teintures de castoréum, le musc, l'éthersulfurique, l'oxyde sublimé du zinc, l'arnica, le sel sédatif (acide boracique), ont été préconisés par divers auteurs qui paraissent en avoir retiré de bons effets. Néanmoins Pujol a généralement condamné l'emploi de ces remèdes, qui sont tous plus ou moins excitans, et il a préféré avec raison les remèdes calmans et narcotiques. On doit encore faire un choix parmi ces derniers , et ne pas user indifféremment de tous ceux qu'on a recommandés. Ainsi, malgré les éloges donnés à l'aconit et à la ciguë, par Storck, et à la belladone par Baldinger, nous pensons que ces médicamens, étant à-la-fois narcotiques et âcres, sont moins indiqués que le sirop de nymphæa, l'extrait de jusquiame, le sirop diacode, celui de karabé, et toutes les préparations d'opium qui jouissent seulement d'une propriété calmante. La violence des douleurs oblige de donner, dès le principe, ces remèdes à dose un peu forte, et de l'augmenter progressivement à mesure que l'habitude en atténue l'effet. Si l'on parvient, à l'aide de ces remèdes, à calmer la force des douleurs et à diminuer la longueur des accès, on doit insister sur leur usage, sans pourtant se flatter d'obtenir une guérison complète, quoique cela ne soit pas sans exemple. En effet, M. Méglin (1), a employé avec un plein succès, chez dix malades, des pilules composées avec parties égales d'oxyde sublimé de zinc, et d'extrait de jusquiame noire, auxquels il ajoutait quelquefois l'extrait de valériane sauvage ; il faisait prendre d'abord, matin et soir, une pilule d'un grain, puis deux, trois, en portant ainsi le nombre des pilules jusqu'à quarante par jour. Quelques autres médecins ont obtenu des effets satisfaisans des pilules de Méglin. Si ces faits ne suffisent pas pour établir l'efficacité de ce remède, ils doivent au moins appeler l'attention des praticiens.

Les évacuans ont été employés, dans le tic douloureux, soit en raison de quelque indication particulière, soit comme moyen perturbateur. Dans le premier cas, ils étaient dirigés contre une maladie étrangère à la névralgie ; dans le second, contre la névralgie elle-même. Quoique ces remèdes paraissent peu propres à produire la guérison du tic douloureux, il est pourtant bien démontré qu'ils ont quelquefois dissipé cette affection. Alexandre Monro d'Edimbourg, dont le témoignage est d'un grand poids, a guéri plusieurs tics douloureux en prescrivant aux malades un vomi-

____

(1) Journal de Médecine, par MM. Corvisart, Leroux et Boyer, T. 22. Recherches et Observ. sur la Névralgie faciale.

tif, et en leur faisant prendre un fort purgatif après que l'émétique avait cessé d'agir. Monro avait été conduit à cette méthode d'après ce qu'il avait observé sur lui-même. Il rapporte qu'ayant été pris d'une douleur très-vive au côté droit de la face, et ayant remarqué que cette douleur revenait chaque jour à la même heure, et cessait au bout d'un temps égal, il se fit une saignée de dix onces, et prit un vomitif avant le paroxysme, afin d'en prévenir le retour. La douleur revint pourtant et continua de se faire sentir jusqu'à ce que l'émétique commençât à agir par en bas : dès-lors la douleur diminua progressivement à mesure que les excrétions alvines devinrent plus nombreuses : les accès ne reparurent plus. Ce fut là ce qui porta Monro à joindre au vomitif un purgatif drastique. Cette méthode peut être tentée sans inconvénient : si l'on n'en retire pas tout l'avantage que Monro paraît en promettre, du moins il est bien sûr qu'elle est sans danger.

Quant à la saignée, on ne pourrait la pratiquer dans tous les cas indistinctement, sans les plus graves inconvéniens. Elle n'est indiquée que chez les personnes pléthoriques, au début de la maladie, ou bien lorsque la suppression d'une hémorragie habituelle a précédé l'apparition du tic douloureux, et en peut être regardée comme la cause; souvent alors les saignées locales sont préférables à la phlébotomie, ou doivent y être jointes.

L'efficacité du quinquina dans le traitement des maladies périodiques, a conduit à l'emploi de ce médicament dans le tic douloureux, dont la marche est essentiellement intermittente. M. Bertrand, chirurgien à Mery-sur-

Seine, tenta ce remède sur une femme sujette, depuis dix-huit ans, à un tic douloureux dont les attaques commençaient à neuf heures du matin et cessaient à sept heures du soir : la malade avait eu plusieurs fois des intermissions fort longues ; mais le tic reparaissait et avec les mêmes symptômes et dans les mêmes parties. Les saignées, les purgatifs, les narcotiques n'avaient produit aucun effet, et un vésicatoire récemment appliqué à la nuque, n'avait pas eu de meilleur résultat. Bertrand prescrivit le quinquina et obtint une prompte guérison. Pujol a employé aussi le quinquina avec succès chez un curé des environs de Castres.

Mais ce remède ne peut convenir dans toutes les névralgies. Pour qu'il produise de bons effets, deux circonstances sont nécessaires : la première est que la douleur ait une marche régulière et périodique ; la seconde, que l'estomac et les intestins ne soient pas embarrassés. En conséquence, toutes les fois que les attaques reviendront sans ordre et chaque jour à plusieurs reprises, le quinquina ne pourra convenir. Lorsque les premières voies ne seront pas libres, il faudra, comme dans les fièvres intermittentes, procurer les évacuations convenables avant de faire usage de ce remède. On pourra même, dans quelques cas, l'unir à la rhubarbe ou à quelque sel purgatif, lorsque, après les premières évacuations, les symptômes bilieux n'auront pas complètement disparu.

La vertu fébrifuge de l'arséniate de potasse a porté quelques médecins à employer ce remède dans le traitement de la névralgie faciale. Quelques succès ont paru suivre les pre-

miers essais : il faut que les tentatives qui ont
été faites depuis n'aient pas eu toujours de bons
résultats, puisqu'il est déjà tombé dans l'oubli.
Nous avons une fois fait usage de l'arséniate de
potasse sans que le malade, dont les attaques
à la vérité n'étaient pas périodiques, ait éprouvé
le moindre soulagement : nous l'avons pourtant administré long-temps et à forte dose. L'arséniate de potasse nous paraît au moins inutile
dans tous les cas où le retour des attaques n'a
rien de régulier, et bien moins efficace que le
quinquina, dans ceux où elles sont périodiques.
Ce remède, d'ailleurs, n'est pas sans danger.

Les frictions mercurielles ont été plusieurs
fois employées avec succès contre des tics douloureux anciens et qui avaient résisté à beaucoup d'autres remèdes. Siebold (1) rapporte
l'observation d'une femme de trente cinq ans,
qui, après de longs et nombreux traitemens,
guérit d'une névralgie faciale, dans l'espace de
quinze jours, par des frictions mercurielles
faites sur les gencives, suivant la méthode de
Clare. Starck a obtenu du même remède, un
succès semblable contre un tic douloureux non
moins opiniâtre (2) : ici la maladie reparut au
bout de trois ans; on eut encore recours aux
frictions mercurielles qui, cette fois, firent disparaître en deux semaines le mal pour toujours Weisse rapporte encore une autre observation dans laquelle la douleur, après avoir
long-temps résisté aux moyens ordinaires, céda

---

(1) *Doloris faciei, morbi rarioris atque atrocis adum-
bratio. Diatriba prima.*

(2) Weisse, *Dissertatio inauguralis medica de Proso-
palgia.*

presque subitement aux frictions d'onguent napolitain. Dans tous les cas où le mercure a produit de si heureux résultats, la maladie n'avait-elle pas une origine syphilitique, bien que les auteurs qui ont cité ces observations n'en parlent pas? Autrement, il faudrait supposer qu'une affection purement nerveuse aurait cédé au mercure, supposition qui est au moins invraisemblable. En attendant que l'expérience et le temps aient décidé cette question, nous rapporterons deux observations qui viennent à l'appui de l'opinion que nous avons émise : elles ont été insérées dans le quatrième volume du Recueil périodique de la Société de Médecine, et sont dues à M. Waton.

Ce médecin fut consulté par un capitaine d'infanterie qui souffrait depuis dix-huit mois d'un tic douloureux du côté gauche et qui avait inutilement employé tous les remèdes ordinaires. M. Waton interrogea soigneusement le malade, et apprit de lui qu'il avait plusieurs fois contracté le mal vénérien, sans s'être jamais soumis à un traitement régulier. Il jugea que les accidens actuels dépendaient de cette cause, et ordonna au malade de faire des frictions et de prendre deux bains chaque jour. Dès la septième friction, les symptômes s'adoucirent ; à la dix-neuvième, ils disparurent. On insista quelque temps encore sur les mêmes remèdes pour prévenir le retour de la douleur.

Le même remède fut employé avec un succès semblable chez une dame qui, depuis six ans, était tourmentée par un tic douloureux, et qui avait précédemment contracté une affection vénérienne dont les symptômes persistaient encore. A l'époque où M. Waton fut consulté, la malade éprouvait, toutes les nuits, des douleurs ostéocopes, et de plus, elle avait un ulcère vénérien au voîle du palais. Elle fut soumise aux frictions mercurielles; les symptômes vénériens et la névralgie cédèrent simultanément à ce remède.

L'aimant fut employé contre le tic douloureux, à l'époque où les plaques aimantées étaient appliquées au traitement de la plupart des maladies nerveuses. Les premiers essais parurent produire des effets merveilleux; mais de nouvelles tentatives ne confirmèrent pas ces heureux résultats : et au bout de quelques années, on vit reparaître les douleurs chez ceux qu'on avait désignés au public comme complètement guéris par ce nouveau remède (1). Maintenant que le prestige qui environne toujours la nouveauté a disparu, on peut apprécier à sa juste valeur, l'usage des plaques aimantées; il a soulagé quelques malades, en a guéri même un petit nombre; mais presque toujours il n'a agi que sur leur imagination. L'électricité proposée par Pujol, a rarement été mise en usage dans le traitement du tic douloureux. Le silence absolu qu'ont gardé ceux qui en ont fait l'essai, prouve qu'ils n'en ont obtenu aucun avantage.

On a proposé un grand nombre de topiques contre le tic douloureux, les uns seulement pour diminuer la violence de la douleur au moment du paroxysme, les autres pour éloigner et prévenir le retour de l'attaque. Parmi les premiers on cite sur-tout les frictions avec l'éther,

---

(1) Mém. de la Société roy. de méd. 1776 , 1779, 1.er et 2.e Mémoires de Thouret.

avec un liniment huileux et ammoniacal, les cataplasmes de jusquiame, arrosés de laudanum. Beaucoup de malades se contentent d'appuyer avec force, la main sur la joue douloureuse : Fouquet de Montpellier a retiré de bons effets de la glace; chaque application faite pendant l'attaque, rendait la douleur plus supportable. Parmi les topiques destinés à prévenir et à retarder le retour des attaques, on doit compter les rubéfians et les vésicans. Ces moyens ont été utiles chez plusieurs malades; mais il s'en faut bien que leurs effets soient constans.

On a aussi appliqué quelquefois des vésicatoires, des cautères, des moxas à la nuque, dans le but d'arrêter les attaques, en déterminant ailleurs une forte irritation. Dans plusieurs cas, ces moyens ont eu un plein succès; d'autres fois (1), ils ont seulement procuré une diminution sensible dans la fréquence et l'intensité des douleurs (2); d'autres fois aussi, il n'en est résulté aucun effet. M. Hamel, dans sa Dissertation sur la Névralgie faciale, dit avoir vu l'application d'un moxa sur l'endroit même de la douleur, ne procurer aucun soulagement. J'ai appliqué plusieurs fois un vésicatoire, un séton, ou le moxa à la nuque, sans en retirer aucun avantage. Je n'ai pas été plus heureux en portant le moxa sur la tempe même d'une dame âgée de près de cinquante ans, chez laquelle cette région était le siége de la douleur.

L'insuffisance de la plupart des remèdes que

---

(1) Brieude cité par Thouret. Mém. de la Société roy. de méd., T. V, p. 218 et suiv.

(2) *Loco cit.* p. 220, autre observation de M. Andry.

nous venons d'indiquer et de plusieurs autres
encore, a porté les chirurgiens à tenter la section du nerf affecté, et même à le détruire, ou
à l'enlever dans une certaine étendue. La simple division du nerf douloureux a été imaginée
et entreprise par Maréchal, vers le milieu du
dernier siècle. André a fait connaître les deux
cas dans lesquels ce chirurgien célèbre fit
cette opération qui ne fût suivie d'aucun succès. Il est vrai que, s'étant contenté de faire,
dans le trajet connu du nerf, une simple ponction, il a pu arriver qu'il n'ait pas coupé le
nerf, comme il se l'était proposé; mais la même
opération pratiquée ensuite avec les précautions
convenables, n'a procuré qu'un soulagement
momentané, et quelquefois même a déterminé
des accidens fâcheux. Quoiqu'il en soit, on a
généralement reconnu l'insuffisance de la simple
division du nerf; l'on a senti la nécessité de recourir à un procédé plus efficace. C'est dans
ce but qu'André appliquait la pierre à cautère
sur le trajet du nerf, et le cauterisait dans une
certaine étendue et que d'autres se sont servis
d'un fer rouge, pour produire le même effet;
c'est dans ce but également qu'on a substitué
l'ablation d'une portion du nerf à sa simple
incision.

La cautérisation, selon la méthode d'André,
a l'inconvénient de produire une difformité
beaucoup plus grande que celle qui succède à
l'ablation d'une partie du nerf; mais aussi
elle offre plus de chances de succès; elle détruit non-seulement toute l'épaisseur du nerf
dans une certaine partie de sa longueur, mais
encore elle attaque également tous les filets
nerveux qui en partent dans une étendue as-

sez considérable, et qui, pouvant participer
à sa maladie, seraient, comme le tronc principal, susceptibles d'entretenir la douleur après
la résection de celui-ci Ce n'est pas le raisonnement seul qui me porterait à donner la préférence à la cautérisation ; l'expérience justifie
cette préférence, et, pour s'en convaincre, il
suffit de comparer les résultats obtenus par
André, et ceux qu'on retire chaque jour de
l'autre procédé.

Ce dernier a encore un autre inconvénient,
c'est l'extrême difficulté de l'exécution. Je sais
qu'en général on affecte de regarder cet inconvénient comme nul ou comme fort léger, qu'on
suppose que cette difficulté disparaît sous des
mains habiles ; mais les chirurgiens les plus
instruits n'exécutent cette opération qu'avec
beaucoup de peine, et souvent même ils la terminent sans être sûrs d'avoir enlevé le nerf
malade. Je l'ai pratiquée moi-même sur le
nerf frontal, à sa sortie du trou orbitaire supérieur, pour une névralgie sus-orbitaire dont
un homme de quarante-trois ans était attaqué
depuis plusieurs années. La douleur fut suspendue pendant plusieurs mois ; mais elle revint ensuite avec autant de force qu'auparavant. M. Roux a fait la même opération,
dans l'hôpital de la Charité, à trois époques
différentes, sur un jeune homme de vingt-
trois ans, d'abord au nerf mentonnier, puis
sur le nerf sous-orbitaire, et plus tard sur la
portion dure de la septième paire. La première
de ces opérations procura un calme de trois
mois ; la seconde ne suspendit pas même les
douleurs, et le soulagement qui suivit la troisième cessa dès que la plaie fût cicatrisée. Dans
les deux derniers cas, on ne put pas avoir la

certitude absolue que le nerf eût été coupé ; on crut le reconnaître dans le petit lambeau des parties molles qui fût enlevé ; mais il resta, à cet égard, quelques doutes qu'il fut impossible d'éclaircir, malgré toute l'attention possible.

On voit d'après ce que nous venons de dire combien sont variées les méthodes de traitement proposées contre le tic douloureux, et combien la guérison en est difficile. Quelquefois après avoir résisté à plusieurs traitemens, les douleurs disparaissent pendant l'emploi de remèdes presque insignifians. C'est ainsi que j'ai vu un tic douloureux qui occupait tout le côté droit du visage depuis onze ans, et qui avait résisté à un grand nombre de remèdes, disparaître après l'application d'un cataplasme composé avec de la farine de graine de lin, de l'eau de guimauve, du savon et du sulfure de potasse ; moyen que j'ai employé dans plusieurs autres cas, mais sans succès. D'autres fois les douleurs cessent après que les malades ont renoncé aux remèdes, et par le seul bienfait de la nature. De pareils faits doivent prémunir le chirurgien contre les éloges que prodigue inconsidérement le public à certains remèdes qui n'ont eu d'autre mérite que d'être employés à l'époque où le mal devait diminuer ou disparaître.

Il est encore une autre circonstance qu'il importe de ne point oublier ; c'est que la maladie après avoir cessé pendant quelques mois et même quelques années, peut revenir tout-à-coup, et qu'il est très-important de soustraire les malades à toutes les causes qui peuvent en provoquer le retour. En conséquence, on recommandera aux personnes qui ont été affectées d'un tic douloureux, d'éviter le froid, de ne point s'exposer au vent, d'user d'alimens doux, faciles à digérer; de s'abstenir de liqueurs alcooliques, de café; de ne pas s'abandonner aux passions violentes, et sur-tout à la colère, de faire un fréquent usage des bains domestiques. Les mêmes soins sont absolument nécessaires pendant le cours des attaques, et les malades payent promptement les moindres fautes qu'ils commettent à cet égard. Il est à peine nécessaire de dire que pendant la durée des paroxysmes le malade doit garder le silence, ou du moins éviter les conversations animées, ne se nourrir que de potages, de bouillies, de pulpes de fruits, alimens qui n'exigent aucun effort de mastication.

Article VIII.

Des Maladies des Dents.

Parmi ces maladies, les unes ont rappport à la dentition, les autres attaquent la substance des dents, ou les parties qui servent à les fixer dans la situation qu'elles occupent. C'est dans cet ordre que nous allons traiter succinctement de ces affections, qui forment une branche particulière de la chirurgie. Ceux qui desirent en faire une étude spéciale doivent recourir aux ouvrages des dentistes.

La dentition, ou la sortie des dents hors de leurs alvéoles se fait quelquefois sans aucune douleur, sans aucun dérangement dans la santé; souvent elle est accompagnée de quelques accidens légers et dans quelques cas de symptômes graves et alarmans. Nous parlerons d'abord des phénomènes de la première denti-tion et ensuite de ceux de la seconde.

L'éruption des premières dents s'annonce ordinairement par un peu de chaleur aux gen-cives, par une démangeaison qui oblige l'enfant de porter souvent les mains à la bouche. La salive coule en abondance ; quelquefois l'éter-nument se répète à de courts intervalles ; les joues sont alternativement rouges et pâles ; la quantité de l'urine augmente ; il survient un cours de ventre, dans quelques cas un écou-lement muqueux par la vulve, et une éruption sur la tête ou sur une autre partie du corps. Le petit malade demande et quitte à chaque instant le sein de sa nourrice ; il pleure, il s'impatiente, il a des frayeurs, des reveils en sursaut, etc. En examinant la bouche on ap-perçoit un aplatissement circulaire des gen-cives, et une rougeur légère à l'endroit où les dents doivent sortir ; cette rougeur prend une teinte plus prononcée et même bleuâtre à mesure que la dent comprime davantage le tissu des gencives, et celles-ci deviennent pro-gressivement plus sensibles et plus doulou-reuses : enfin à l'endroit où la dent va paraître, le tissu qui la recouvre blanchit, et peu-à-peu on commence à distinguer le sommet de la couronne.

Les symptômes déterminés par la sortie des premières dents ne sont pas toujours aussi modérés. Quelquefois ils ont une intensité beau-coup plus grande et sont accompagnés d'autres accidens qui mettent la vie de l'enfant en dan-ger. En effet, lorsque la première dentition est très-laborieuse, le gonflement des gencives s'étend aux joues, aux amygdales, aux parotides, à toute la face et à la partie supérieure du cou; la respiration est gênée, le sommeil est suspendu; la fièvre s'allume, il survient du délire, des convulsions effrayantes, et quelquefois un assoupissement plus effrayant encore.

Le traitement doit être subordonné à la nature des accidens. Ainsi, quand il y a seulement un peu de gonflement inflammatoire et de douleur aux gencives, il suffit d'appliquer sur les parties des substances adoucissantes, comme du miel ou des figues grasses cuites dans du lait. Si les gencives ont besoin d'être excitées, on fera mâcher des corps durs, des croûtes de pain par exemple. S'il y avait pléthore générale, on pratiquerait une saignée du bras; et dans le cas de congestion sanguine vers la tête, on appliquerait quelques sangsues aux tempes, ou derrière les oreilles. On donnerait un vomitif ou un purgatif, s'il existait ou un embarras gastrique, ou un embarras intestinal. Enfin, dans les cas où l'irritation des nerfs dentaires serait la cause des symptômes graves qui se manifestent, il faudrait recourir aux antispasmodiques, aux calmans et aux bains.

Dans tous les cas, on insistera sur ces remèdes; et s'ils ne produisent pas l'effet qu'on en attend, on incisera la gencive sur la dent qui doit sortir, et on excisera toutes les parties qui recouvrent le sommet de la couronne. On a observé que la simple incision n'est pas toujours suffisante, et que les accidens persistent jusqu'à ce qu'on ait enlevé tout ce qui adhère encore à la couronne. Hunter fut obligé de recourir jusqu'à dix fois à l'incision dans un cas de cette espèce, où une seule opération aurait certainement suffi, si elle eût été pratiquée suivant la méthode que nous conseillons. Pour procéder à cette opération, on fait tenir la tête de l'enfant par un aide ; le chirurgien place profondément dans la bouche, entre les mâchoires, un morceau de liège ; il maintient écartées avec les doigts de la main gauche, les lèvres, la langue et la joue ; il porte le bistouri dans la bouche, et fait une incision cruciale sur chacune des dents qui paraissent s'élever ; il doit avoir soin d'appuyer l'instrument avec assez de force pour pénétrer jusqu'à la dent ; il soulève ensuite avec une pince, dissèque avec le bistouri, et excise chacun des lambeaux. Cette opération est suivie d'une hémorragie légère qui n'oblige jamais à rien faire pour l'arrêter.

La seconde dentition est plus généralement accompagnée de douleurs que la première ; mais il est plus rare qu'elle détermine des accidens fâcheux, et sur-tout qu'elle mette en danger les jours du malade. Les molaires de la seconde dentition serrées par les autres dents, ou par la petitesse des os maxillaires, causent plus fréquemment des accidens au moment de leur sortie que les incisives et les canines. Il est à remarquer que ce sont les dernières molaires, ou dents de sagesse de la mâchoire inférieure, qui produisent des accidens graves. Cette observation n'aura rien d'étonnant, si l'on fait attention à la conformation des parties : l'arcade alvéolaire supérieure est disposée de manière à ce que rien ne s'oppose à la sortie de la dernière dent ; il n'en est pas de même de la dernière molaire d'en bas : celle-ci pressée entre la dent voisine et l'apophyse coronoïde rencontre souvent des obstacles insurmontables, et ce n'est qu'en arrachant la première qu'on ouvre un passage à l'autre et qu'on fait cesser les accidens. Les maladies produites par la seconde dentition ne réclament pas d'ailleurs d'autres secours que celles qui dépendent de la première, avec cette différence toutefois, qu'au lieu d'inciser la gencive, c'est la dent de la première dentition qu'il faut enlever.

Le travail de la dentition détermine quelquefois dans diverses parties du corps des phénomènes sympathiques d'autant plus bizarres, qu'aucune douleur ne se fait sentir dans l'endroit qui est le véritable siège de la maladie, et que rien quelquefois ne conduit le médecin à soupçonner la nature du mal, jusqu'à ce que la sortie spontanée d'une dent, ou l'incision des tégumens qui la cachent, vienne le faire disparaître. Hunter cite l'observation d'un jeune enfant qui éprouvait depuis plusieurs mois des contractions spasmodiques dans les muscles fléchisseurs des doigts et des orteils : divers remèdes avaient été employés sans succès ; Hunter incisa les gencives jusqu'aux dents, et en moins d'une demi-heure tous les symptômes furent calmés. Ils reparurent à la verité après la cicatrisation des bords de la plaie ; mais une nouvelle incision fut suivie d'un succès durable. Un autre enfant rendait du pus par le canal de l'urètre, toutes les fois qu'une nouvelle dent était sur le point de paraître. Quelques personnes ont éprouvé des douleurs de tête opiniâtres, qui n'ont cessé que par la sortie d'une dent. Ailleurs, il s'est manifesté d'autres phénomènes non moins extraordinaires, produits par la même cause, et qui ont cédé de la même manière. En voici un que nous avons

observé nous-mêmes : Un jeune homme de 14 ans
fut pris d'une violente douleur au sommet de la
tête, qui simulait une névralgie. Cette douleur
ayant résisté à divers remèdes, plusieurs con-
sultans furent réunis ; les uns proposèrent l'application d'un moxa sur l'endroit douloureux,
les autres la trépanation , d'autres un vésicatoire. Aucun de ces moyens n'avait encore été
mis en usage, lorsque l'éruption d'une dent
molaire inférieure , en mettant fin aux accidens, montra la véritable cause de la maladie.

La position vicieuse des dents doit être considérée comme une des maladies propres à la
seconde dentition ; elle est ordinairement le
résultat de la résistance des dents de lait ou de
leur mauvaise direction ; quelquefois elle dépend de la petitesse des os maxillaires , et quelquefois aussi d'une conformation ou d'une situation primitivement vicieuse des secondes
dents elles - mêmes. Ces dents alors restent
cachées dans leurs alvéoles , ce qui arrive
lorsque leurs couronnes ne sont pas tour-
nées vers le bord alvéolaire , ou bien poussent
dans une direction oblique , ou bien forment avec les premières dents qui persistent,
une double rangée. Dans le premier cas, le
mal est sans remède ; dans le second , on applique sur la dent déviée une lame métallique
qui prend appui sur les dents voisines, et la
ramène peu-à-peu à la situation qu'elle doit
avoir ; dans le troisième, il faut faire l'extraction de la dent de lait. C'est encore à l'évulsion
des dents de lait qu'il faut recourir toutes les
fois que celles-ci ne tombent pas au moment
où les autres commencent à pousser ; cette
opération prévient très-sûrement toute diffor-

mité quand elle est faite à temps ; plus tard elle peut être inutile, sur-tout si les deux dents sont renfermées dans la même alvéole.

Maladies de la substance des Dents.

Les principales maladies de la substance des dents sont les fractures, l'usure, l'érosion, l'altération de couleur, et la carie.

— La fracture des dents peut être causée par une percussion, un corps dur placé entre elles pendant la mastication, et plus ordinairement par l'action du davier ou du pélican. Lorsque la fracture est bornée à une partie de la couronne, le fragment qui ne tient pas à la racine se sépare complètement du reste de la dent et ne peut plus s'y réunir ; dans ce cas, il ne reste autre chose à faire qu'à polir avec la lime la surface du fragment restant, pour empêcher que les inégalités ne blessent les lèvres et la langue. Si la cavité de la dent se trouvait ouverte par la chute du fragment, il faudrait y porter un caustique, ou même le cautère actuel, pour en détruire la sensibilité, et la plomber ensuite pour empêcher les alimens d'y pénétrer.

Lorsque la fracture s'étend à une partie de la racine, les deux fragmens restent l'un et l'autre fixés dans l'alvéole, ou du moins retenus par les parties molles. Ils sont quelquefois en contact, et il suffit de les entourer d'un lien métallique, ou de plusieurs fils de soie, pour assurer leur immobilité ; lorsqu'il y a écartement entre les deux portions de la dent, il faut après les avoir rapprochées, les lier ensemble, et éloigner toutes les causes qui pourraient retarder ou empêcher la reunion. Les anciens pensaient que les fractures des dents n'étaient pas susceptibles de se réunir ; cela est vrai de la couronne et non de la racine. Des faits authentiques prouvent que les fractures qui s'étendent à la racine se consolident très-bien, et même en peu de temps. Jourdain et M. Duval rapportent des observations de dents fracturées dans leur collet, et dont les fragmens furent réunis dans un petit nombre de jours. Jourdain eut occasion d'examiner une dent qui avait été fracturée et dont il avait obtenu la réunion ; il reconnut distinctement la soudure calleuse des fragmens. Dans tous les cas où les deux fragmens comprennent l'un et l'autre une partie de la racine, on doit, alors même que l'un des deux serait presque complètement séparé, les rapprocher convenablement, les maintenir en contact au moyen d'un fil de soie ou de métal qui les serre fortement et les unisse même aux dents voisines s'il est nécessaire. Il est toujours indispensable de tenir les mâchoires tout-à-fait immobiles, d'éviter toute espèce de mastication, de ne se nourrir que de potages ou de bouillies, et de garder même un silence absolu ; il serait à propos d'empêcher l'abaissement de la mâchoire inférieure à l'aide d'un bandage en fronde. Quelques auteurs ont distingué *l'entamure* de la fracture ; cette distinction n'a aucune utilité.

— L'usure des dents est le résultat des frottemens reitérés qui ont lieu dans l'action de parler, et sur-tout dans la mastication. Les grincemens des dents qui ont habituellement lieu chez quelques personnes pendant le sommeil, la rendent plus rapide.

L'usure des dents est proportionnée à la saillie qu'elles font et à la disposition des dents opposées : elle est très-prononcée sur les plus longues ; elle l'est à peine sur les plus courtes ; elle n'atteint pas celles qui, par l'extraction ou la chute spontanée des dents correspondantes, ne sont soumises à aucun frottement. L'usure est beaucoup plus marquée aux dents des adultes, qu'à celles de la première dentition. Sur ces dernières, elle n'est même bien manifeste, en général, que vers cinq ou six ans, peu de temps avant leur chute.

Tant que l'usure n'est pas très-considérable, elle ne produit aucune douleur, mais quand elle fait de grands progrès, elle rend la mastication douloureuse, elle devient une maladie et réclame les secours de l'art. On peut alors couvrir le sommet de la couronne d'une feuille d'or qui suspend les progrès de l'usure, ou bien perforer la dent et porter dans sa cavité un caustique pour détruire les nerfs qui s'y distribuent. Lorsqu'on a employé cette dernière méthode, il faut avoir soin ensuite de plomber la cavité de la dent pour empêcher les alimens de s'y introduire et de s'y corrompre.

L'usure de la racine des dents chez les enfans n'est point une maladie ; c'est un simple phénomène de la dentition qui appartient à la physiologie, et sur lequel nous ne devons pas nous arrêter.

Il en est autrement de la consomption de la racine des dents chez les vieillards et chez les adultes. C'est ici une véritable maladie caractérisée tantôt par de petites aspérités qu'on remarque à l'extrémité de la racine, avec une légère déperdition de substance, tantôt par une altération bien plus étendue de la racine. Dans ce dernier cas, la surface malade est entourée d'un bourrelet analogue aux bords calleux d'une plaie, et baigne dans une liqueur que contient une espèce de petit kyste adhérent à ce bourrelet et à l'alvéole. Ces deux espèces de consomption de la racine des dents, et la seconde sur-tout, causent une douleur très-vive qui augmente par la mastication et la percussion, et qui force de recourir à l'arrachement de la dent, quoiqu'elle paraisse saine. C'est le seul moyen de faire cesser les douleurs insupportables qui acompagnent cette maladie.

— On donne le nom d'*érosion* à une lésion de structure des dents, caractérisée tantôt par des lignes saillantes, onduleuses et transverses sur la couronne des dents; tantôt par des rainures rugueuses, ou par des enfoncemens pointillés, tantôt enfin par la disparition totale de l'émail, l'amincissement de la dent, l'inégalité de grosseur entre les dents pareilles et la forme pointue des incisives. Cette lésion est due ou à un vice héréditaire, ou à d'autres maladies soit aiguës, soit chroniques, comme la variole, le scorbut, le rachitis. Si les causes agissent pendant la grossesse ou dans les premiers mois de la vie, les dents de lait portent l'empreinte de l'érosion; si une maladie grave se développe dans la seconde dentition, c'est sur les secondes dents qu'on en observe des traces. L'érosion des dents n'est pas susceptible de guérison. On pourrait tout au plus la prévenir en combattant les causes qui tendent à la produire lorsque les dents sont encore renfermées dans les alvéoles.

— La plus fréquente de toutes les maladies des dents est la carie, qui consiste dans la destruction graduelle de leur substance. Quelques Chirurgiens ont pensé que la carie pouvait être le résultat de certaines causes extérieures , comme une contusion , le contact d'un corps froid , l'action d'un acide ; mais on croit avec plus de vraisemblance que la carie dépend presque toujours d'une disposition interne qu'il est impossible de connaître. On sait seulement que les enfans et les jeunes gens y sont plus exposés que les personnes d'un âge mur , et que la carie ne se développe presque jamais après cinquante ans. On a aussi observé que les dents incisives de la mâchoire supérieure y sont beaucoup plus exposées que celles de la mâchoire inférieure, et les molaires plus sujettes que toutes les autres. L'observation prouve encore que bien souvent, lorsqu'une dent est affectée de carie , celle du côté opposé éprouve la même altération , et presque en même temps , tandis que les dents voisines restent saines.

Dans quelques cas la carie paraît se transmettre par le contact d'une dent malade, au point correspondant d'une dent saine ; mais on voit souvent aussi les dents contiguës rester intactes.

La carie commence presque toujours à l'extérieur, et affecte d'abord une très-petite portion de la surface de la dent. C'est ordinairement sous la forme d'une tache d'un blanc opaque qu'elle débute ; à cette tache succède une dépression au fond de laquelle la substance osseuse est à découvert et prend bientôt une couleur brune ou noirâtre. Cette première tache, qui annonce la carie, affecte diverses parties de la couronne suivant les dents qui en sont le siége ; dans les molaires, c'est ordinairement au fond de quelqu'une des petites cavités de leur surface triturante qu'on commence à l'apercevoir ; dans les incisives, elle paraît le plus souvent sur le côté de la dent près de son col ; il arrive quelquefois aussi que la carie commence dans l'intérieur de la dent ; dans ce cas, sa substance devient noire en conservant son poli. La carie n'attaque presque jamais la racine des dents : on la voit ordinairement s'arrêter lorsqu'elle a détruit toute la couronne, et les racines rester entières dans leurs alvéoles, souvent pendant plusieurs années.

Tant que la carie n'est pas parvenue à la cavité de la dent, il n'en résulte que des douleurs obscures et qui ne se font sentir que dans certaines circonstances, par le contact de certains corps, par exemple, ou par la percussion. Mais aussitôt que la cavité est à découvert, il survient généralement beaucoup de douleur et d'autres symptômes plus ou moins fâcheux, qui néanmoins ne sont pas constans ; car on voit dans quelques cas des dents entièrement détruites par la carie sans qu'aucune douleur ait accompagné ou précédé une altération aussi considérable. Mais il en est rarement ainsi : presque toujours à l'époque où la carie pénètre dans la cavité de la dent, il survient des douleurs très-vives, tantôt continues, tantôt intermittentes et quelquefois accompagnées d'inflammation très intense des parties molles qui avoisinent la dent, des gencives, des joues, des glandes parotides et maxillaires, des os maxillaires même. La bouche peut à peine alors s'entrouvrir, la sécrétion de la salive est augmentée et l'œil presque entièrement fermé. Cette inflammation se dissipe par degrés, et est sujette à reparaître dès que les douleurs de dents se font sentir de nouveau avec violence.

Les personnes qui ont une ou plusieurs dents cariées ont ordinairement l'haleine très-fétide. Cette fétidité dépend ou des portions d'alimens qui séjournent dans la cavité, ou d'un liquide sanieux qu'exhale la surface malade. Dans le premier cas, cet inconvénient disparaît à l'aide d'une propreté extrême, ou mieux encore en plombant la dent; dans le second, ce dernier moyen ne peut convenir : le plomb s'opposerait à l'écoulement de la sanie et causerait quelques accidens; il faut se contenter d'introduire dans la cavité de la dent une boulette de coton imbibée de quelque essence.

On avait autrefois admis seulement deux espèces de carie de dents, savoir, la carie sèche et la carie humide ou pourrissante. M. Duval, si recommandable par son zèle pour le progrès d'un art qu'il cultive avec distinction, a proposé d'admettre sept espèces de caries, à chacune desquelles il a donné un nom particulier, propre à en déterminer le principal caractère. Voici les sept espèces qu'il reconnaît :

1.º Carie calcaire, caractérisée par une dépression circulaire, dans laquelle l'émail est friable et plus blanc que dans l'état de santé ;

2.º Carie écorçante (*caries decorticans*) : tache jaune à l'émail de la couronne. Cet émail est friable et se détache quelquefois de toute la surface de la dent ;

3.º Carie perforante ; elle se présente sous la forme d'une petite cavité qui varie pour la largeur et la profondeur, et dont les parois sont jaunâtres ou noires ;

4.º Carie charbonnée ; elle commence par

une tache noire qui paraît d'abord au travers de l'émail et lui donne une couleur bleuâtre ; à cette tache succède une cavité dont les parois sont friables, noires, sans odeur ni sensibilité ;

5.º Carie stationnaire ; elle offre les mêmes caractères que la précédente ; mais seulement ses parois sont aussi dures que dans l'état sain ;

6.º Carie curée : l'émail est détruit dans une certaine étendue sur la couronne des molaires, sans que cette déperdition soit l'effet de l'usure ; la substance osseuse subjacente offre le poli et la dureté de l'émail. Cette affection est, selon M. Duval, un travail au moyen duquel la nature a opéré la guérison d'une autre carie ; c'est pour cela qu'il lui a donné le nom de carie curée (*caries curata*) ;

7.º Carie d'irruptive ; elle se manifeste par une tache jaune, et ensuite par une cavité située sur la racine de la dent, près de la couronne, de manière à opérer progressivement la séparation des deux parties de la dent.

Nous ne devons qu'indiquer sommairement les principales différences de chacune de ces espèces de caries ; nous renvoyons aux ouvrages qui traitent en particulier des maladies des dents, pour trouver de plus amples détails.

Le traitement de la carie doit varier selon le degré et la forme de la maladie. Lorsqu'elle ne fait encore que débuter, et qu'elle consiste en une simple tache, on peut en arrêter les progrès en la détruisant avec la lime ; mais ce moyen n'est pas applicable à toutes les dents : on ne peut employer la lime que sur les dents incisives, canines et petites molaires ; les autres sont hors de la portée de cet instrument : elles sont situées trop profondément.

Quand la carie est plus étendue et qu'elle a creusé la couronne de la dent, il faut examiner avec attention s'il en découle un liquide, ou si la carie est sèche; dans le premier cas, on introduit dans la cavité, comme nous l'avons déjà dit, un morceau de coton imbibé d'essence, qui a le double avantage de ne point s'opposer à l'écoulement de la sanie, et de masquer l'odeur fétide qu'elle exhale. Mais si la carie est sèche, il vaut mieux y introduire des feuilles d'or ou de plomb, et en boucher entièrement la cavité; par ce moyen, on empêche les alimens d'y pénétrer et de s'y corrompre, et l'on soustrait la carie au contact de l'air qui accélère les progrès de la maladie. Quelquefois la présence du plomb dans la cavité d'une dent cariée, détermine une douleur vive et des accidens généraux alarmans : il faut alors, ou bien percer le plomb avec une sonde pointue pour donner issue au liquide qui a pu s'accumuler entre le plomb et la surface cariée; ou mieux encore enlever tout le plomb que renferme la dent, et n'en introduire de nouveau qu'après que les douleurs sont passées et qu'on a reconnu que la carie ne fournit pas d'écoulement purulent.

Lorsque la carie cause des douleurs très-violentes, il faut cautériser le nerf si la dent est encore utile; dans le cas contraire, il vaut mieux recourir à l'extraction.

Cette extraction ne doit être pratiquée que lorsque tout autre opération ne peut lui être substituée. Semblable, sous ce rapport, aux amputations des membres, elle est la dernière ressource de l'art : l'on ne doit y recourir que quand elle est indispensable.

L'extraction des dents présente plus ou moins de difficulté, selon la situation des dents, la forme et la direction de leurs racines, et l'état de la couronne. Ainsi l'évulsion des supérieures est plus difficile que celle des inférieures; les postérieures sont moins aisées à arracher que celles qui sont placées au-devant. Les dents inclinées en devant et recouvertes en dehors se prêtent moins bien à l'action des instrumens et sont peu faciles à extraire; celles dont les racines sont longues, bifurquées, très-adhérentes, recourbées, divergentes ou barrées, exigent plus d'efforts et se brisent quelquefois lorsqu'on veut les arracher; enfin celles dont la couronne est très-amincie et détruite en partie par la carie, donnent peu de prise aux instrumens et ne sont extraites qu'avec peine. La difficulté serait beaucoup plus grande lorsque la couronne est détruite en totalité; elle serait même insurmontable, si l'expérience n'avait démontré qu'en général, les dents réduites à leurs racines, tendent naturellement à quitter les alvéoles, et que les liens qui les unissent à l'os maxillaire se relâchent à un point tel que souvent les chicots cèdent à la traction la plus légère.

Les instrumens pour l'extraction des dents sont très-nombreux : on peut en distinguer trois espèces; à la première appartiennent ceux qui agissent sans appui sur un seul point de la dent, comme le crochet et le poussoir; dans la seconde espèce se trouvent ceux qui agissent sur deux points de la dent, comme les doigts, le davier, la pince droite et le bec de corbeau; les instrumens qui prennent un point d'appui sur les parties voisines, comme le lévier à manivelle et le pélican simple ou composé, forment la troisième espèce.

Le *crochet* est une tige d'acier adaptée à un manche par l'une de ses extrémités, et recourbée à l'autre en forme de pied de biche. Pour s'en servir, on fait prendre au malade une situation plus élevée que la sienne pour les dents supérieures, et plus basse pour les inférieures. On prend le manche de l'instrument avec la main droite pour les dents gauches, *et vice versâ*; on place l'extrémité libre du crochet sur la partie interne de la dent, et on l'y maintient avec les doigts de l'autre main, enveloppés d'un linge très-épais; on tire alors avec une force suffisante sur la dent, suivant la diagonale de sa longueur et de sa perpendiculaire, avec la précaution d'y appuyer toujours les doigts garnis jusqu'à ce que la dent cède. Cet instrument est seulement employé pour extraire les racines et les dents peu solides; dans tout autre cas, il serait insuffisant.

Le *poussoir* est aussi une tige d'acier montée sur un manche et tranchante à son extrémité libre, ou terminée en pied de biche, et destinée à pousser en dedans les dents ou les racines branlantes qu'on ne pourrait pas saisir avec d'autres instrumens. Après avoir situé le malade plus haut pour les dents inférieures, plus bas pour les supérieures, le Chirurgien portera sur la face externe de la dent, avec les doigts entourés d'un linge, le bout de l'instrument dont il tiendra le manche de la main droite pour le côté gauche, de la main gauche pour le côté droit, puis il poussera avec force la dent, suivant une ligne moyenne entre sa longueur et sa perpendiculaire.

6.

Les *doigts* peuvent suffire pour extraire les dents lorsqu'elles sont branlantes, qu'elles adhèrent peu aux alvéoles, et qu'elles offrent assez de prise. Pour exécuter cette petite opération, il faut saisir la dent en dedans et en dehors avec le pouce et l'indicateur de la main droite pour le côté gauche, de la main gauche pour le côté droit, et la tirer suivant sa longueur, en l'inclinant en dedans ou en dehors, selon le côté qui offrira moins de résistance, ou en lui imprimant des mouvemens alternatifs et opposés jusqu'à ce qu'elle cède.

Le *davier* est une espèce de pince dont les serres, terminées en pieds de biche, sont droites et égales, ou recourbées et d'inégale longueur. Cet instrument convient pour l'évulsion des dents incisives, canines et petites molaires ébranlées. On saisit le collet de la dent sans exercer une pression trop forte avec les deux serres, dont l'une, placée du côté où l'on veut la renverser, est le point d'appui, et l'autre la puissance mue par la main qui tient les branches de l'instrument.

Le *bec-de-corbeau* n'est autre chose qu'un davier dont les serres sont pointues et qu'on emploie pour extraire les racines qui ne donnent pas de prise aux autres instrumens; on l'engage entre la racine et l'alvéole en le tournant, et en l'inclinant légèrement.

Le *lévier à manivelle* est composé d'une forte tige d'acier ronde, ou à huit pans, terminée à un bout par un manche qui la supporte, recourbée, large et aplatie à l'autre, où elle est armée à la partie convexe de crochets montés à vis, demi-circulaires, de différentes grandeurs, et disposés en pied de biche à leur extrémité libre. L'opérateur choisit un crochet convenable pour la dent qu'il veut enlever, le monte sur la tige, et, après avoir placé le malade à sa hauteur, il embrasse la dent dans la concavité du crochet, et, engageant les pointes près de la racine en dedans, si la dent doit être renversée en dehors, et *vice versà*, il place le point d'appui à l'opposé, sur la gencive couverte d'une petite compresse; il imprime alors au manche un demi-tour du côté vers lequel il veut porter la dent, de manière que le crochet agisse comme le poussoir. Cet instrument convient lorsque les dents adhèrent fortement à leurs alvéoles et qu'elles offrent assez de prise pour être saisies par le crochet demi-circulaire.

On peut, dans les mêmes circonstances, se servir du *pélican* simple ou composé. Le premier est formé de deux crochets d'acier, mobiles, terminés en pied de biche par un bout, et montés à vis sur un morceau de bois dur, large et arrondi à ses extrémités où sont alternativement la puissance et l'appui. Le pélican composé n'a qu'un seul crochet, dont un bout articulé par ginglyme, est conduit au moyen d'une vis qui part du manche dans une coulisse creusée suivant la longueur d'une tige d'acier, terminée à son extrémité par un point d'appui doux, large, fixe et convexe, ou mobile et concave. On engage d'abord le crochet de ces instrumens comme celui du levier à manivelle, puis on le conduit sur le point d'appui placé contre les dents voisines, de manière que la dent soit tirée suivant sa longueur, en dehors et vers ce point d'appui.

Quel que soit le moyen évulsif qu'on a employé , il arrive quelquefois qu'après avoir été renversée , la dent tient encore au bord alvéo-laire ; dans ce cas , on parvient presque tou-jours à la détacher avec les doigts ; si la résis-tance était considérable , on aurait recours au davier.

Avant de terminer ce qui a rapport à l'ex-traction des dents, nous devons dire quelques mots sur divers accidens qui suivent cette opé-ration ; les principaux sont la fracture de l'al-véole ou d'une partie de l'os maxillaire , le brisement de la dent elle-même , et les hémor-ragies. Les deux premiers méritent , en général , peu d'attention. Si le fragment de l'os est sé-paré complètement de l'os maxillaire , il n'y a rien à faire ; s'il adhère encore aux parties molles , il faut l'en séparer de suite , et ne pas attendre que la suppuration le détache ; si , par l'effet de la fracture du bord alvéolaire supérieur , il s'établissait une communication entre la cavité du sinus maxillaire et celle de la bouche , il en résulterait une fistule que le temps guérit quelquefois , et qui , chez d'au-tres malades , persiste jusqu'à la fin de la vie.

Lorsque la dent qu'on veut arracher se brise sous l'instrument qui la saisit , il est rare que le même instrument puisse être de nouveau appliqué au chicot , et l'on est communément obligé de recourir alors au crochet ou au pous-soir.

L'extraction des dents est toujours suivie d'un écoulement de sang par la plaie qui résulte de cette opération. Cette petite hémorragie dure ordinairement pendant plusieurs heures ; mais elle est très-légère et ne demande aucune attention. Néanmoins il arrive quelquefois

qu'elle est plus considérable, et qu'il y aurait
de l'inconvénient à ne la point arrêter. Dans
ce cas on commence par employer les lotions
astringentes et styptiques ; si elles ne suffisent
pas, on place un morceau d'agaric dans l'endroit qu'occupait la dent, ou on remplit l'alvéole avec de la cire molle, et l'on en vient,
si cela est nécessaire, à l'application d'un
bandage qu'on fixe aisément en maintenant
les mâchoires rapprochées. Enfin, si ces divers
moyens étaient insuffisans, ce qui est infiniment
rare, il faudrait porter dans l'alvéole le cautère
actuel, qui ne peut manquer d'arrêter l'hémorragie.

Il arrive quelquefois encore des accidens
lorsque l'opération a été faite par un dentiste
maladroit : on a vu l'instrument destiné à
extraire une dent malade en arracher une
saine ; ailleurs la pointe de l'instrument a glissé
sur la dent et a produit à la joue ou à la langue
des plaies plus ou moins fâcheuses, des hémorragies pour lesquelles il a fallu recourir à la
cautérisation ; d'autres fois la pression exercée
sur la mâchoire inférieure pour augmenter l'ouverture de la bouche a déterminé la luxation
de cet os ; mais de semblables accidens sont
heureusement fort rares et peuvent toujours
être évités par les chirurgiens instruits et
prudens.

Les maladies des dents dont nous allons
parler regardent la connexion de ces os et non
leur substance. On dit qu'ils sont luxés lorsqu'ils ont été poussés en dehors ou en dedans,
hors de leur situation naturelle, sans néanmoins avoir abandonné complètement leurs

alvéoles. Ce déplacement est presque toujours
l'effet d'une percussion. Les dents incisives
et canines y sont plus sujettes que les molaires,
parce qu'elles sont moins solidement implantées
dans l'os maxillaire, et sur-tout à cause de
leur situation qui les expose davantage à l'action des corps extérieurs. Le traitement de
cette *luxation* est en général aussi facile que
le diagnostic en est clair. Il suffit, pour la
guérir, de ramener la dent luxée à sa direction
naturelle, de l'attacher aux dents voisines
afin de prévenir un nouveau déplacement, et
de prescrire au malade un repos absolu des
mâchoires. Il arrive cependant quelquefois des
accidens consécutifs qui s'opposent au succès
de cette réduction ; telles sont l'inflammation
des gencives et celle du périoste, certaines
maladies chroniques de la bouche, déterminées
par les vices scorbutique, rhumatismal ou
dartreux. Mais ces cas sont heureusement assez
rares, et les dents luxées qu'on a replacées
avec soin reprennent ordinairement leur solidité première.

La luxation des dents a été quelquefois un
moyen employé par les Chirurgiens contre
certaines maladies de ces os. On a pensé que,
déterminant la rupture des vaisseaux et des
nerfs dentaires, elle devait priver de la vie
la dent luxée et arrêter par conséquent
le progrès de la carie et les douleurs qui l'accompagnent, en conservant la dent elle-même
devenu un corps inerte. Quelques auteurs ont
prétendu que cette opération était insuffisante,
et qu'une dent luxée et rétablie dans sa situation naturelle y reprenait la vie. Mais on peut
prévenir un semblable accident en arrachant

complètement la dent, en la plongeant pendant quelques minutes dans l'eau bouillante et en la replaçant ensuite dans son alvéole. Par ce moyen on est assuré d'obtenir la cessation des douleurs, d'arrêter les progrès de la carie et d'éviter les inconvéniens réels ou imaginaires qu'on a reprochés à l'autre méthode.

L'ébranlement ou la vacillation des dents tient toujours au mauvais état des parties destinées à les fixer dans leurs alvéoles. Diverses causes peuvent produire cette affection ; tantôt elle est le résultat d'une violence extérieure ; tantôt elle dépend de l'accumulation du tartre, qui se glisse entre les gencives et le collet de la dent, et qui pénètre même quelquefois entre les alvéoles et les racines ; le plus souvent encore elle provient du gonflement scorbutique des gencives, de celui qui est produit par l'usage du mercure, d'une affection rhumatismale ou des progrès de l'âge.

Le tremblement des dents rend la mastication difficile et souvent incomplète. Les moyens de traitement doivent être variés suivant les causes qui déterminent la maladie. Ainsi, lorsque l'ébranlement est l'effet d'une cause externe, il faut assujettir les dents branlantes aux dents voisines par le moyen d'un fil de soie ou de métal, et éloigner ce qui pourrait empêcher l'espèce de consolidation qui doit s'opérer entre la dent et l'alvéole. Si le tremblement est dû à l'usage du mercure, il faut d'abord suspendre l'emploi de ce remède, et prescrire la diète lactée, les bains, les laxatifs. Si le scorbut est la cause de la maladie, c'est aux antiscorbutiques qu'il faut recourir. Lorsque l'ébran-

lement des dents est l'effet des progrès de l'âge ,
aucun remède ne peut le faire cesser ; on peut
tout au plus entreprendre , si le branlement est
partiel, de donner aux dents vacillantes un
peu de solidité en les fixant aux dents voisines
à l'aide d'un fil ou d'une petite plaque métallique. Dans le cas où le mal dépend de l'accumulation du tartre, c'est contre cet état vicieux
qu'il faut diriger tous ses soins. Enfin toutes
les fois que les gencives sont gonflées, molles
et livides, on doit recourir aux topiques astringens préparés avec le quinquina en poudre ,
en extrait ou en teinture, le gayac, la myrrhe ,
auxquels on ajoute quelquefois un peu d'acide
sulfurique. Lorsque ces moyens sont insuffisans,
il faut y joindre de profondes scarifications sur
les gencives afin de les dégorger.

L'odontalgie ou douleur des dents, est quelquefois un symptôme de la carie et de diverses
autres maladies des dents ; mais souvent aussi
elle constitue une affection essentielle. Cette
dernière paraît avoir son siège dans la membrane des dents ou dans le périoste des alvéoles,
et elle offre la plus grande analogie avec les
affections rhumatismales. Comme ces dernières,
elle est presque toujours produite par l'impression du froid ; elle laisse dans les parties où
elle s'est manifestée une grande tendance à en
être atteintes de nouveau ; elle passe souvent
d'une dent à une ou plusieurs autres, et cesse
dans celle qu'elle occupait d'abord ; elle augmente par une forte pression , la mastication
par exemple : comme le rhumatisme articulaire,
tantôt elle consiste dans une simple douleur,
sans tuméfaction ni rougeur , tantôt elle est

accompagnée de symptômes inflammatoires, qui ne se terminent que par suppuration. Personne n'ignore enfin que l'odontalgie alterne fréquemment avec le rhumatisme des membres ; qu'elle paraît lorsqu'il cesse, et qu'au moment où elle commence à diminuer, une nouvelle douleur se fait sentir dans quelque autre partie avec tous les caractères du rhumatisme.

Les douleurs de dents, considérées en général, exigent des traitemens très-variés, puisqu'elles peuvent dépendre d'un grand nombre d'affections différentes ; mais il n'en est pas de même de l'odontalgie essentielle : bien que le traitement ne doive pas toujours être semblable, et qu'il soit nécessaire de le modifier suivant les causes occasionnelles, la durée de la maladie et la constitution du malade, il offre en général les mêmes indications que le rhumatisme : les applications émollientes dans le début et les boissons rafraîchissantes ; plus tard les diaphorétiques et les vésicatoires sur quelqu'une des parties voisines de la tête, aux tempes, derrière les oreilles ou à la nuque, ou bien sur l'une des articulations précédemment affectées, lorsque cette circonstance se rencontre.

L'inflammation et le gonflement de la membrane alvéolo-dentaire et des vaisseaux qui s'y distribuent est une affection qui n'est pas rare. On en trouve un exemple fort remarquable dans le Mémoire de Louis sur les maladies du sinus maxillaire. Elle est souvent produite par l'action d'un air froid ou par quelque autre cause externe ou interne. Les symptômes sont une douleur fixe et intolérable dans une dent, sans aucune lésion apparente des parties

extérieures. Quelquefois il s'y joint un gonflement considérable aux gencives et à la joue,
et dans quelques cas même il se forme une
fistule. Cette maladie, à laquelle les femmes
enceintes sont particulièrement exposées, réclame dans le principe l'emploi des topiques
émolliens, les saignées locales et générales,
les fumigations, les vésicatoires; mais souvent
ces divers moyens sont insuffisans, et l'extraction de la dent devient nécessaire : on
trouve alors son extrémité surmontée d'un petit
paquet vasculeux, semblable à un tubercule
charnu.

Le *limon* est une substance pultacée, jaunâtre et visqueuse qui se dépose sur les dents
et dans leurs interstices, sur-tout pendant la
nuit, et y forme une couche souvent fort
épaisse et d'une odeur repoussante. L'usage
de la brosse suffit ordinairement pour dissiper
et prévenir cette accumulation de limon sur
les dents, auxquelles il donne communément
une couleur jaune et sur lesquelles il paraît
favoriser le développement de plusieurs maladies.

On désigne mal à propos sous le nom de
tartre des incrustations dures et comme pierreuses, jaunes ou noirâtres, qui enveloppent la base
des dents, s'accumulent dans les intervalles
qui les séparent, et y forment une espèce de
mastic qui les remplit et s'étend peu-à-peu
sur la couronne et vers le collet. Ce tartre
qui s'insinue aussi entre la racine de la dent
et l'alvéole, déchausse peu-à-peu les dents, les
rend vacillantes et recouvre quelquefois toute

l'arcade dentaire d'une couche épaisse et uniforme sous laquelle on ne distingue plus aucune des dents, aucun des intervalles qui les séparent. Quelquefois le tartre recouvre seulement une ou plusieurs dents et s'y accumule en telle quantité, que des hommes ignorans ou peu attentifs ont cru voir une exostose de l'os maxillaire.

Le tartre qui recouvre les dents a été soumis à l'analyse chimique : il est composé de phosphate de chaux et de matière muqueuse. L'usage journalier de la brosse suffit pour prévenir la cristallisation de ce sel sur les dents. Le frottement des alimens solides l'empêche aussi chez la plupart des individus, et souvent c'est pendant le cours d'une maladie aiguë, c'est-à-dire pendant que le malade ne fait usage que de boissons, que le tartre commence à s'amasser sur les dents. Pour enlever le tartre déposé autour des dents et y formant des écailles dures et adhérentes, il faut employer un grattoir d'acier.

Nous avons omis à dessein, dans cet article, de parler de la transplantation d'une dent saine arrachée à un individu et entée sur un autre. Sans dire les inconvéniens graves qui plusieurs fois ont suivi de semblables opérations, elles sont autant contraires au but et à la dignité de l'art, qu'aux principes de l'humanité. Il est d'ailleurs beaucoup d'autres moyens d'ajuster à la place des dents qui manquent, des dents naturelles ou artificielles qui corrigent la difformité et remplissent à-peu-près les mêmes usages que les dents qu'on a été obligé d'extraire. Le meilleur de tous est l'emploi des dents à pivot, dans les cas ou la couronne de la dent a été seule détruite. Si l'on vient d'enlever la dent en totalité, il est permis de tenter l'implantation d'une dent naturelle ou artificielle ; mais les dents implantées ne tiennent pas toujours, et souvent il est préférable d'ajuster aux dents voisines une couronne artificielle à la place de la dent qui manque ; lorsque plusieurs dents de suite ont été arrachées ou sont tombées naturellement, c'est le seul moyen qu'on puisse employer.

Nous ne devons traiter en détail ni de la préparation des dents artificielles, ni de la manière de les fixer : ces objets appartiennent à l'art des dentistes et c'est dans leurs écrits qu'il faut chercher les connaissances qu'on veut acquérir sur ce sujet, aussi bien que la manière de plomber et de limer les dents.

ARTICLE IX.

Des Maladies des Gencives.

Les principales maladies des gencives sont le gonflement, la gangrène, les excroissances, les abcès et les ulcères.

Le gonflement des gencives survient dans un grand nombre de circonstances, et tient à des causes très-variées qui exigent des traitemens différens.

Il est quelquefois de nature inflammatoire ; tel est celui qui survient à la suite d'un coup porté sur ces parties ; tel est encore celui qui est dû à une fluxion, à une odontalgie violente. On le reconnaît à la distension des gencives, à la douleur, à la chaleur et à la couleur vive et fleurie qu'elles présentent. Cette inflammation des gencives peut être accompagnée de fièvre, ou bien n'être qu'une affection purement locale. Dans le premier cas, il est quelquefois nécessaire de recourir à la saignée générale; dans le second, il suffit le plus souvent de tenir dans la bouche un liquide mucilagineux, du lait tiède, par exemple, et d'envelopper convenablement la joue pour prévenir l'impression de l'air.

Le gonflement des gencives est quelquefois le résultat de l'accumulation du tartre sur la couronne et sur une partie de la racine des dents. Ce gonflement n'est ordinairement douloureux que pendant la mastication; les gencives ont une couleur un peu obscure, qui diffère néanmoins de celle qu'elles présentent dans le boursoufflement scorbutique; elles sont molles et saignent facilement; les dents sont ébranlées et vacillent. La présence du tartre sur les dents fait aisément connaitre la cause de cette maladie; il faut de suite le faire enlever et prescrire des gargarismes astringens et toniques.

L'usage du mercure produit souvent aussi l'engorgement des gencives, qui s'étend lorsqu'il est considérable, aux joues, à la langue, et donne à toutes ces parties un volume prodigieux. Un flux abondant de salive accompagne toujours le gonflement mercuriel, et le distingue des autres; l'emploi actuel du mercure ne laisse d'ailleurs aucun doute sur la nature de ce gonflement. Cette maladie oblige de suspendre à l'instant l'usage des mercuriaux. Elle réclame l'emploi des laxatifs qui, appelant un point d'irritation sur le conduit intestinal, font diversion à l'afflux des liquides vers la bouche; l'usage du lait, des alimens farineux, les bains chauds et de légers sudorifiques sont des moyens convenables contre ce gonflement qui est porté quelquefois à un dégré effrayant, mais qui cesse assez promptement quand on a suspendu l'emploi du mercure; il faut ne revenir à ce remède que lorsque le gonflement est entièrement dissipé, et prendre les précautions nécessaires pour soustraire le malade à l'influence des causes qui paraissent avoir favorisé sa production; il est à propos aussi d'administrer le mercure sous une forme différente.

Le gonflement scorbutique des gencives est tantôt un des symptômes de la diathèse scorbutique, ou d'une affection scorbutique générale, tantôt il est le seul signe de scorbut. Les gencives atteintes de cette affection se présentent sous la forme d'un bourrelet plus ou moins saillant, d'une couleur livide ou noirâtre, d'où suinte continuellement un liquide sanieux et qui exhale une odeur d'une fétidité repoussante : le moindre attouchement suffit pour faire couler des gencives un sang fluide et clair. Cette affection mérite une extrême attention, parcequ'elle est sujette à faire des progrès, et à se terminer par la gangrène qui s'étend aux parties voisines, aux os même, et dont rien ne peut arrêter la marche.

On doit donc, aussitôt qu'on reconnait le gonflement scorbutique des gencives, recourir aux moyens les plus propres à en arrêter les progrès. Il faut d'abord soustraire le malade aux causes qui ont pu déterminer l'affection dont il est atteint, prescrire des collutoires préparés avec l'esprit de cochléaria, convenablement étendu et combiné en certaine proportion avec l'acide muriatique. On fait prendre à l'intérieur les sucs anti-scorbutiques auxquels on joint un régime et tous les autres moyens thérapeutiques convenables. Si le mal persiste, on augmente la dose d'acide muriatique dans les lotions, et s'il fait des progrès, on peut employer cet acide pur, qu'on porte avec un pinceau sur les parties les plus malades. On parvient ordinairement, à l'aide de ces moyens, à dissiper le gonflement scorbutique des gencives sur-tout lorsqu'il n'est pas lié à une diathèse scorbutique générale. Quelquefois néanmoins le mal croît avec rapidité, et au gonflement des gencives succède la gangrène.

De la Gangrène scorbutique des Gencives.

C'est sur-tout chez les enfans qu'on observe cette maladie et qu'on rencontre dans le traitement les plus grandes difficultés. La succion qu'ils exercent continuellement sur la sanie fétide qui découle des gencives, et qui ainsi est introduite dans les voies digestives, paraît être la principale cause de la marche rapide et de la terminaison funeste de cette maladie dans le premier âge.

La maladie commence quelquefois d'une manière assez bénigne (1). Il naît d'abord dans la partie intérieure de la bouche, aux gencives, aux lèvres, à la langue, aux amygdales, une rougeur légère, peu douloureuse et accompagnée d'une chaleur assez considérable. Peu-après le milieu de la partie affectée présente une tache blanche qu'on prendrait d'abord pour une es-

____

(1) Van-Swiéten, Comment. sur l'Aphorisme 432.

carre superficielle ; mais la douleur augmente et
la gangrène s'étend en profondeur. Si le mal n'est
pas très-intense et qu'il attaque un adulte, l'escarre se détache ; si c'est un enfant et que la
maladie soit grave, la gangrène envahit les parties voisines et répand une odeur insupportable ;
les dents tombent, la mâchoire inférieure se
sépare, la langue, les lèvres, les joues, le menton se détruisent. Dans un cas rapporté par
Berthe (1), les os maxillaires supérieurs et ceux
du nez furent ramollis et détruits ; les yeux ne
furent pas à l'abri des progrès du mal ; le coronal fut lui-même attaqué jusqu'à sa partie
moyenne et entièrement ramolli avant la mort
de l'enfant.

Telle est la marche effrayante de la maladie
qu'on a nommée gangrène scorbutique des gencives. Les signes qui la caractérisent sont trop
évidens pour qu'on puisse la confondre avec
aucune autre affection de ces parties. Elle exige
des remèdes prompts, sur-tout lorsque sa marche est rapide.

Lorsque la maladie commence et que son caractère gangréneux n'est pas encore developpé,
on peut faire usage de lotions avec le suc de citron et le vinaigre, et appliquer sur les gencives
tuméfiées de petites compresses trempées dans
l'un ou l'autre de ces acides purs ou diversement
étendus, selon les circonstances. Si l'emploi de
ces moyens ne produit pas l'effet qu'on pouvait
d'abord en attendre, il faut recourir promptement à des remèdes plus énergiques et particulièrement à l esprit de sel ou acide muriatique:

____

(1) Mém. de l'Acad. de Chirurg. , **T. XIV**, p. 220
édit. in-12.

on mêle vingt gouttes de cet acide dans une demi-once de miel rosat et l'on touche fréquemment dans la journée les gencives malades avec un pinceau trempé dans ce mélange. On augmente la quantité d'acide muriatique si la gangrène est deja considérable; on peut même porter l'acide pur sur les gencives fortement affectées. Ce moyen a constamment réussi à Van-Swiéten dans les cas où les os des mâchoires n'étaient pas malades.

Nous avons dit les causes qui rendent plus grave chez les enfans que chez les adultes, le gonflement scorbutique des gencives : la succion continuelle qu'ils exercent augmente l'afflux des liquides dans les gencives, et la déglutition d'une sanie fétide doit influer et influe en effet d'une manière fâcheuse sur la terminaison de la maladie. Les remèdes qu'on emploie avec succès chez les adultes ne sont pas toujours suffisans dans le premier âge : à cette époque il est souvent nécessaire, comme on le voit dans une observation insérée dans le Tome XIV.e des *Mémoires de l'Académie de Chirurgie*, de joindre aux lotions fréquentes de la bouche l'excision des parties gangrénées et l'application de petites compresses ou d'éponges imbibées de liqueurs styptiques : il est indispensable pendant le cours de cette opération de tenir la mâchoire de l'enfant fortement abaissée, afin de prévenir les mouvemens de la déglutition, de retirer successivement, à mesure qu'on les excise, les lambeaux des gencives malades, et d'absorber avec des éponges humides la sanie qui coule abondamment de leur surface. Des ciseaux suffisent pour cette opération, qui ne pourrait, être remplacée ni par la compression ni par des scarifi-

6.

24

cations profondes. Après l'avoir faite, on place
de petites éponges longuettes légèrement imbibées d'une forte dissolution d'eau de Rabel et
d'alun, le long des gencives, afin de diminuer
l'écoulement du sang et de recevoir celui qui
sort. On enlève ces éponges au bout d'une ou
de plusieurs heures, et l'on fait ensuite des lotions fréquentes dans la bouche, avec l'acide
muriatique étendu. On répète avec soin ces lotions chaque fois qu'on veut faire prendre des
alimens ou des boissons au petit malade. Avec
beaucoup d'assiduité et de persévérance dans
l'emploi de ces moyens, on parvient quelquefois
à sauver la vie à des enfans dont la mort autrement serait inévitable.

De l'Epulie ou excroissance fongueuse des Gencives.

Les gencives sont quelquefois le siége d'excroissances fongueuses auxquelles on a donné
le nom *d'épulie*. Les causes de cette maladie
sont fort obscures : quelquefois elle survient
à la suite d'un abcès dans lequel l'os maxillaire
a été mis à nu et se trouve affecté de carie.
Ces tumeurs occupent tantôt la face concave
et plus souvent la face convexe du bord alvéolaire ; quelques-unes ont une base large, les
autres sont portées sur un pédicule dont la largeur varie; elles sont quelquefois indolentes;
quelquefois elles causent des douleurs lancinantes et continues; leur volume est très-variable et
fait ordinairement des progrès continuels ; les
unes sont lisses et unies à leur surface, les
autres ont des gerçures, des crevasses et des
ulcérations d'où découle une sanie puante ;

toutes ont une consistance assez considérable et se sont développées avec beaucoup de lenteur.

Dans le commencement, les tumeurs fongueuses des gencives causent peu d'incommodité, lorsqu'elles ne sont pas douloureuses ; mais à mesure qu'elles prennent du volume, elles troublent les fonctions des parties voisines. Lorsqu'elles sont sur les gencives extérieures, elles repoussent les lèvres ou les joues, produisent une difformité proportionnée à leur volume, gênent l'exercice de la parole et déterminent quelquefois l'écoulement de la salive hors de la bouche. Lorsqu'elles naissent des gencives intérieures elles ont de plus grands inconvéniens encore, puisqu'elles gênent les fonctions de la langue. On a vu une tumeur de ce genre s'étendre d'un côté du bord alvéolaire à l'autre, offrir la forme et le volume d'un marron ; la langue était soulevée et appliquée contre le voile du palais ; la mastication et la déglutition étaient extrêmement difficiles aussi bien que la parole (1).

Ces excroissances fongueuses peuvent être liées lorsqu'elles sont portées sur un pédicule étroit ; mais dans la plupart des cas il est préférable d'en faire l'ablation avec un bistouri, et de porter ensuite le fer rouge sur l'endroit d'où elles ont pris naissance, afin de détruire par le feu ce que l'instrument tranchant n'a pas enlevé. Sans cette dernière précaution, l'opération serait probablement infructueuse. Des Chirurgiens célèbres ont employé avec

____

(1) Mém. l'Acad. Royale de Chirurg,, T. XIV, p. 186.

succès les caustiques liquides, pour détruire
soit la totalité de ces tumeurs, soit seulement
leur base, après avoir excisé la tumeur elle
même avec le bistouri. Mais il est rare qu'une
seule, application de caustique suffise pour,
détruire la base de ces excroissances, et à plus
forte raison leur totalité. Dans tous les cas
où on a employé l'acide sulfurique ou le
nitrate d'argent, il a fallu revenir un assez
grand nombre de fois au caustique ; or, si
l'on ajoute à l'inconvénient très-grand de porter
dans la bouche des substances caustiques, et à
la difficulté de borner leur action sur des surfaces toujours humides, le danger qui accompagne l'application répétée de ces substances
sur des tumeurs de nature squirrheuse, on
sera convaincu que la préférence doit être
donnée au cautère actuel. Ainsi, après avoir
enlevé la plus grande partie des excroissances
avec le bistouri ou la ligature, on portera sur
l'endroit de leur origine un ou plusieurs boutons de feu, dont la forme et la largeur se
rapprocheront le plus possible de celles des
parties qu'il faut cautériser. Lorsque l'escarre
se détachera, on examinera avec attention
la surface qu'elle aura laissée à découvert, et
pour peu qu'on aperçoive quelques végétations
suspectes, on reviendra de nouveau au fer
brûlant, afin de détruire complètement un
mal qui chaque jour ferait de nouveaux progrès et deviendrait plus difficile à guérir. Dans
les cas où l'os maxillaire est affecté, il s'exfolie, mais lentement, et la cicatrice se forme
lentement aussi.

Du Phlegmon des gencives ou Parulis.

Il se forme quelquefois sur les gencives, de petits phlegmons qui sont bornés à ces parties; il s'en forme d'autres aussi qui sont ou deviennent plus considérables et qui s'étendent aux parties voisines. Ces phlegmons surviennent quelquefois sans cause connue; mais le plus souvent ils sont produits par la carie d'une dent, par un coup porté sur la gencive elle-même. C'est à tort, je crois, que quelques auteurs ont regardé l'usage de telle ou telle espèce d'alimens comme des causes de cette maladie. Elle se présente sous la forme de tumeurs plus ou moins volumineuses, accompagnées de douleur et de chaleur, et dont la couleur d'abord vermeille, devient livide à mesure que leur volume augmente. Le centre de la partie enflammée se ramollit peu-à-peu et s'ouvre enfin à l'aide d'applications émollientes, de figues grasses, de pain d'épice, de lait ou de vapeur d'eau. Il est fort rare que ces phlegmons se terminent par résolution; aussi ne doit-on pas hésiter à y plonger la lancette aussitôt que la tumeur est ramollie. Dans les cas ou le phlegmon des gencives s'étend aux parties voisines et particulièrement aux joues, il est à craindre que le pus ne se fasse jour au dehors et qu'il n'en résulte une difformité ou même une fistule à la joue. Pour prévenir cet accident fâcheux il convient d'ouvrir largement et de bonne heure le phlegmon dans la cavité de la bouche. Mais si les mâchoires étaient trop serrées, si la tumeur s'étendait au-delà de la commissure des lèvres ou vers les piliers du voile du palais , et que l'abaissement de la mâchoire inférieure fut impossible , il faudrait joindre aux topiques émolliens l'emploi des saignées , des boissons rafraîchissantes et un régime sévère. Lorsque l'inflammation des gencives a été déterminee par la carie d'une ou de plusieurs dents , on ne peut espérer d'en prévenir le retour qu'en arrachant les dents malades.

Des Ulcères des Gencives.

Chez les adultes, les gencives sont quelquefois affectées d'ulcères fongueux , rougeâtres et sanguinolens, d'où découle une matière blanche et fétide. Ces ulcères sont accompagnés de l'ébranlement et même de la chute des dents incisives et canines, sur-tout quand la maladie est ancienne et le sujet avancé en âge. L'exposition aux miasmes putrides , la salivation par l'usage du mercure , l'accumulation du tartre sur les dents sont les principales causes de cette maladie. On a observé aussi que les personnes sujettes aux dartres , et dont les gencives sont environnées d'un cercle bleuâtre , sont souvent affectées d'ulcères de cette nature. Lorsque la cause ou la disposition intérieure qui a favorisé la formation de ces ulcères a été détruite par un régime et des médicamens convenables , on voit cette maladie cesser par l'usage des collutoires adoucissans , d'autres fois par celui du cautère actuel , pourvu qu'elle soit récente et qu'elle existe chez de jeunes sujets. Mais dans les autres cas, c'est-à dire , chez les personnes avancées en âge, lorsque la maladie est ancienne et les dents vacillantes et cariées , il faut en venir à l'extraction des dents

pour obtenir la guérison des gencives ; si l'on
diffère cette opération , la maladie persiste
jusqu'à ce que les dents tombent d'elles-mêmes.

ARTICLE X.

Des Maladies de la Langue.

La langue est sujette à un grand nombre de
maladies : les principales sont les plaies , le
gonflement , la prolongement hors de la bouche, les tubercules, les ulcères, les adhérences
contre nature, le défaut de langue.

Les plaies de la langue sont produites par les
instrumens piquans, par les instrumens tranchans, quelquefois par les corps lancés par la
poudre, presque toujours par le rapprochement
subit et violent des mâchoires pendant que la
langue est avancée entre les dents, soit qu'une
cause extérieure détermine ce rapprochement
subit, comme un coup, une chûte ; soit que
les muscles élévateurs de la mâchoire inférieure
se contractent avec force dans une mastication
précipitée ou dans les convulsions épileptiques.
Cette dernière cause est la plus frequente , et
la moitié peut-être des individus chez lesquels
on remarque de grandes cicatrices de cet organe,
sont des épileptiques dont la langue a été blessée entre les dents au moment des accès : aussi
ne doit-on jamais négliger l'usage des bridons
ou des coins chez les personnes actuellement
atteintes de convulsions.

Les plaies par instrumens piquans, qui sont
les plus rares, sont aussi les plus légères ; si
une épée très-étroite, par exemple, avait traversé la langue, il suffirait de prescrire au ma-

lade le repos de la partie blessée, et par conséquent le silence et la diète pendant quelques
jours; ces moyens seraient suffisans pour
obtenir la cicatrisation de ce genre de plaie,
où les parties destinées à se réunir sont dans
un contact parfait, et où rien ne peut changer
momentanément leurs rapports. Si un instrument très-grêle, en pénétrant dans l'épaisseur
de la langue, a ouvert l'artère ranine, il en
résulte une hémorragie qui ne peut être arrêtée
que par la cautérisation (*Voyez* le T. 1.ᵉʳ de
cet ouvrage p. 257.

Les plaies d'armes à feu sont d'une toute
autre importance. Elles déterminent ou prépa-
rent une perte de substance plus ou moins considérable, soit par l'ablation subite d'une portion de la langue, soit par l'attrition qui entraîne presque toujours la gangrène et la séparation des parties que la balle a écrasées. Aussi
ces plaies sont-elles communément fort longues
à guérir, et laissent-elles souvent de la gêne
dans les mouvemens de la langue, après qu'elles
sont cicatrisées. La difficulté de la guérison et
la gêne des mouvemens de la langue peuvent
dépendre de la présence de la balle qui a fait
la plaie. On conçoit difficilement comment une
balle peut s'arrêter dans la langue, et y séjour-
ner pendant long-tems; cela peut arriver cependant, en voici la preuve : un homme qui avait
servi dans les armées françaises fut reçu à l'hôpital de la Charité pour une tumeur très-dure
qui occupait la partie latérale droite de la langue dont elle gênait beaucoup les mouvemens.
En questionnant cet homme, j'appris que quatre
ans auparavant il avait été blessé par une balle
de fusil qui avait pénétré dans la bouche en

brisant la dent canine et la petite molaire ; qu'il était survenu un gonflement considérable de la langue et des autres parties de la bouche ; que ce gonflement fut combattu par la saignée, la diète, les boissons rafraichissantes et les gargarismes ; qu'après sa disparition, quoiqu'il restât une tumeur dure sur le côté de la langue, on crut que le malade était guéri ; il quitta l'hôpital et bientôt après le service, pour se retirer chez lui. En examinant attentivement le bord droit de la langue, j'aperçus sur sa partie moyenne un orifice fistuleux : un stylet introduit dans cette ouverture pénétra jusqu'à un corps dur que je jugeai être une balle. Je fis sur le bord de la langue une incision longitudinale par laquelle je retirai la balle, dont la forme avait été altérée par la résistance des dents qu'elle avait brisées. La plaie fut guérie en peu de jours, et la langue reprit bientôt son état naturel et le libre exercice de ses fonctions.

Les plaies de la langue par instrument tranchant sont celles qui offrent le plus de variétés : tantôt c'est une simple fente, tantôt une plaie avec perte de substance et quelquefois une plaie à lambeau. Lorsque la langue est simplement fendue, et que la division ne comprend pas toute l'épaissseur de cet organe, il suffit de faire garder le repos et d'user de lotions avec l'eau d'orge et le miel rosat pour obtenir une cicatrisation prompte et régulière. S'il y avait une hémorragie un peu considérable, on employerait la glace et les liqueurs styptiques. En supposant que ces moyens ne fussent pas suffisans, on aurait recours à la compression ; mais comme l'application d'un bandage sur la langue est fort incommode, on pourrait montrer au malade à exercer lui-même la compression sur les deux faces de la langue, avec le pouce et l'indicateur. Cette compression continuée pendant une ou plusieurs heures suffirait dans beaucoup de cas pour arrêter le cours du sang. Si la compression ne suspendait pas l'hémorragie, il faudrait recourir au cautère actuel, qui produirait à l'instant même l'effet qu'on désire.

Les plaies avec perte de substance varient selon que la portion de la langue qui a été séparée du reste de cet organe est plus ou moins considérable. La cicatrisation est d'autant plus lente que cette portion est plus étendue, parce que la plaie a une longueur plus grande et que l'espace qui sépare la face supérieure de la face inférieure de la langue s'agrandissant lui-même à mesure qu'on approche de la base, la cicatrice qui réunira les deux membranes qui les recouvrent, doit avoir plus de largeur. Si cette espèce de plaie était accompagnée d'hémorragie, le cautère actuel serait préférable aux styptiques, à la compression et même à la ligature, qui dans quelques cas est tout-à-fait impraticable.

Dans le cas de plaie à lambeau, on a proposé, pour obtenir la réunion, d'enfermer la langue dans une bourse de toile fine, échancrée vers le frein, soutenue à droite et à gauche par les extrémités d'un fil métallique qui sort de la bouche en passant au-dessus des incisives, et qu'on ramène au-dessous du menton, où il est fixé par un ruban noué à la nuque. Ce bandage est incommode, et de plus il ne procure souvent qu'une réunion irrégulière, parce que les lambeaux de la plaie ne sont pas maintenus dans un rapport exact, sur-tout lorsque la plaie a une certaine longueur. Ne vaudrait-il pas mieux ici appliquer le même moyen que nous avons mis en usage dans un cas de cancer de la langue, et maintenir les bords de la division par un ou deux points de suture simple, si la situation de la plaie permettait cette opération ? On serait sûr alors d'obtenir une cicatrisation très-régulière, très-prompte, et la gêne qui résulterait de l'application de ce moyen serait peut-être moins grande et durerait d'ailleurs moins long-temps que celle du sac de toile et du fil métallique qui le soutient.

Du Gonflement de la Langue.

Le gonflement de la langue est une maladie grave, qui met en danger la vie des malades, et en ferait périr un grand nombre, sans les secours de la chirurgie.

Ce gonflement a lieu quelquefois pendant le cours de la petite vérole et vers le déclin des fièvres malignes ou ataxiques. Il survient assez fréquemment pendant l'emploi du mercure, dans le traitement des maladies vénériennes ; il dépend quelquefois d'une contusion ou du contact de quelque substance vénéneuse. Plusieurs faits portent à admettre que la bave du crapeau et la piqûre de quelques insectes déterminent cette affection. Quelquefois aussi elle survient pendant la durée d'une esquinancie, par le progrès de l'inflammation qui s'étend de l'arrière-gorge et du larynx à la base, puis à tout le corps de la langue. On cite un cas dans lequel ce gonflement a reparu d'une manière périodique.

Cette maladie est quelquefois précédée d'une

douleur ou d'une chaleur vive dans la partie qui doit en être le siége. D'autres fois le gonflement survient tout-à-coup et fait des progrès si rapides qu'en moins d'un jour la langue remplit la cavité de la bouche et quelquefois fait saillie au dehors. On a vu cet organe acquérir en quelques jours un volume si prodigieux qu'il sortait de deux à trois pouces hors de la bouche, et menaçait de suffoquer le malade. Il est à peine nécessaire d'ajouter que ce gonflement empêche complètement la déglutition ; que la parole ne peut être articulée et que la respiration est toujours très-laborieuse. Il est souvent accompagné de fièvre, mais quelquefois aussi le pouls n'est pas agité, ou ne l'est que fort peu. Cette maladie produit dans tous les cas une anxiété très-considérable, qu'augmente progressivement le besoin de boire ; l'inquiétude et le découragement deviennent extrêmes.

Le gonflement de la langue occupe ordinairement tout le corps de cet organe. On voit néanmoins par une observation insérée dans les *Mémoires de l'Académie de Chirurgie* que le gonflement peut se borner à une moitié de la langue, et celle-ci néanmoins devenir assez volumineuse pour nécessiter des secours prompts et énergiques. Une observation analogue se trouve dans les Ephémérides d'Allemagne, avec cette particularité que la tuméfaction qui sans doute n'était pas aussi considérable que dans le cas précédent, durait depuis trois semaines, lorsqu'on parvint à la dissiper par les saignées générales et locales.

Le gonflement de la langue est une maladie dont la marche est en général très-rapide. Il peut se terminer dès le troisième ou même dès le second jour par la mort, si l'on n'y porte pas remède. Lorsque le gonflement est médiocre il se résout ordinairement vers le septième ou huitième jour. Lorsqu'il est plus considérable, la suppuration s'en empare, comme on en voit un exemple dans la Bibliothèque Médico-Chirurgicale ; mais il arrive bien plus souvent que l'engorgement amène ou la gangrène de la langue ou la suffocation du malade.

Le traitement de cette maladie n'est pas le même lorsque le gonflement étant léger ne s'oppose pas à la déglutition, et lorsqu'il est assez considérable pour rendre cette fonction impossible. Dans le premier cas, on peut à l'aide de boissons adoucissantes, de purgatifs doux, de clystères laxatifs, de bains de pieds, suspendre les progrès du mal, et en obtenir la résolution. On joint à ces moyens, lorsque le gonflement a un caractère inflammatoire, les saignées locales (sangsues sur la langue, ouverture des veines ranines) et les saignées du bras. Si malgré l'emploi méthodique de ces moyens, le mal augmentait, et si la déglutition devenait de plus en plus difficile, puis impossible, il faudrait inciser profondément la langue suivant sa longueur. L'expérience a démontré d'une manière non équivoque l'efficacité de cette opération.

Ainsi, toutes les fois que le gonflement de la langue est parvenu à un point tel que le malade ne peut plus avaler, il faut recourir aux incisions profondes sur la langue même ; on y joindra les saignées si elles n'ont pas été faites précédemment, et si elles sont indiquées par les circonstances dans lesquelles se trouve le malade. Dans les cas où un seul côté de la langue est tuméfié, une incision peut suffire ;

quelquefois cependant, il faut en faire deux : il est rarement nécesssaire, lors même que la langue est gonflée dans sa totalité, d'en pratiquer trois. Voici de quelle manière on procède à cette opération : on commence par placer entre les deux arcades dentaires un coin de bois, pour tenir les mâchoires écartées pendant qu'on opère ; on porte ensuite le plus près possible de la base de la langue la pointe d'un bistouri long et à lame fine, et l'on incise profondément la langue en ramenant le bistouri de derrière en devant jusqu'à la pointe de cet organe. Si la langue n'est gonflée que partiellement, on fait une seule incision sur le milieu de l'engorgement ; mais quand la langue est tuméfiée en totalité, il faut faire des incisions à distance égale entre le milieu de la langue et chacun de ses bords. Il est indispensable que la langue soit maintenue pendant cette opération. On la fixe, soit avec les doigts de la main gauche, convenablement écartés pour laisser passer le bistouri, soit à l'aide d'une plaque d'argent ou d'acier, moulée sur la langue, fendue à trois lignes de chaque bord dans les deux tiers de sa longueur pour y conduire le bistouri, coudée vers les dents et soutenue par un manche plat de trois pouces de long. Cette plaque sert à la fois à maintenir la langue et à guider le bistouri.

La langue dégorgée par les incisions profondes qu'on a pratiquées, revient promptement à son volume naturel. La plaie n'offre plus qu'une ligne superficielle et se cicatrise en peu de jours. On n'a besoin d'aucun pansement ; tout topique serait inutile et fort incommode. On recommande seulement au malade de bas-

siner fréquemment la plaie avec de l'eau d'orge
et du miel rosat pour enlever le sang et le pus
qui en découle ; et plus tard de se laver la
bouche avec le même liquide, lorsque l'état de
la langue ne s'y oppose plus. Si l'on a été appelé trop tard, ou si l'on a soi-même trop dif-
féré les scarifications, il peut arriver que la
gangrène s'empare de la langue ou que le malade meure suffoqué.

Du Prolongement chronique ou chute de la Langue.

Le prolongement de la langue hors de la
bouche est ordinairement une affection que les
enfans portent en naissant. A cette époque le
prolongement n'est pas très-considérable ; mais
il augmente de jour en jour lorsqu'on ne fait
rien pour s'opposer à son accroissement. La
langue qui dans le principe ne fait que se
montrer entre les lèvres, descend ensuite par
dégrés jusque sur le menton et cause une difformité très-grande ; à mesure qu'elle se prolonge davantage, son gonflement devient plus
grand, et elle entraîne peu-à-peu par son
poids l'os hyoïde et le larynx, ce qui change
les rapports du pharynx avec le voile du palais,
et éloigne l'une de l'autre les parties qui doivent être contiguës pour que la déglutition
s'opère convenablement. Aussi un des effets
constans de cette maladie est-il de rendre la
déglutition difficile. L'état de sécheresse et
d'aridité du gosier produit et entretenu par
l'écoulement continuel de la salive concourt
encore à augmenter la gêne de la déglutition,
et détermine une soif incommode. La position

de la langue entre les mâchoires s'oppose à ce
que les dents correspondantes sortent verticalement de leurs alvéoles, et les force de se
diriger en devant. La pression des dents dé-
placées et usées, gêne le retour des liquides
dans la langue et détermine une sorte d'infil-
tration qui en augmente encore le volume. En
même temps le frottement presque continuel
de la langue sur les incisives et les canines de
la mâchoire inférieure produit, dans l'endroit
du contact, des excoriations qui versent une
certaine quantité de sang; plus tard ces dents
tombent, et quelquefois aussi celles de la mâchoire supérieure; s'il en reste quelques débris
ils ne débordent guères les alvéoles. La mâchoire
inférieure se recourbe dans son milieu et forme
une gouttière où se loge la langue, tandis que
les dents molaires des deux mâchoires s'entre-
touchent et servent à la mastication. La lèvre
inférieure se renverse et s'alonge, la mâchoire
elle-même, toujours abaissée, se porte un peu
en avant; de cette manière, la paroi inférieure
de la bouche au lieu de former une concavité,
représente un plan incliné en avant et en bas,
disposition qui tend sans cesse à augmenter la
maladie dont elle est l'effet. Enfin, le volume
de la langue devient quelquefois assez considérable pour égaler celui du poing. Aux excoriations superficielles succèdent des ulcérations
profondes d'où découle, tantôt une matière grisâtre, tantôt une sanie purulente; quelquefois
aussi la langue se dessèche et se durcit; elle se
couvre dans quelques cas de mamelons qui se développent également alors sur la membrane palatine; ces mamelons paraissent n'être autre
chose que les papilles de la langue dont le vo-

lume est augmenté, et entre lesquelles on distingue quelquefois des gerçures profondes. Un dérangement plus ou moins considérable dans le ton de la voix accompagne toujours cette maladie, et de la difficulté dans l'exercice de la parole s'y joint constamment.

Nous avons dit que le prolongement de la langue hors de la bouche était presque toujours une maladie de naissance; dans quelques cas il survient plus tard et quelquefois même après la seconde dentition. Il succède fréquemment alors à des convulsions et paraît dû à la paralysie des muscles destinés à ramener la langue en arrière. Dans ce cas, les dents incisives et canines ne sont pas déjetées en avant, comme cela arrive lorsque l'affection est congéniale; mais ces dents sont détruites peu-à-peu par les frottemens continuels de la langue, et sont progressivement réduites à des chicots qui finissent aussi par tomber.

La situation de la langue hors de la bouche rend la maladie dont nous parlons très-facile à connaître, même pour les personnes tout-à-fait étrangères à l'art. Il est cependant quelques affections dans lesquelles le même symptôme se manifeste : tel est le gonflement inflammatoire de la langue dont nous avons parlé précédemment, mais qui en diffère non-seulement par la rapidité de sa marche, mais aussi par la douleur et la chaleur dont la langue est le siége, par l'intégrité et la disposition régulière des dents et par les symptômes généraux qui accompagnent cette inflammation. Il est une autre espèce de prolongement symptomatique de la langue, qui diffère moins que le précédent du gonflement essentiel, parce que, comme lui, il a une marche chronique, commence et croît avec lenteur : je veux parler du prolongement de la langue produit par des tumeurs squirrheuses ou tuberculeuses qui se développent dans son tissu, augmentent ses dimensions, et déterminent d'abord sa saillie entre les lèvres, puis son prolongement hors de la bouche. Un examen attentif de la partie déplacée suffira toujours pour faire reconnaître si le prolongement est essentiel ou s'il est dû à la présence d'une tumeur qu'il est toujours facile de distinguer, soit à la vue, soit par le toucher.

Le prolongement congénial de la langue n'est pas une maladie grave ; on y remédie facilement lorsqu'il est encore récent ; et il n'est pas incurable lorsqu'il dure depuis long-temps. Néanmoins, si on le négligeait entièrement, il aurait des inconvéniens très-grands : la gêne de la déglutition, la perte des dents, l'écoulement continuel de la salive influeraient nécessairement d'une manière fâcheuse sur la nutrition, et pourraient amener par degrés la maigreur et le marasme. La difficulté de parler et la difformité qui accompagnent cette maladie sont aussi des motifs qui doivent engager le chirurgien à la combattre dès son principe et à une époque où elle résiste moins à nos moyens thérapeutiques.

Le traitement varie selon que la maladie est congéniale ou qu'elle survient après la naissance. Dans le premier cas, il est encore différent suivant le temps depuis lequel dure la maladie, et suivant les progrès qu'elle a faits. Si l'on est appelé peu de temps après la naissance ; il suffit ordinairement, pour faire cesser cette disposition, qui n'est jamais très-prononcée à cette époque, de stimuler avec un peu de sulfate d'alumine en poudre, ou de poivre, l'extrémité de la langue toutes les fois qu'elle reparaît entre les lèvres ; on force ainsi l'enfant à retirer sa langue dans la cavité de la bouche, et l'on prévient la protrusion consécutive de cet organe. Un des moyens les plus efficaces pour concourir au même but est de choisir pour les enfans qui ont cette disposition vicieuse, une nourrice dont le mamelon soit long et gros ; avec cette précaution, les enfans ne sont pas obligés d'alonger la langue pour exercer la succion, comme dans les cas où le mamelon est petit et court, et entre à peine dans la bouche. Si ce moyen était insuffisant, comme cela arrive chez quelques enfans qui tètent en plaçant la langue sous le mamelon et le pressent de la base vers le sommet, il faudrait recourir, comme le conseille Lassus, à l'usage du biberon, au moyen duquel on pousse le lait dans la bouche avec assez de rapidité pour que l'enfant soit contraint de retirer la langue en arrière, afin de modérer l'afflux du liquide. Dans l'intervalle de temps où l'enfant ne tète pas, il convient de faire rentrer la langue dans la bouche, et de s'opposer à ce qu'elle sorte, en maintenant la mâchoire inférieure en contact avec l'autre, à l'aide d'un bandage en fronde que l'on détache chaque fois que l'enfant a besoin de prendre de la nourriture.

Si le volume de la langue était trop considérable pour qu'elle pût être réduite, c'est-à-dire, pour qu'elle pût être ramenée en totalité dans la bouche, il faudrait faire plusieurs fois le jour sur la langue, des lotions propres à en diminuer le gonflement. On a fait quelquefois aussi dans le même but des scarifications sur la langue, ou bien on y a appliqué des sangsues. Si par l'usage de ces moyens on ne pouvait pas rendre à la langue son volume naturel, on pourrait exercer sur elle une compression médiocre, soit avec une petite bande, soit avec un petit sac de toile qui a le double avantage de comprimer la langue et de la ramener en arrière lorsqu'il est convenablement maintenu. Il est à peine nécessaire d'ajouter que dans les cas où cet organe est rude et desséché, il faut en humecter la surface au moyen de lotions et de fomentations répétées.

Enfin, lorsque le prolongement de la langue est très-considérable, fort ancien, et que cet organe est dans un état fongueux et variqueux, on peut tenter l'amputation de la portion de la langue qui se trouve hors de la bouche. On lit dans les *Mémoires de la Société de Médecine de Montpellier, rédigés par M. Beaumes,* année 1816, partie IV p. 517, un exemple de cette opération pratiquée avec succès. Le malade était un homme âgé de trente-quatre ans, chez lequel le prolongement de la langue s'était annoncé dès sa plus tendre jeunesse. En 1813 ce prolongement était tel que la partie de cet organe qui se trouvait hors de la bouche avait environ sept pouces de longueur sur quatre de largeur et d'épaisseur. M. Mirault, Chirurgien d'Angers, auquel le malade s'adressa, ayant reconnu la nature fongueuse et variqueuse de la tumeur, en fit l'extirpation en la divisant transversalement en trois parties au moyen de trois ligatures. Les dents de la mâchoire inférieure étaient entièrement renversées, et la lèvre inférieure avait pris un accroissement considérable. Pour y remédier, M. Mirault pratiqua deux incisions en *V* et réunit avec des aiguilles et le bandage unissant. Le malade se rétablit complètement.

Les moyens divers que nous venons de conseiller ne sont applicables qu'au prolongement congénial de la langue. Lorsque cette maladie survient à un adulte, et qu'elle est due à la paralysie des muscles rétracteurs de cet organe, il faut recourir aux remèdes généralement conseillés contre les autres espèces de paralysies. La saignée peut être nécessaire lorsque l'individu est pléthorique, ou que quelque circonstance particulière fait connaître le besoin de cette évacuation ; d'autres fois on emploie les vésicatoires à la nuque et derrière les oreilles, les boissons stimulantes, le muriate d'ammoniaque, l'électricité, le galvanisme : dans tous les cas, la réduction de la langue et l'application d'un bandage en fronde qui maintient les mâchoires rapprochées, ne sont pas à négliger et secondent puissamment l'action des remèdes qui ont pour objet de stimuler la contraction des muscles rétracteurs de la langue.

Lorsque le prolongement de la langue hors de la bouche est l'effet de l'inflammation de cet organe, la maladie qui alors est toujours récente, exige l'emploi des moyens que nous avons indiqués en parlant du gonflement inflammatoire de la langue. Enfin lorsque ce prolongement dépend des tumeurs squirrheuses ou tuberculeuses développées dans le tissu ou à la surface de la langue, c'est contre ces tumeurs que le traitement doit être dirigé. Dans tous ces cas, le prolongement de la langue n'est pas la maladie essentielle, mais le symptôme d'une autre affection.

Si le renversement de la langue dans le pharynx pouvait avoir lieu, ce serait à la suite de son prolongement hors de la bouche qu'il conviendrait de parler de cette maladie. Mais malgré l'autorité d'un nom aussi recommandable que celui de J. L. Petit, nous ne croyons pas qu'on puisse admettre ce prétendu renversement de la langue, même après la section du filet.

Des Tumeurs cancéreuses de la Langue.

Des tumeurs cancéreuses se forment quelquefois à la surface de la langue ; en général elles occupent sa pointe ou ses bords. Ces tumeurs, très-petites dans l'origine, augmentent de volume par degrés ; elles sont quelquefois indolentes pendant long-temps et même pendant plusieurs années avant de devenir douloureuses ; les malades y ressentent quelques élancemens, d'abord éloignés, mais qui deviennent de jour en jour plus fréquens. La tumeur augmente de volume et finit quelquefois par s'ulcérer. La surface de l'ulcère est dure, livide ; elle exhale de temps à autre une certaine quantité de sang, et fournit continuellement une sanie dont l'odeur est tellement repoussante que l'ami le plus tendre, l'épouse la plus dévouée ne peuvent vaincre le dégoût qu'elle inspire. Le mal fait des progrès continuels ; le malade délaissé, fatigué de sa triste existence, épuisé ou par la fièvre hectique ou par les hémorragies, ou par toutes ces causes à la fois, succombe en moins d'un an, en quelques mois, et avant que l'ulcère ait rongé la moitié de la langue.

Il faut prendre garde de confondre les tumeurs cancéreuses de la langue avec l'engorgement dur, et en apparence squirrheux de cet organe, causé par le virus vénérien. Cet engorgement occupe l'épaisseur de la langue, et quelquefois ses bords et sa pointe en sont seuls préservés. Sa surface présente ordinairement une ou plusieurs fentes plus ou moins profondes, mais qui ne versent aucune humeur. Il n'attaque jamais que des personnes qui ont eu la vérole et qu'on a mal guéries; il n'est point douloureux, il gêne seulement la mastication et la parole. J'ai plusieurs fois observé cette maladie, et je suis toujours parvenu à la guérir en faisant subir aux malades un traitement anti-vénérien général, et en leur faisant tenir fréquemment dans la bouche du suc de laitue. Ce dernier moyen est recommandé par Galien qui dit l'avoir vu employer avec succès conjointement avec des pilules composées d'aloës, de scammonée et de coloquinte, sur un homme de soixante ans qui avait la langue tuméfiée au point que la bouche ne pouvait la contenir.

On ne peut guérir les tumeurs cancéreuses de la langue qu'en les emportant avec l'instrument tranchant et en cautérisant ensuite, lorsqu'il le faut, la plaie avec un fer rouge, afin de détruire les restes de la maladie qui auraient pu échapper au tranchant de l'instrument. La manière de pratiquer cette opération est différente suivant que la tumeur est supportée par un pédicule ou que sa base est confondue avec le tissu propre de la langue; et dans ce dernier cas, le procédé opératoire doit être encore modifié selon que la maladie est bornée à la surface de la langue ou qu'elle s'étend plus ou moins profondément dans son épaisseur.

Dans le cas où la tumeur est supportée par un pédicule, il faut, suivant le précepte de Louis, la saisir avec une double érigne et en faire l'excision au moyen de ciseaux courbes sur leur plat, le plus près possible de la surface de la langue ; on applique ensuite le cautère actuel sur la plaie afin de détruire tout le mal et d'en prévenir le retour. Lorsque la maladie occupe dans une certaine largeur un des bords de la langue, sans pénétrer profondément dans son tissu, on peut en faire l'excision avec des ciseaux, brûler ensuite, non seulement pour anéantir tout le mal, mais encore pour arrêter l'hémorragie.

Enfin, lorsque la tumeur cancéreuse occupe la pointe de la langue dans une certaine profondeur, Louis conseille de couper transversalement la partie malade. J'ai eu à traiter une affection de cette espèce, et j'ai suivi une autre méthode. Je jugeai qu'on pouvait circonscrire la tumeur à droite et à gauche par deux incisions dirigées de devant en arrière et réunies derrière elle à angle aigu ; qu'à l'aide de la suture je pourrais réunir les deux portions de la langue. Voici dans quel cas et de quelle manière j'ai pratiqué cette opération ; la tumeur s'étendait de la pointe de la langue qui était un peu bifurquée, à neuf ou dix lignes dans l'épaisseur de cet organe ; son diamètre transversal était un peu moindre, et la dureté ne comprenait pas les bords même de la langue. Je fis asseoir le malade sur une chaise, la tête appuyée contre la poitrine d'un aide; un bouchon de liège fut placé entre les dents molaires pour tenir les mâchoires écartées. Situé en face du malade, je l'engageai à tirer la langue, et pour la fixer je passai une érigne simple dans la partie malade. Je saisis le bord droit de cet organe entre le pouce et l'indicateur gauches, et avec des ciseaux droits, je fendis d'un seul coup jusqu'au-delà de la tumeur. Je laissai un peu cracher le malade, puis je pinçai de nouveau la langue dans la partie malade, toujours de la main gauche, et de deux coups de ciseaux je fis une seconde incision en dehors de mes doigts et de la tumeur : cette incision se réunissait à la seconde sous un angle d'environ cinquante degrés. La tumeur se trouva ainsi comprise et emportée dans un lambeau de dix à douze lignes de diamètre, de la pointe de la langue au sommet de l'angle. Le malade ayant craché le sang dont sa bouche était remplie, présenta la langue pour que je fisse les sutures : avec une petite aiguille courbe, je traversai de dehors en dedans le lambeau gauche et de dedans en dehors le droit, à environ une ligne et demie de leur pointe. Les deux bouts du fil furent réunis et tenus en avant par un aide, mais sans presque tirer; car si l'on eût voulu lutter contre la rétraction des muscles de la langue, on eût déchiré cet organe. Un second point de suture fut passé de la même manière au milieu de l'espace compris entre le premier et l'angle de la plaie, l'aiguille entrant et sortant à la face supérieure de la langue, et passant comme le premier point, entre les trois-quarts supérieurs de son épaisseur et le quart inférieur. Je serrai de suite

ce point par le nœud du chirurgien et un
second nœud simple. Le premier point fut
serré de la même manière, et comme à la
face inférieure de la division il restait une
espèce de rigole, un troisième point de suture
y fut placé à distance égale des deux premiers,
puis noué comme les autres. Tous les points
de suture furent serrés suffisamment pour que
les lèvres de la plaie fussent exactement en
contact, afin de prévenir la filtration de la
salive entre elles, ce qui eût pu empêcher la
réunion. Cette striction était sans inconvénient
puisqu'il n'y avait point de tendance à la
rétraction latéralement. Elle fut au reste assez
peu douloureuse, ainsi que toute l'opération.
Il n'y eut aucune hémorragie : le simple contact des lèvres de la plaie suffit pour la prévenir. Le bandage de Pibrac avait été préparé,
mais le malade ne put le supporter à cause des
vomissemens qu'il provoquait. La douleur et
le gonflement de la langue furent assez considérables les deux premiers jours. Le troisième, on nettoya la langue et la réunion parut
bien faite; la déglutition était très-gênée. Ces
symptômes diminuèrent les jours suivans. La
guérison était parfaite le huitième jour ; la
langue avait sa forme et presque son volume
naturels ; elle n'offrait qu'une cicatrice linéaire,
sans aucune trace de bifurcation à son sommet.

Dans l'observation que je viens de rapporter on voit que les côtés de la langue étaient
mous et ne participaient nullement à la maladie. S'il en était autrement, et que la tumeur
cancéreuse occupât toute la pointe de la langue, il faudrait suivre la méthode conseillée par

Louis, c'est-à-dire, exciser transversalement toute la partie malade. Si la tumeur n'occupait qu'un des côtés, on la circonscrirait avec un bistouri, de manière à conserver à la langue la forme la moins irrégulière possible. Il est question d'une pareille opération dans le Tome 71.e du *Journal de Médecine :* la tumeur fut emportée avec le bistouri, *deux lignes au-delà dans la partie saine, et le Chirurgien observa de donner une forme un peu alongée à ce qui restait de la langue.* L'hémorragie fut arrêtée par le cautère actuel. Le malade se rinça fréquemment la bouche avec de l'eau miellée, et la guérison fut complète le vingt-cinquième jour.

L'ablation des cancers de la langue n'est pas toujours suivie de succès, lors même que la tumeur est circonscrite. On voit quelquefois le cancer se reproduire après avoir été excisé complètement et la plaie cautérisée avec un fer rouge. Dans ce cas, comme dans celui où l'étendue de la maladie ne permet pas de tenter l'amputation, on doit s'en tenir aux remèdes calmans et adoucissans.

Des Ulcères de la Langue.

La langue est sujette à des ulcères de diverses espèces, entretenus par différentes causes internes ou locales. Parmi ces ulcères, les uns sont dus au vice scorbutique, les autres sont vénériens, les autres cancéreux. Ces derniers doivent être excisés et lorsque leur surface est dure et lorsque l'altération du tissu propre de la langue est assez étendue pour ne pouvoir pas être détruite par le cautère actuel. Ils appartiennent aux cancers de la langue dont nous avons traité dans l'article précédent. Les ulcères vénériens se reconnaissent à leur couleur grisâtre, et à la disposition de leurs bords qui sont coupés perpendiculairement : les circonstances commémoratives et les bons effets des lotions mercurielles servent aussi à les faire reconnaître dans les cas douteux. Les ulcères scorbutiques sont surtout caractérisés par leur aspect livide, fongueux, l'écoulement sanieux et fétide qui a lieu à leur surface et par la co-existence de divers autres symptômes de scorbut. Les aphtes produisent aussi sur la langue une espèce particulière d'ulcération dont nous traiterons plus tard. Enfin il est une cause locale qui produit et entretient sur les côtés de la langue des ulcères rebelles à tous les remèdes, faute d'en connaître la cause. On pourrait se méprendre sur leur nature au point de juger nécessaire l'extirpation d'une portion de la langue, tandis qu'il ne s'agit, pour les guérir, que de faire l'extraction d'une dent par laquelle la langue est blessée, ou même simplement de la redresser ou de la limer. Cette espèce d'ulcération est le sujet principal du chapitre que Celse a écrit sur les ulcères de la langue : elle a été indiquée bien plus anciennement par Hippocrate dans le livre des prédictions. Voici de quelle manière il s'est exprimé à cet égard (Sect. 2. p. 96 éd. Foës ; Genève, 1657) : *quibus verò ad linguae latus ulcus sit diuturnum, animadvertendum est dentibus qui juxtà sunt.*

Le traitement varie donc dans ces diverses espèces d'ulcères, selon la cause qui les produit et les entretient. L'ulcère syphilitique exige l'emploi local et l'administration intérieure des mercuriaux. L'ulcère scorbutique réclame l'usage des lotions aiguisées avec l'acide muriatique, et l'usage intérieur des boissons et des sucs anti-scorbutiques combinés avec un régime convenable. L'ulcère produit et entretenu par la mauvaise disposition d'une dent persiste jusqu'à ce qu'on ait arraché la dent, ou détruit par la lime ou de toute autre manière les pointes qui irritent et blessent la langue.

De la perte de la Langue.

Le défaut de langue peut être le résultat d'une violence extérieure ; il peut dépendre de la gangrène survenue pendant le cours d'une inflammation violente de cet organe. Ce phénomène s'est présenté plusieurs fois chez des enfans atteints de la petite vérole ; dans quelques cas aussi il a paru être déterminé par une gangrène sèche et primitive de la langue qui est tombée ensuite en totalité.

Les individus qui ont perdu la langue par une cause quelconque sont ordinairement privés de la faculté de parler pendant un temps plus ou moins long : la déglutition et surtout la mastication ne s'exécutent qu'avec difficulté pendant une ou plusieurs années : si l'on examine l'intérieur de la bouche, on aperçoit un double mamelon, peu volumineux mais mobile, qui occupe l'endroit où se présente ordinairement la base de la langue.

Mais lorsque cet organe a été détruit depuis un temps plus long, les personnes qui l'ont perdu apprennent peu-à-peu à proférer quelques paroles ; elles finissent le plus souvent par parler très-distinctement , et par exercer avec liberté la mastication et la déglutition : elles recouvrent aussi complètement la faculté de distinguer les saveurs , et l'on en a vu même quelques-unes chanter avec autant de facilité que si elles n'avaient pas perdu la langue. Enfin, dans plusieurs cas on a vu les hommes de l'art révoquer en doute l'absence de la langue chez des individus qui exerçaient parfaitement toutes les fonctions dont la langue est le principal agent , et ne se rendre qu'à l'évidence qu'ils acquéraient en explorant les parties.

Néanmoins il arrive quelquefois que les personnes qui ont perdu la langue ne recouvrent pas, au bout d'un temps même fort long, la faculté de parler. La chirurgie peut jusqu'à un certain point remédier à ce mutisme accidentel au moyen d'un petit instrument de bois disposé en forme d'écuelle et qu'on place derrière les dents incisives de la mâchoire inférieure. Ambroise Paré parle d'un « quidam qni eut por-
» tion de la langue coupée et demeura près de
» trois ans sans pouvoir par sa parole être en-
» tendu. Advint que lui étant aux champs
» avec des faucheurs buvant en une écuelle de
» bois assez déliée, l'un d'eux le chatouilla à
» l'instant qu'il avait l'écuelle entre les dents ,
» et proféra quelques paroles ensorte qu'il fut
» entendu. Puis de rechef, connaisssant avoir
» ainsi parlé, reprit son écuelle , et s'efforça à
» la mettre en même situation qu'elle était au-
» paravant : et de rechef parlait, ensorte qu'on
» le pouvait bien entendre avec ladite écuelle ;
» il fut long-temps qu'il la portait sur son sein
» pour interpréter ce qu'il voulait dire , la met-
» tant toujours entre ses dents. Puis quelque

» temps après s'avisa (par la nécessité qui est
» maîtresse des arts), de faire faire un instru-
» ment de bois , par le moyen duquel faisait
» entendre par parole tout ce qu'il voulait
» dire » (1). Depuis ce temps, Paré observa
les bons effets du même moyen sur un jeune
garçon à qui l'on avait coupé la langue et qui
néanmoins « par le bénéfice de cet instrument
» proférait si bien la parole qu'entièrement on
» le pouvait entendre de tout ce qu'il voulait
» dire et expliquer. »

Ainsi dans le cas où par suite de la gangrène
ou par toute autre cause, la langue serait détruite et la parole entièrement perdue, on
pourrait recourir à l'usage d'un instrument
analogue à celui dont Ambroise Paré a fait
usage et dont il a fait représenter l'image dans
ses Œuvres. Mais en songeant que des individus
qui depuis plusieurs années étaient privés de
la faculté de parler, l'ont recouvrée quelquefois
très-promptement, on ne doit conseiller l'usage
d'un pareil instrument que lorsqu'on s'est bien
convaincu que malgré leurs efforts ces individus ne peuvent articuler les sons.

Quelques auteurs ont prétendu que la langue,
après avoir été coupée ou détruite par la gangrène pouvait se régénérer. Cette erreur n'a pas
même besoin d'être réfutée. Il est évident que
ceux qui ont cru voir cette régénération ont
confondu la gangrène des tégumens avec celle
du corps de la langue, comme on a pris quelquefois pour la gangrène de la verge celle de
la peau qui la couvre.

----

(1) Livre 23.ᵉ chap. V, p. 675.

Des Adhérences congéniales qui gênent ou empêchent les mouvemens de la Langue.

Les adhérences congéniales qui empêchent la langue d'exécuter les mouvemens qui lui sont propres, doivent d'autant plus fixer l'attention, qu'elles ne sont pas très-apparentes et qu'on ne les découvre pas sans un examen très-attentif, attendu que la langue n'offre en général à sa face supérieure et à sa circonférence aucun signe de mauvaise conformation.

Ces adhérences congéniales se présentent sous diverses formes : tantôt on aperçoit au-dessous de la langue une tumeur, un bourrelet charnu qu'on pourrait prendre pour une seconde langue ; d'autres fois le filet s'étend jusqu'auprès de la pointe de la langue et s'oppose à ses mouvemens ; dans d'autres cas, le même effet est produit par des brides latérales ; dans d'autres enfin, la langue adhère par sa face inférieure à la paroi correspondante de la bouche.

Le bourrelet charnu, qu'on a aussi nommé tumeur sublinguale, a été le sujet de quelques observations communiquées par Faure à l'Académie Royale de Chirurgie. Il l'avait rencontré chez plusieurs enfans qui venaient de naître, et qui ne pouvant pas teter, étaient en danger de périr faute de nourriture. Ce bourrelet se présente sous la forme d'une tumeur brune et assez ferme, qui dans quelques cas offre les mêmes dimensions que la langue sous laquelle il est placé ; il empêche la succion et réclame les plus prompts secours. La section de ce bourrelet est le seul moyen de rendre à la langue la liberté de ses mouvemens, et par conséquent de soustraire l'enfant à la mort qui le menace.

Voici de quelle manière on procède à cette opération : un aide pince le nez de l'enfant avec les doigts pour le forcer à ouvrir la bouche ; on assujettit la langue avec le pouce et l'indicateur de la main gauche, en tournant la paume de la main du côté du nez de l'enfant ; ces deux doigts servent à guider les branches des ciseaux boutonnés avec lesquels on pratique la section dont il s'agit. Il faut, suivant le précepte de Faure, relever la langue avec assez de force pour alonger le bourrelet charnu qu'on veut couper. Cet alongement qui rend l'incision plus facile, a encore l'avantage d'écarter les vaisseaux ranins et de diminuer le danger de les ouvrir. La plaie est ordinairement guérie en peu de jours ; la salive de l'enfant, le lait dont il se nourrit tiennent lieu de topiques ; c'est assez pour prévenir l'agglutination des parties divisées, d'y passer le doigt plusieurs fois chaque jour. Dans quelques cas il a suffi de faire sur le bourrelet charnu des scarifications avec la lancette, pour en produire l'affaissement et rendre à la langue la liberté de ses mouvemens. Si l'on avait ouvert l'artère ou la veine ranine, il faudrait d'abord essayer d'arrêter le sang avec des styptiques ; s'ils ne suffisaient pas, il vaudrait mieux recourir au cautère actuel, que d'employer la compression souvent insuffisante et toujours très-incommode pour le petit malade. Voici de quelle manière on cautérise : on relève la langue avec deux doigts de la main gauche, pendant qu'un aide maintient la mâchoire inférieure abaissée ; on prend de la main droite un stylet suffisamment chauffé, et on le porte sur l'ouverture du vaisseau ; le sang s'arrête à l'instant même. Cette brûlure ne cause qu'une douleur instantanée, ne produit aucun accident, n'est suivie d'aucune gêne. Il en est autrement de la compression que nécessite l'application de l'agaric ou d'autres substances dans la bouche : elle suspend pendant un certain temps la succion dont l'enfant a un si pressant besoin. Quant à la ligature, qui n'a pas cet inconvénient, elle peut en avoir un beaucoup plus grand encore, celui de provoquer des convulsions et de déterminer la gangrène de la langue, comme Riolan en a vu des exemples.

Le prolongement du filet qui s'étend quelquefois à toute la face inférieure de la langue, son étroitesse qui empêche cet organe de s'élever et de se porter en avant, rendent quelquefois, mais rarement, la succion impossible, ou gênent l'exercice de la parole. Dans l'un et l'autre cas, il faut en faire la section transversale suivant le même procédé que pour le bourrelet charnu ; il faut appliquer de même le cautère actuel sur les vaisseaux ranins, lorsqu'ils ont été ouverts, et que l'usage un peu prolongé de la glace, de l'agaric ou la compression exercée avec les doigts n'ont pas suffi pour arrêter le sang.

On ne doit couper le filet de la langue qu'après un examen très-attentif. Il s'en faut de beaucoup que tous les enfans que l'on dit avoir le filet aient besoin de cette opération. Toutes les fois qu'un enfant ne peut pas teter, les parens et les nourrices l'attribuent au filet ;

mais il est beaucoup de causes qui peuvent gêner la succion, et la mauvaise disposition du filet est une des plus rares.

Des brides membraneuses placées sur les côtés de la langue, sont encore un obstacle à cette fonction. Ces brides occupent quelquefois les deux côtés de la langue et d'autres fois un seul. Dans quelques cas elles sont égales à droite et à gauche; dans d'autres, l'une des deux est plus étroite ou plus courte que l'autre. Dans cette dernière disposition, la langue est un peu entraînée du côté où la bride a moins de longueur, et souvent le chirurgien n'aperçoit d'abord que celle-ci. Mais lorsqu'il l'a coupée, la langue se trouve déviée du côté opposé, et cette circonstance conduit naturellement le chirurgien à y soupçonner la présence d'une autre bride. Lorsqu'on a incisé l'une et l'autre avec des ciseaux boutonnés, la langue prend sa direction naturelle et le libre exercice de ses mouvemens. Ces brides sont adhérentes par l'une de leurs extrémités au bord de la langue, par l'autre elles s'attachent à la partie interne de la gencive correspondante. On lit dans les *Mémoires de l'Académie de Chirurgie* une observation dans laquelle une bride de cette espèce, adhérente par une de ses extrémités au côté gauche de la langue, allait par l'autre se fixer à la face interne de la joue, en passant au-dessus de l'arcade alvéolaire. Cette bride était unique; le côté opposé était libre. Ce vice de conformation est facile à détruire : un seul coup de ciseaux suffit pour couper chacune de ces brides. Si elles avaient une certaine longueur, et que les lambeaux qui résultent de la section pussent être incommodes, on coupe-

rait la bride en deux fois , d'abord au niveau
de la joue , puis au niveau de la langue.

Quelquefois l'obstacle qui s'oppose à la succion est d'une autre nature : on n'aperçoit en
examinant l'intérieur de la bouche , ni tubercule ou bourrelet charnu , ni brides qui gênent
les mouvemens de la langue ; mais lorsqu'on
veut passer le doigt entre la face inférieure de
cet organe et la paroi correspondante de la
bouche , on reconnaît qu'elles sont adhérentes
l'une à l'autre en totalité ou en partie. On
trouve dans les *Mémoires de l'Académie de
Chirurgie* des exemples de ces deux espèces
d'adhérences. Dans l'un et l'autre cas , la succion est sinon impossible , du moins considérablement gênée. Le seul moyen de rendre à la
langue la liberté de ses mouvemens, est de
disséquer l'adhérence qui l'unit à la paroi
inférieure de la bouche. A cet effet, il faut ,
comme le fit Sernin , placer l'enfant en travers
sur les genoux d'un aide, et maintenir la bouche ouverte à l'aide d'un baillon ; le chirurgien placé derrière l'enfant renverse légèrement
la tête du petit malade entre ses genoux , et
relevant avec le doigt du milieu et l'indicateur
de la main gauche le petit bout de la langue ,
il en dissèque le dessous avec un scalpel , dans
une étendue convenable. On peut employer ,
pour arrêter le sang et pour prévenir le recolle-
ment des parties divisées , les mêmes précautions que dans les cas précédens ; mais ces précautions ne sont pas toujours nécessaires : souvent le sang s'arrête de lui-même très-promptement , et les mouvemens presque continuels
qu'exerce l'enfant , suffisent pour empêcher
l'agglutination des surfaces disséquées. Dans

les cas d'adhérence partielle de la langue à la paroi inférieure de la bouche, il faut recourir à la même opération. Si l'adhérence a peu de largeur, on la détruit avec des ciseaux boutonnés ; si elle est trop large pour être ainsi coupée, on se sert du bistouri.

Toutes les fois que les mouvemens de la langue ont été gênés pendant quelque temps et que la succion n'a pu s'exercer que d'une manière insuffisante, les enfans sont tourmentés par un appétit vorace, qu'ils ne pourraient satisfaire sans inconvénient : il faut donc recommander à la mère ou à la nourrice de ne laisser prendre à l'enfant qu'une petite quantité de lait à la fois.

ARTICLE XI.

Des Maladies des Amygdales.

Les amygdales peuvent être attaquées d'inflammation, de tumeurs de différentes espèces, d'ulcères, etc.

De l'Angine ou Esquinancie tonsillaire.

L'inflammation des glandes amygdales et du voile du palais, est appelée angine ou esquinancie tonsillaire, parce que les glandes qui sont principalement le siège de la maladie, sont nommées aussi tonsilles. Cette inflammation peut n'occuper qu'une amygdale ou s'étendre aux deux glandes ; elle peut être intense ou légère, aiguë ou chronique.

L'angine tonsillaire est une des maladies les plus fréquentes : elle règne quelquefois épidémiquement au printems et en automne ; mais surtout au printems, lorsque la température, après avoir été froide pendant long-temps passe tout-à-coup à un état opposé. Aucun âge n'en est à l'abri ; mais tous n'y sont pas également sujets : l'enfance, l'adolescence et la jeunesse y sont beaucoup plus exposées que l'âge mûr et la vieillesse. Le tempérament sanguin est considéré comme une des causes prédisposantes de cette affection. Le contact d'un corps très-chaud ou très-froid sur les tonsilles, la déglutition de substances âcres, l'inspiration d'un gaz irritant, la marche, la course, l'équitation en sens inverse du vent, les cris, les chants forcés, la déclamation, l'usage des instrumens à vent, sont les principales causes de l'angine tonsillaire ; on peut y joindre le refroidissement du corps, et en particulier celui des pieds, l'usage de vêtemens trop légers, et l'impression d'un air froid sur la nuque ou sur la partie antérieure du cou. Mais l'angine tonsillaire se manifeste souvent sans qu'aucune cause extérieure paraisse l'avoir provoquée, et alors on la regarde comme l'effet d'un principe morbifique ou d'une cause interne.

Les symptômes de l'angine tonsillaire varient suivant qu'elle est aiguë ou chronique, légère ou intense, et suivant qu'elle occupe les deux amygdales ou bien une seule.

L'angine tonsillaire aiguë commence par une douleur légère accompagnée de chaleur et de sécheresse au fond de la gorge : le malade éprouve un besoin presque continuel d'avaler sa salive, et chaque mouvement de déglutition augmente la douleur. Si l'on examine alors l'intérieur de la bouche, en faisant abaisser la

mâchoire inférieure et en déprimant la base de
la langue avec le doigt indicateur ou avec le
manche d'une cuiller, on voit l'une des amygdales ou les deux à la fois plus rouges et plus
volumineuses que dans l'état ordinaire.

La sécrétion muqueuse qui a lieu dans ces
organes est d'abord supprimée ; puis elle se rétablit, mais avec des qualités et dans une pro-
portion différente de celles qui lui sont naturelles. En effet le liquide fourni par les amygdales devient visqueux, filant, tenace, et sa
quantité est manifestement augmentée ; tantôt
il détermine un besoin continuel d'exercer la
déglutition ou de cracher, tantôt il force les
malades de se tenir inclinés, la bouche ouverte,
pour lui donner une issue facile ainsi qu'aux
autres mucosités qui coulent sans interruption.

La déglutition est toujours gênée et douloureuse ; dans quelques cas, elle ne peut se faire
qu'avec une extrême difficulté ; dans d'autres,
elle devient tout-à-fait impossible. La difficulté de la déglutition est toujours proportionnée au gonflement des tonsilles, et ce gonflement offre beaucoup de variétés. Quelquefois
il est peu marqué ; dans quelques cas il double
leur volume ; d'autres fois enfin il parvient à un
tel degré que les deux glandes se touchent par
leur face interne et que le passage des boissons et
de la salive devient complètement impossible.
L'altération de la voix accompagne aussi le
gonflement des amygdales. Tant que la tuméfaction n'est que médiocre, l'articulation des
sons est gênée, douloureuse, sans néanmoins
cesser d'être distincte : quand l'engorgement
est plus considérable, les malades n'articulent
qu'avec peine et lenteur quelques sons confus

dans lesquels on distingue encore les mots : à un dégré plus avancé le malade ne peut plus faire entendre aucune parole.

Quant à la douleur, elle n'est pas toujours proportionnée au gonflement ; souvent même, et cela a lieu lorsque l'amygdale suppure, le gonflement continue à faire des progrès tandis que la douleur diminue, et alors même qu'elle a presque cessé.

Divers symptômes généraux précèdent et accompagnent l'angine tonsillaire, celle du moins qui offre une certaine intensité. Dans quelques cas, l'angine est précédée de frissons auxquels succèdent l'élévation de la chaleur, la fréquence du pouls. Ces deux symptômes augmentent par degrés, jusqu'à ce que les symptômes locaux de l'inflammation des tonsilles commencent à se manifester. Tantôt alors les symptômes fébriles qui avaient précédé cette affection persistent avec elle, tantôt ils disparaissent aussitôt qu'elle recommence ; dans quelques cas la fièvre survient pour la première fois ou bien elle reparaît à l'époque où le gonflement des amygdales devient plus considérable. Vers cette époque, il arrive souvent aussi que la face prend une couleur rouge très-prononcée et même qu'elle se tuméfie sensiblement ; souvent encore vers la même époque, la respiration s'embarrasse, sur-tout lorsque l'engorgement des tonsilles est porté au point d'empêcher le passage de l'air par la bouche. Mais la gêne de la respiration dans l'angine tonsillaire, est toujours bien moins considérable que celle de la déglutition.

L'inflammation est quelquefois bornée à l'une des tonsilles ; mais le plus souvent elle occupe l'une et l'autre, soit à la fois, soit successivement. Dans quelques cas, elle ne commence à se manifester dans la seconde qu'après avoir parcouru toutes ses périodes dans la première, quelquefois même après y avoir déterminé la formation d'un abcès. Dans tous les cas, soit que l'inflammation commence et finisse simultanément, ou à des époques différentes dans les deux amygdales, il arrive presque toujours qu'elle ne présente pas la même intensité, et que la douleur et le gonflement sont plus considérables dans l'une que dans l'autre. Dans certains cas même, l'inflammation se termine d'un côté par résolution, de l'autre par suppuration. Presque toujours le voile du palais participe à l'inflammation ; il devient rouge, gonflé, douloureux ; il n'exécute qu'imparfaitement ses fonctions, et ne s'oppose plus au passage des boissons dans les fosses nasales : aussi la sortie des liquides par les narines est-elle un des symptômes de l'angine tonsillaire. Dans quelques cas, l'inflammation s'étend encore vers la face externe des amygdales, et les parties latérales et supérieures du cou offrent elles-mêmes une tuméfaction douloureuse qui empêche l'abaissement de la mâchoire inférieure et par conséquent ne permet pas au chirurgien de reconnaître par la vue l'état des parties. Il est moins rare de voir l'inflammation se propager par la trompe d'Eustache jusque dans l'oreille interne. Ce symptôme accompagne presque toujours l'angine tonsillaire. Quelquefois il en résulte une surdité passagère, et assez souvent les malades croient entendre une sorte de crépi-

tation dans l'oreille, toutes les fois qu'ils
exercent la déglutition.

L'angine tonsillaire dure ordinairement de
trois à quatorze jours. Elle se termine dans
la plupart des cas par résolution, quelquefois
par suppuration, par induration ou par gangrène. L'angine peut se terminer aussi par
métastase sur les poumons, sur le cerveau ou
sur l'abdomen : alors une maladie très-grave se
manifeste à l'époque où l'angine disparaît.

La résolution qui termine le plus souvent
l'angine tonsillaire est accompagnée de l'exhalation d'un mucus d'abord clair et visqueux,
qui devient par degrés opaque, et quelquefois
albumineux. Lorsqu'on examine à cette époque
les parties malades, on voit dans les petites
excavations dont est parsemée la surface des
tonsilles, de petits grumeaux blanchâtres qui
adhérent assez fortement et que des personnes
peu exercées pourraient facilement prendre pour
des escarres superficielles.

Lorsque l'angine tonsillaire doit se terminer
par suppuration, on remarque qu'après avoir
diminué d'intensité, la maladie se prolonge
au-delà du terme ordinaire ; que la déglutition
qui était devenue plus libre lorsque la douleur
avait perdu de sa violence, se fait de nouveau
avec plus de difficulté ; si la mâchoire peut
s'abaisser librement, on voit l'une des amygdales ou toutes les deux plus volumineuses,
plus lisses et plus unies à leur surface qu'elles
ne l'avaient été jusqu'alors. Quelquefois elles
forment dans un point de leur surface une
saillie légère, et y présentent une couleur plus
pâle : si l'on porte le doigt sur cette partie,
on y distingue aisément de la fluctuation.

Dans les cas où la mâchoire inférieure ne peut pas s'abaisser, il est plus difficile de reconnaître si la phlegmasie se termine par suppuration : il faut alors réunir tous les signes rationnels qui peuvent indiquer cette terminaison ; il faut joindre à ceux que nous avons désignés, ces légers frissons, ces mouvemens fébriles irréguliers qui accompagnent presque toujours la formation du pus ; mais jamais ces divers signes ne suffisent pour établir un jugement certain ; il faut du moins chercher à porter le doigt sur les parties malades lorsque l'œil ne peut les découvrir. Pour y parvenir, on commence par placer entre les deux incisives un coin de bois de peu d'épaisseur ; on lui en substitue un plus épais, que l'on pousse par degrés de devant en arrière, entre les dernières dents molaires, de sorte que l'écartement des mâchoires n'ait lieu qu'avec beaucoup de lenteur : on porte alors le doigt indicateur profondément dans la bouche, vers l'isthme du gosier, et l'on parvient jusqu'à l'amygdale elle-même, dont on explore le volume, la dureté, et dans laquelle on reconnaît aisément la présence d'un liquide.

L'angine tonsillaire, avons-nous dit, se termine quelquefois par induration ; c'est-à-dire, qu'après avoir augmenté de volume pendant la période d'inflammation, l'amygdale ne reprend pas son volume naturel, et qu'elle reste plus grosse et plus dure qu'avant la maladie. Lorsque l'inflammation se développe plusieurs fois dans la même amygdale, celle-ci reste chaque fois plus volumineuse ; il en résulte une gêne continuelle dans l'arrière-bouche, gêne qui se fait sur-tout sentir dans l'acte de la déglutition, et qui oblige quelquefois à recourir à une opération particulière, à la rescision des parties tuméfiées. Du reste, l'amygdale ainsi enflée n'est pas susceptible de devenir squir-rheuse, et cette espèce d'induration n'a rien d'alarmant : elle n'a d'autre inconvénient que de gêner un peu le passage de l'air et des alimens.

Il est rare que l'angine se termine par gangrène quand elle est bornée aux tonsilles. Quelquefois néanmoins, lorsque l'inflammation est très intense on voit se former sur une d'elles ou sur les deux à la fois, une ou plusieurs taches blanches ou grisâtres qui s'étendent en largeur, puis cessent de faire des progrès et se détachent sous forme d'escarres. Cette maladie ne doit pas être confondue avec l'angine gangréneuse proprement dite, dont nous parlerons bientôt.

L'angine tonsillaire est une maladie très-sujette à reparaître chez ceux qui en ont été une fois attaqués; on voit beaucoup de personnes qui en sont atteintes chaque année une ou plusieurs fois. Dans quelques cas, elle se reproduit à des époques fixes, au printems et en automne, par exemple, ou même dans ces deux saisons, soit que les angines précédentes aient été jugées par résolution, soit même que l'amygdale ait suppuré.

Le traitement de cette phlegmasie varie suivant l'intensité de la maladie, l'embarras qu'elle détermine dans la déglutition et la respiration, et le mode de sa terminaison.

Lorsque l'angine est très-légère, il suffit d'éloigner les causes qui pourraient l'aggraver. L'usage d'un gargarisme acidulé peut hâter encore l'époque de la guérison. Lorsque la maladie offre une certaine intensité, on recommande de couvrir chaudement le cou et la mâchoire ; on y applique même des fomentations et des cataplasmes émolliens ; on prescrit des gargarismes mucilagineux, des bains locaux de vapeurs émollientes dirigés dans la bouche, des boissons adoucissantes et une diète sévère. Si ces moyens ne suffisent pas, on applique des sangsues au cou, près de l'angle de la mâchoire inférieure. Dans les cas enfin où la maladie a une intensité plus grande encore, il faut recourir dès le début aux saignées locales ; aux pédiluves irritans, et, si les symptômes généraux ne s'y opposent pas, à la phlébotomie. La saignée du bras est communément plus avantageuse que celle du pied : on a vu quelquefois celle-ci suivie d'une métastase funeste, ou tout au moins très-inquiétante, sur les poumons ou sur le foie. On doit donc préférer les saignées du bras, bien qu'il ne soit pas démontré que les saignées du pied aient déterminé les accidens qui sont survenus après leur emploi. Dans quelques cas, il est utile de joindre aux saignées l'application d'un vésicatoire à la nuque. S'il y avait des signes d'embarras gastrique on aurait recours à un vomitif : l'usage des clystères émolliens, des purgatifs doux, convient dans tous les cas de constipation ; il est doublement indiqué lorsqu'il existe un embarras intestinal. Si l'angine était survenue après la suppression d'une évacuation de sang habituelle, on appliquerait des sangsues le plus près possible du lieu par lequel l'hémorrhagie avait lieu, autour de l'anus, à la vulve dans les cas de suppression d'un flux hémorroïdal, ou des menstrues, etc.

Toutes les fois que l'angine tonsillaire a une certaine intensité, on doit proscrire les repercussifs, les gargarismes fortement acidulés, qui souvent ont causé une métastase grave sur quelque viscère important.

Lorsque l'angine tend à se terminer par résolution, on cherche à favoriser cette terminaison en substituant aux vapeurs émollientes et aux gargarismes mucilagineux, des vapeurs et des gargarismes aromatiques. Si l'angine paraît avoir quelque tendance à passer à l'état chronique, il convient d'appliquer un synapisme ou même un vésicatoire au cou, pour établir le plus près possible de la partie malade une forte dérivation.

Dans le cas où il se forme un abcès dans l'amygdale, on conseille l'usage prolongé des vapeurs émollientes pour en favoriser l'ouverture spontanée : un vomitif administré à cette époque, a quelquefois aussi déterminé la rupture des parois de l'abcès ; mais on ne doit recourir à ce moyen qu'autant qu'il n'est pas possible de conduire un bistouri jusque sur la glande. Souvent l'abcès perce de lui-même ; quelquefois la pression qu'on exerce sur ses parois pour reconnaître la fluctuation, suffit pour en déterminer la rupture. Mais dans la plupart des cas, il faut en venir à l'incision de la tumeur : on commence par écarter les mâchoires en plaçant entre les dents molaires un morceau de bois blanc taillé en forme de coin ; on abaisse ensuite la base de la langue avec un ou deux doigts, et l'on introduit dans la bouche un bistouri long et étroit, tenu horizontalement, et dont la lame fixée sur le manche est couverte d'une bandelette jusqu'à trois ou quatre lignes de sa pointe ; on fait sur la tumeur une incision transversale, et l'on retire promptement le bistouri, en ayant soin d'écarter sa pointe des parties qu'elle pourrait blesser dans le moment où la douleur fait faire au malade des mouvemens involontaires.

Il est des cas où le gonflement des parties supérieures du cou, s'oppose à tel point à l'abaissement de la mâchoire, qu'il est tout-à-fait impossible d'obtenir un écartement qui permette de guider avec l'œil l'instrument au moyen duquel on se propose d'ouvrir la tumeur ; dans ce cas, ce sera le doigt indicateur dont l'extrémité touchera la tumeur, en même temps que dans sa longueur il déprimera la langue, qui servira de guide au bistouri.

Quelques Chirurgiens emploient de préférence, pour ouvrir ces abcès, une lancette fixée sur son manche : d'autres se servent du pharyngotôme, dont la lame cachée dans une espèce d'étui en sort instantanément pour ouvrir la tumeur et y rentre au moyen d'un ressort. Nous préférons le bistouri, avec lequel on apprécie mieux la profondeur à laquelle pénètre l'instrument, le lieu où l'on opère et l'étendue de l'incision.

Lorsqu'on a retiré l'instrument, on porte le doigt indicateur sur la tumeur, afin d'exercer une pression suffisante pour faire écouler une grande partie du pus qu'elle contient. S'il s'était formé plusieurs abcès distincts, il faudrait les ouvrir successivement.

Dans les cas où le volume des amygdales est considérable, et où la suppuration n'est pas encore bien établie, la gêne croissante de la déglutition et de la respiration, oblige quelquefois de procurer un prompt dégorgement des parties au moyen de scarifications, qui permettent l'écoulement du sang et du pus déja amassés dans plusieurs points de ces glandes. De cette manière on arrête la marche alarmante des symptômes et l'on apporte un prompt soulagement à l'état d'anxiété où se trouvent les malades; mais il est rare que l'angine tonsillaire ait assez d'intensité pour qu'il soit nécessaire de recourir au moyen dont il s'agit.

Il est une autre circonstance qui rend nécessaire l'incision de la tumeur avant que la suppuration y soit manifeste; c'est lorsque le gonflement inflammatoire s'étend aux parties voisines du cou, et présente assez d'intensité pour qu'il soit à craindre que la suppuration s'y établisse. Il pourrait alors arriver comme dans un cas rapporté par Lanfranc, qu'il se formât une fistule depuis la cavité de la bouche jusqu'aux tegumens du cou. Une telle fistule donnerait passage à la salive et aux alimens, et serait peut-être très-difficile à guérir. Lorsque l'abcès de l'amygdale est ouvert, on prescrit des gargarismes d'eau d'orge et de miel rosat.

L'angine tonsillaire qui se termine par induration laisse l'amygdale plus volumineuse que dans l'état ordinaire. C'est-là, à proprement parler, l'angine chronique, dont les symptômes sont une gêne plus ou moins grande dans la déglutition, un embarras plutôt qu'une véritable douleur dans l'arrière-gorge, et quelquefois un besoin presque continuel d'avaler sa salive. Les gargarismes résolutifs et aromatiques, les doux laxatifs ne suffisent pas toujours pour dissiper cette maladie quand elle dure seulement depuis un ou plusieurs mois; ils sont presque constamment inutiles quand elle dure depuis un temps plus long; dans ce cas, il faut recourir à une opération particulière dont nous parlerons bientôt.

Lorsque l'angine tonsillaire se termine par gangrène, il importe, pour diriger le traitement d'une manière convenable, d'examiner avant tout, si l'affection est locale ou si elle est liée à une disposition générale de l'économie. Dans le premier cas, c'est aux moyens locaux qu'il convient de recourir; dans le second, il faut joindre au traitement local qu'on ne doit jamais négliger, des remèdes généraux. Les gargarismes préparés avec l'acide sulfurique et une décoction tonique, comme celle de quinquina, sont une espèce de lotion dont on doit faire usage dans les deux cas. Si le mal est tout-à-fait local, on peut s'en tenir à ce moyen, auquel il est encore bon de joindre l'application d'un large vésicatoire derrière le cou. Si une fièvre adynamique accompagne cette gangrène des tonsilles, il faut combiner avec le traitement local indiqué, l'usage des remèdes que réclame cette espèce de maladie, tels que les décoctions amères et aromatiques, les boissons acidulées et vineuses, les bols de de camphre, les vésicatoires volans, etc. Lorsque l'escarre viendra à se détacher, on modifiera le traitement suivant l'aspect de la plaie qu'elle aura laissée à découvert. Si cette plaie est d'un rouge vif, on se contentera de moyens adoucissans, de gargarismes mucilagineux, ou légèrement acidulés. Si au contraire elle

6.

est livide ou noire, il est à craindre que la gangrène ne s'en empare de nouveau, et l'on doit insister sur les mêmes remèdes dont on avait usé avant la chute de l'escarre.

Quand l'angine a fini par une métastase, il faut modifier le traitement suivant l'affection qui survient; si cette affection est grave, on fera bien de joindre à l'emploi des moyens qu'elle réclame par elle-même l'application de vésicatoires ou de sinapismes à la partie antérieure et supérieure du cou, le moins loin possible du lieu qu'occupait la maladie première.

De l'Angine gangréneuse ou maligne.

On a donné le nom d'angine maligne à une inflammation gangréneuse de la gorge accompagnée de tous les caractères généraux d'une fièvre putride (adynamique), ou bilieuse putride (gastro-adynamique). Cette angine qui est très-grave, règne ordinairement d'une manière épidémique, et paraît se transmettre d'un individu malade aux personnes saines, au moyen d'un principe contagieux.

Cette maladie qui est heureusement fort rare, s'est montrée en France vers le milieu du dernier siècle, et a exercé dans le même temps de grands ravages en Angleterre. Elle attaqua sur-tout les enfans et les jeunes gens; à Paris, les personnes âgées de quinze à seize ans en furent rarement atteintes; en Angleterre, elle frappa sur-tout les femmes, les personnes naturellement faibles, ou affaiblies par des évacuations excessives ou des maladies antérieures.

C'est ordinairement dans les saisons froides et humides, particulièrement en automne et

au commencement de l'hiver qu'elle se manifeste, et surtout qu'elle sévit avec plus de violence. Fothergill a observé dans l'épidémie de
Londres que quand le mal de gorge gangréneux
se déclarait dans une famille, tous les enfans
en étaient bientôt attaqués lorsqu'on n'avait pas
soin d'empêcher ceux qui se portaient bien de
communiquer avec les malades : dans quelques
cas, une seule visite a suffi pour faire con-
tracter la maladie. Les adultes qui se trouvent
fréquemment avec les enfans attaqués du mal
de gorge gangréneux, et qui respirent de
trop près leur haleine, peuvent éprouver la
maladie.

La cause prochaine de l'angine gangréneuse
est une disposition putride qui affecte les amygdales et les parties voisines. Ses causes éloignées
sont tout ce qui peut favoriser la naissance et les
progrès de cette disposition ; aussi apprenons-
nous par l'histoire des épidémies de cette espèce,
comme nous l'avons déjà dit, qu'elles règnent
sur-tout pendant ou immédiatement après la
saison de l'automne, temps où l'on observe souvent cette constitution humide et chaude, ou
tempérée de l'air, laquelle est très-favorable à la
putréfaction. La plupart des auteurs qui ont observé l'angine gangréneuse, disent que cette constitution avait duré long-temps lorsque les épidémies dont ils parlent se sont déclarées. Ils joignent à cette cause toutes celles qui accumulent
dans un endroit les miasmes putrides, telles que
les habitations au milieu des bois et dans certains
vallons, la multitude de cadavres non-enterrés,
les eaux basses des rivières qui reçoivent beaucoup d'immondices, les marres infectes. Si
cette maladie se fixe particulièrement à la gorge,

c'est sans doute parce que cette partie donne passage à l'air et à l'eau , qui sont les véhicules de l'infection.

L'angine maligne s'annonce quelquefois par des frissons qu'accompagnent un mal de gorge et un sentiment de plénitude et de tension douloureuse au cou. D'autres fois , les malades éprouvent alternativement des frissons et des chaleurs, de la céphalalgie, des vertiges, de l'assoupissement. Dans quelques cas , la maladie se déclare par un fort accès de fièvre , des douleurs violentes à la tête , au dos , et dans les membres , une respiration suspirieuse , des vomissemens. On a vu des adultes ne se plaindre que d'un mal-aise qui les forçait à s'aliter. A ces premiers symptômes , qui précèdent le développement des phénomènes propres à la maladie et qui la caractérisent , il s'en joint bientôt d'autres , tels que les vertiges , les défaillances , les anxiétés dans la région épigastrique , les nausées , les vomissemens , la diarrhée , la débilité , l'abattement, etc. Ensuite la chaleur devient continue et plus vive , les yeux se troublent et se couvrent de nuages , comme si le malade pleurait ; la langue est humide et peu sale. Alors si on examine la bouche on découvre les symptômes caractéristiques de la maladie : ces symptômes consistent en une tuméfaction inflammatoire légère, d'une couleur rouge foncée , occupant les amygdales , la luette , le voile du palais et la partie correspondante du pharynx. Il paraît bientôt sur les tonsilles , le voile du palais et la luette, plusieurs plaques blanches ou d'un gris cendré , souvent entourées d'un rebord très-rouge , lesquelles s'étendent au loin avec rapidité , s'unissent les

unes aux autres, couvrent presque tout l'intérieur de la gorge. Ces plaques, qui sont de véritables escarres, forment des croûtes épaisses qui
prennent bientôt une couleur brune ou noire,
et dont la chute laisse des ulcères très-disposés
à passer à la gangrène, et qui se recouvrent
quelquefois très-promptement d'une autre escarre plus épaisse que la première. La déglutition n'est ni difficile ni douloureuse, sur-tout
au commencement de la maladie, mais la respiration est un peu gênée. Néanmoins il existe
dans la gorge une certaine sensation semblable
à celle qu'on éprouve quand on a avalé du
poivre. Il s'écoule de la bouche une humeur
claire, extrêmement âcre, qui irrite, agace et
excorie les parties sur lesquelles elle passe :
c'est à cette humeur qu'est due l'odeur désagréable que répand le malade. Souvent il y a
aussi, sur-tout chez les enfans, des selles fréquentes, et il coule de l'anus une matière ténue et âcre qui l'excorie ainsi que les parties
voisines.

Le deuxième jour, quelquefois un peu plus
tard, il se manifeste sur la peau une éruption
de petits boutons peu élevés, plus souvent encore de grandes taches rouges qui s'étendant
toujours davantage, finissent par se réunir et
recouvrent toute la surface du corps. Cet exan-
thème paraît d'abord sur le visage et au cou,
d'où il se répand au bout de quelques jours
jusqu'aux membres. Souvent cette éruption est
plus forte aux mains et au bout des doigts :
toutes les parties sur lesquelles elle se montre
sont un peu tuméfiées ; mais cette tuméfaction
est plus marquée aux doigts qui sont en même
temps roides. Dans la plupart des cas, l'érup-

tion dure quatre jours ; néanmoins son apparition et sa durée sont susceptibles de beaucoup
de variations ; lorsqu'elle se dissipe , l'épiderme
se détache par écailles. Cette éruption soulage
quelquefois le malade ; mais le plus ordinairement sa naissance et sa disparition n'apportent
aucune diminution de la fièvre ou des autres
symptômes de la maladie. Il est des malades
qui n'ont aucune éruption ; mais ils ressentent
des démangeaisons et quelquefois leur épiderme
se lève par écailles. Dans cette maladie , le
pouls est petit et vîte : il bat jusqu'à cent vingt
fois par minute ; il est communément irrégulier,
tantôt petit et dur , d'autres fois mou et plein.
La soif est peu considérable , l'urine est pâle
et ressemble à du petit-lait ; la peau est sèche ,
l'esprit abattu ; la sensibilité est très-exaltée et
la prostration des forces extrême. Le malade a
une grande disposition à dormir ; il est continuellement assoupi; son visage est bouffi ; il se
plaint d'une pesanteur de tête ; ses facultés
intellectuelles sont émoussées ; il commence à
délirer ; quelquefois même le délire se déclare
dès la première nuit.

Tous ces phénomènes , et principalement
ceux qui sont propres à la fièvre , augmèntent
considérablement d'intensité aussitôt que la
nuit paraît ; mais ils diminuent vers le matin
où il paraît une légère sueur. Ordinairement
les glandes parotides et maxillaires se tumé-
fient et tout le cou est plus ou moins gonflé.
Quelques malades ont non-seulement le visage
bouffi , pâle , luisant et onctueux, mais tout
leur corps est gonflé , œdémateux , et ils ont un
aspect cadavéreux. Chez les jeunes filles qui
n'ont point encore éprouvé l'évacuation mens-

truelle, il n'est pas rare de la voir paraître pendant la maladie, et chez les femmes réglées, hors des époques ordinaires. Quelquefois les symptômes d'une fièvre angéioténique (inflammatoire) se manifestent au commencement de l'angine maligne, avec plus ou moins d'intensité. D'autres fois les malades sont attaqués violemment et subitement d'une espèce de péripneumonie à laquelle ils succombent. Les organes de la respiration sont rarement intacts dans cette maladie : communément ils participent à l'inflammation, mais à un moindre degré que les autres parties.

L'angine gangréneuse se termine quelquefois heureusement ; mais le plus souvent elle a une terminaison funeste. Lorsqu'elle tend vers une fin heureuse, le troisième et le quatrième jour les symptômes diminuent d'intensité ; l'urine devient trouble et furfuracée ; le gonflement des parties tuméfiées décroît ; la couleur scarlatine de la peau s'affaiblit ; le pouls perd de sa vîtesse ; les croûtes qui couvrent les ulcères de la gorge, se détachent ; ces ulcères se détergent et se cicatrisent ; le sommeil est naturel, l'appétit revient, et le malade recouvre par degrés sa santé et ses forces.

Lorsque l'angine maligne affecte une terminaison funeste, les symptômes de la fièvre putride qui jusqu'alors avaient été peu violens s'aggravent de plus en plus : ainsi l'haleine et les selles sont très-fétides, la peau se couvre de pétéchies ; du sang coule en assez grande quantité des narines et de la bouche ; la léthargie et le délire surviennent. En même temps, tous les accidens de la gorge augmentent ; les ulcères de cette partie deviennent livides et noirs : à ces phénomènes se joint ordinairement une diarrhée colliquative. Les glandes salivaires se gonflent de plus en plus, deviennent dures et douloureuses ; dans la gorge même s'élèvent des tumeurs œdémateuses qui augmentent singulièrement le danger de la suffocation. Les convulsions, le délire, la léthargie, le hoquet, une sueur froide et gluante au visage ou aux membres annoncent la fin prochaine du malade.

On n'a point remarqué que cette maladie ait aucun jour de crise déterminé. Quelques sujets en meurent dès le premier jour, d'autres le second, le troisième, ainsi de suite jusqu'au septième, quoique la plupart meurent avant le quatrième. Mais quelquefois le danger dure quarante jours et plus, et les suites de ce mal se font souvent sentir long-temps après qu'il a cessé : une langueur et une faiblesse excessives continuent pendant plusieurs mois ; les organes de la déglutition et de la voix sont tellement affectés, que chez quelques personnes on peut en remarquer des vestiges une année après.

Parmi les individus qu'enlève l'angine maligne, la plupart succombent aux progrès rapides de la gangrène. Aussi trouve-t-on fréquemment à l'ouverture des corps, des taches gangréneuses dans les poumons et le canal intestinal. Il y en a qui périssent d'une inflammation survenue tout-à-coup aux poumons ou au cerveau. Quelques uns meurent suffoqués par la tuméfaction et le gonflement œdémateux excessif de la gorge. On en a vu périr d'hémorragie après la corrosion des gros vaisseaux artériels. Enfin, lorsque la maladie est

réellement terminée, les malades peuvent succomber aux affections chroniques qu'elle laisse
après elle, telles que la toux, l'hémoptysie,
la phthysie, l'hydropisie, la diarrhée et autres
vices du canal intestinal, la fièvre lente, etc.

A l'ouverture du corps des personnes mortes
de l'angine gangréneuse, on a trouvé les amygdales, la luette, le voile du palais, et quelquefois même le pharynx et l'œsophage, rongés ; les
poumons plus ou moins gangrenés, le larynx
et la trachée-artère ulcérés. On a trouvé aussi
quelquefois les membranes du cerveau portant
des traces de l'inflammation qui s'en était
emparée.

D'après ce que nous venons de dire sur la
marche et les symptômes de l'angine gangréneuse. il est si aisé de former le diagnostic et
le pronostic de cette maladie que nous croyons
inutile d'en parler.

La cure de cette angine exige de grandes
attentions : quand même elle paraîtrait légère,
ceux qui en sont attaqués doivent garder le
lit autant qu'il leur est possible. Pour avoir
négligé cette précaution, il est arrivé qu'on
a été attaqué de dévoiement, et qu'un mal
qui aurait peu duré est devenu long et d'une
guérison difficile.

Au commencement de l'angine, lorsque les
malades éprouvent des nausées et des vomissemens, un vomitif, loin d'augmenter le mal
de gorge, comme on paraîtrait fondé à la
craindre, le diminue beaucoup : ce moyen
remplit la double indication de débarrasser
simultanément l'estomac des matières saburr-
rales qu'il contient, l'œsophage et le pharynx
des mucosités qui les engouent, et de provoquer

une sueur légère et bienfaisante. Le vomitif
convient sur-tout aux enfans à cause des glaires
qui abondent chez eux. La faiblesse des malades proscrit l'usage des purgatifs ; mais un la-
vement émollient donné dès le commencement
ne peut qu'être utile : il vide les gros intestins
sans fatiguer le malade. La saignée, si utile en
général dans l'esquinancie tonsillaire, aurait
ici de grands inconvéniens : elle est contre-in-
diquée par la nature même de la maladie, et
par la faiblesse qui l'accompagne. Cependant
lorsque l'état inflammatoire prédomine, que
la difficulté de respirer est très-grande, et que
les forces le permettent, on doit avoir recours
à la saignée ; mais il ne faut user de ce moyen
qu'avec la plus grande circonspection, et dans
ce cas même, la saignée pourrait devenir nuisible si elle était trop copieuse, ou si on la
réitérait. Après avoir débarrassé les premières
voies par le moyen du vomitif et des lavemens,
songeant à la tendance de la maladie vers la pu-
tridité, on excitera les forces et on les sou-
tiendra par l'usage des potions toniques, aromatiques, cordiales, et du vin qui est un des
meilleurs cordiaux ; on peut mêler le vin avec
du petit-lait, une légère infusion de sauge, de
l'eau d'orge, avec du gruau, de la panade, du
sagou. Il est bon même de le faire prendre seul si
la foiblessse est extrême. L'âge, le genre de vie du
malade, et les symptômes qui se manifestent
fournissent les règles qu'on doit suivre par rapport à l'espèce et à la qualité du vin. On combat la tendance de tout le systême à la putri-
dité au moyen des acides végétaux, du camphre, et surtout du quinquina donné en substance, en décoction, en extrait ou en teinture ;

mais sous quelque forme qu'on l'administre, on doit en continuer l'usage pendant tout le cours de la maladie, et en porter la dose le plus haut possible. Les vésicatoires sont aussi de quelque utilité pour relever les forces abattues. Placés à la nuque, ils diminuent en même-temps le gonflement du cou et des glandes parotides, qui devient quelquefois si considérable que le malade est en danger de suffoquer.

La gorge réclame des soins particuliers : on la préservera des effets de la matière âcre qui y coule, en la lavant fréquemment avec des gargarismes ou des injections anti-septiques, et en touchant les escarres avec un pinceau trempé dans un mélange d'une once de miel rosat et de trente ou quarante gouttes d'acide muriatique. La chute de ces escarres laisse des ulcères plus ou moins profonds dont on favorise la guérison par de fréquentes lotions avec l'eau d'orge miellée, soit que le malade se gargarise avec cette eau, ou qu'on l'injecte avec une petite seringue, si l'âge du malade ou l'état de sa bouche ne lui permet pas de se gargariser.

Quoique les purgatifs ne conviennent pas au commencement de l'angine gangréneuse, l'usage des doux cathartiques devient indispensable sur son déclin, pour expulser les matières putrides amassées dans les intestins. Quand on néglige de remplir cette indication, la fièvre traîne en longueur, l'appétit ne revient point ; il survient des accablemens, des gonflemens de ventre et des embarras dans les glandes.

Malgré l'usage des minoratifs, il arrive assez souvent qu'il reste pendant un temps considérable des sueurs, des chaleurs nocturnes, de l'anorexie, de la faiblesse, un grand abattement, à ceux qui ont eu l'angine maligne. Les amers et le lait d'ânesse sont d'un grand secours pour amener la fin de cette longue et pénible convalescence.

De l'Engorgement chronique des Amygdales.

Lorsque l'angine tonsillaire se termine par résolution, les amygdales ne reviennent pas toujours à leur volume naturel : elles restent souvent et plus grosses et plus dures qu'avant l'inflammation. Cet état les rend beaucoup plus susceptibles de s'enflammer de nouveau, et le retour plus ou moins fréquent de ces fluxions, dont l'intensité est toujours proportionnée au volume des amygdales, produit enfin le gonflement ou engorgement chronique dont il est ici question.

On donne communément le nom *de squirrheux* à cet engorgement chronique des amygdales ; mais on aurait une fausse idée de cette maladie, si l'on se servait de ce mot pour exprimer la nature de la dureté que les amygdales acquièrent dans ce cas, en augmentant de volume. En effet, ces glandes n'ont alors aucun des caractères du squirrhe. Leur substance, au lieu d'être compacte, dure et lardacée comme celle des tumeurs squirrheuses, est en quelque sorte spongieuse, d'une consistance assez semblable à celle de la glande thyroïde, et remplie d'une grande quantité d'humeur. Les amygdales affectées d'engorgement chronique n'ont aucune tendance à la dégénération cancéreuse, et l'on peut en enlever une portion sans que la partie restante prenne

un caractère cancéreux. Les tumeurs squirrheuses au contraire, ne peuvent guérir que
par l'ablation entière de la maladie ; et lorsque,
en les emportant, on n'a pu enlever avec elles
toutes les adhérences circonvoisines qui ont
pris le caractère squirrheux, on voit le mal
se reproduire. Cependant les glandes amygdales peuvent être vraiment squirrheuses ou carcinomateuses ; mais dans ce cas qui est très-rare,
il n'y a aucune opération à pratiquer parce qu'il
serait absolument impossible d'enlever ou de
détruire toute la maladie.

Le gonflement chronique des amygdales est
plus fréquent chez les enfans et les jeunes gens
que chez les adultes et les vieillards. Tous
n'y sont pas également exposés : ceux dont
les amygdales ont naturellement un volume
considérable y sont beaucoup plus sujets
que les autres. Je connais à Paris une famille
dont tous les individus ont par première conformation ces glandes très-grosses. Le père, après
plusieurs angines tonsillaires, fut attaqué d'un
gonflement chronique des amygdales ; à mesure que ces glandes acquéraient plus de volume,
l'angine se renouvellait plus fréquemment et
devenait chaque fois plus intense. Je fis la
rescision de ces glandes, et le malade s'est
trouvé délivré en même-temps de la gêne causée
par leur gonflement excessif et de la disposition
au retour fréquent de l'angine tonsillaire. Un
de ses enfans, c'était une jeune fille de quinze
à seize ans, sans avoir été attaquée d'inflammation à la gorge, avait les amygdales si volumineuses que le ton de sa voix en était sensiblement
altéré. Je fis la rescision de ces glandes, et la voix
devint douce et naturelle.

Le diagnostic de l'engorgement chronique des amygdales est très-facile. En examinant au grand jour le fond de la bouche, on voit l'une des tonsilles ou les deux à la fois plus grosses que dans l'état ordinaire, et se présentant sous la forme d'un corps rougeâtre, uni ou tuberculeux, avec ou sans ulcération, plus ou moins prolongé dans la gorge et rarement à base étroite. Lorsque la tuméfaction est médiocre, il reste entre les amygdales un intervalle assez grand pour le passage des alimens et de l'air ; alors le malade éprouve seulement un peu de gêne dans la déglutition et dans la prononciation ; mais lorsque le gonflement de ces glandes est considérable, elles se touchent, de manière qu'entre l'une et l'autre il n'existe qu'à la partie supérieure l'espace nécessaire pour la luette. Dans cet état, non seulement la déglutition et la prononciation sont lésées, mais encore la respiration ; et s'il survient la moindre inflammation, le malade est menacé de suffocation. C'est pourquoi il faut, lorsque le gonflement chronique des amygdales est parvenu à ce degré, se hâter d'y apporter un remède efficace, c'est-à-dire, d'en faire la rescision. Sans être aussi considérable, ce gonflement exige presque toujours qu'on recoure à cette opération, parce qu'il expose les personnes chez lesquelles il existe à être attaquées fréquemment d'esquinancies, et pour la moindre cause. J'ai vu un jeune homme de 18 à 20 ans qui était affecté d'un gonflement chronique des amygdales ; quoique ces glandes ne fussent pas très-grosses, il ne pouvait danser, ou s'échauffer d'une autre manière, sans être attaqué d'une angine tonsillaire. Il fut délivré de cette disposition à l'esquinancie, par la rescision des amygdales.

La chirurgie possède divers moyens de traitement pour cette affection, contre laquelle échouent toutes les ressources de la thérapeutique interne ainsi que les gargarismes astringens et résolutifs. Ces moyens sont les scarifications, la ligature, les caustiques, le cautère actuel et la rescision.

Les scarifications ont réussi dans quelques cas de gonflement chronique des amygdales, lorsque ces glandes étaient molles et peu volumineuses. Mais le plus souvent les scarifications seraient insuffisantes et ne procureraient qu'un dégorgement incomplet. Au reste, lorsqu'on les juge nécessaires et suffisantes, on les fait avec un bistouri dont on enveloppe la lame d'une bandelette de toile jusqu'à un pouce de sa pointe, et on leur donne une étendue et une profondeur proportionnées au volume des amygdales.

La ligature conseillée par plusieurs auteurs, ne peut être employée que dans le cas où l'amygdale est supportée par un pédicule étroit; et alors la rescision avec un bistouri serait beaucoup plus prompte, plus facile et moins douloureuse. Sans parler de la difficulté d'entourer d'un fil d'argent, ou de soie, une glande située au fond de la gorge; sans parler non plus de la difficulté de serrer ce fil, de la gêne que produit dans la bouche sa présence et sur-tout celle d'un serre-nœud; du temps enfin qui s'écoule avant que la glande soit divisée par la ligature, ce moyen offre un autre inconvénient très-grave : c'est l'inflammation que cause la constriction de l'amygdale et qui s'étend aux parties voisines, inflammation qui peut devenir assez considérable pour empêcher le passage des alimens solides et liquides et rendre celui de l'air très-difficile. Dans un cas de cette espèce, Moscati fut obligé, pour faire cesser les accidens qui avaient résisté aux saignées, aux gargarismes émolliens, aux cataplasmes anodins, et qui étaient évidemment produits par la ligature, d'en venir à la rescision. Quelques Chirurgiens ont fait usage de la ligature comme d'un moyen propre à favoriser la rescision ; mais une érigne avec laquelle on accroche la glande donne les mêmes avantages et mérite la préférence.

Les caustiques ont été employés quelquefois avec succès ; mais leur application est incommode, difficile, douloureuse, et doit être réitérée trop souvent pour peu que les amygdales soient volumineuses ; elle n'est pas non plus sans danger : une portion du caustique peut tomber dans la gorge, dans le larynx lui-même, et y déterminer des accidens très-graves. Le nitrate d'argent fondu, le sulfate de cuivre, le muriate d'antimoine liquide et l'acide sulfurique, sont les caustiques dont on s'est servi pour détruire la portion excédente des glandes amygdales affectées d'engorgement chronique. Dans un cas où les ouvertures naturelles des amygdales tuméfiées se faisaient apercevoir à leur surface sous l'aspect trompeur d'un ulcère, Morand parvint à détruire la partie de ces glandes qui dépassait le niveau des piliers du voile du palais, en portant à diverses reprises dans une de ces ouvertures, la pierre infernale bien assujettie dans son

porte - crayon. On a employé pour le même
objet un morceau de potasse caustique, fixé
à l'extrémité d'un petit bâton ; mais l'acide
sulfurique, le muriate d'antimoine liquide
et le nitrate de mercure en dissolution, sont
les caustiques dont on s'est servi le plus souvent. On trempe dans l'un de ces caustiques
l'extrémité pointue d'un petit bâton de sapin,
ou un pinceau de charpie qu'on exprime un
peu ; on le porte sur l'amygdale, pendant
qu'on abaisse la langue et qu'on empêche le
rapprochement des mâchoires avec le doigt
indicateur garni d'un doigtier de fer-blanc
ou d'argent ; on peut pour plus grande sûreté
conduire le pinceau dans une canule qui met
les parties environnantes à l'abri de l'action
du caustique. Quel que soit le caustique dont
on fasse usage, il faut immédiatement après
son application, recommander au malade de
se bien gargariser avec de l'eau tiède, de
rester quelque temps sans prendre aucun ali-
ment ni boisson, et même sans avaler sa salive.
Il faut de plus lui recommander de s'asseoir
la tête penchée en devant, et de laisser
couler au dehors la salive pendant une
demi-heure ; et lorsqu'il voudra manger ou
boire, de se rincer préalablement la bouche
et de se bien gargariser avec de l'eau tiède.
L'application des caustiques doit être continuée jusqu'à ce qu'on juge qu'ils ont fait aux
amygdales une brèche assez considérable pour
rétablir parfaitement la faculté d'avaler et de
parler.

Le cautère actuel employé avec les précautions convenables, a tous les avantages
des caustiques et il est exempt de la plupart

de leurs inconvéniens. Mais sans parler de l'effroi que cause toujours aux malades l'emploi du feu, ce moyen exige souvent des applications répétées pour detruire la portion excédente des amygdales, pour peu que cette portion soit considerable ; parce que la fumée âcre qui s'élève de la partie brulée et que le malade a besoin de rejeter, ne permet pas de laisser le cautère long-temps appuyé sur la glande. Malgré les éloges prodigués au cautère actuel par plusieurs Chirurgiens anciens et modernes, les succès que M. A. Séverin et autres en ont obtenus, les praticiens lui préfèrent la rescision dont nous allons parler. Cependant l'adustion doit être employée lorsque les amygdales sont dans un état de végétation fongueuse ; lorsque, après leur extirpation, on voit pousser des bourgeons qui en présagent le retour ; enfin lorsqu'elles sont si volumineuses que l'amputation en est impossible, ou lorsque, l'ayant tentée, on a été obligé de laisser une souche sur laquelle les instrumens tranchans n'ont plus de prise. Dans tous ces cas le cautère cylindrique, que M. Percy nomme cautère en *roseau*, est celui qu'il faut choisir. On le conduit dans sa canule que l'on tient d'une main sur le lieu où l'escarre doit être faite ; on l'enfonce en prenant bien garde toutefois de ne pas le faire pénétrer trop avant, et de ne pas le laisser trop long-temps en place, à cause de la fumée irritante que le malade a besoin de rejeter. Quand il ne s'agit que de piquer de pointes de feu une amygdale excessivement tuméfiée, on prend une tige d'acier pointue et on l'enfonce dans la tumeur à plusieurs reprises.

La rescision des amygdales est le moyen le plus sûr, le plus prompt et le plus efficace contre l'engorgement chronique de ces glandes. Cette opération consiste à retrancher avec un bistouri ou des ciseaux, la portion des amygdales qui dépasse le niveau des piliers du voile du palais, et non à enlever entièrement ces glandes, comme on serait porté à le croire d'après les noms d'*extirpation* et d'*amputation*, que plusieurs auteurs ont donnés à cette opéraration: La rescision de la portion excédente des amygdales, est une opération aussi simple que facile, et qui n'est jamais accompagnée d'hémorragie, ni d'aucun autre accident. L'extirpation de ces glandes serait, sinon impossible, au moins extrêmement difficile; elle pourrait donner lieu à une hémorragie qu'il serait impossible d'arrêter, et qui ferait périr le malade. Voilà pourquoi lorsque les amygdales sont vraiment squirrheuses ou carcinomateuses, on ne doit jamais, comme nous l'avons déja dit, entreprendre aucune opération; parce que, ne pouvant emporter entièrement la maladie, cette opération n'aurait aucun succès, et que si on voulait l'enlever en totalité on exposerait le malade à une hémorragie funeste.

La rescision des amygdales peut être faite, avons nous dit, avec un bistouri ou avec des ciseaux; ceux-ci doivent être courbes sur leur plat; mais le premier est préférable, sur-tout lorsque l'amygdale a une base large. Caqué a imaginé pour cette opération, un bistouri particulier ou espèce de petit couteau, dont la lame qui a quatre pouces de longueur, est fixée sur un manche qui a trois pouces et demi, et avec lequel elle forme un angle obtus d'environ 160 degrés, du côté du tranchant. L'extrémité de la lame est mousse, pour ne point piquer le fond de la gorge, et le tranchant manque à une ligne de cette pointe. Il ne faut que douze ou quinze lignes de tranchant pour couper les amygdales : une bandelette de linge fin, dont on recouvre la lame jusqu'au manche, sert à fixer l'étendue précise qu'on veut laisser au tranchant. Cet instrument est assez commode; mais je trouve que sa lame est trop large. Elle a environ trois lignes de largeur dans la partie qui doit servir à la résection, et cette largeur nuit au jeu de l'instrument, en rendant plus difficile le mouvement de rotation par lequel on tourne le tranchant en haut, après avoir introduit la lame à plat entre la langue et l'amygdale. Le bistouri dont nous nous servons pour cette opération n'a point cet inconvénient : sa lame a trois pouces et demi de longueur, et deux lignes et demie environ de largeur ; le tranchant s'étend jusqu'à la pointe qui est terminée par un petit bouton pour ne point blesser la paroi postérieure du pharynx. Cette lame est mobile sur un manche d'écaille semblable à celui de tous les autres bistouris. Lorsqu'on veut se servir de ce bistouri, on l'entoure d'une bandelette de linge qui sert tout à la fois à fixer la lame sur le manche, et à en couvrir le tranchant jusqu'à environ quinze lignes de la pointe.

La rescision des amygdales a, comme toutes les autres opérations, éprouvé diverses modifications, dont les unes ont rapport à la manière de saisir et de fixer ces glandes, et les autres à la manière d'en retrancher la portion excédente. L'érigne double ou simple est l'instrument dont on s'est le plus servi , et le seul dont on se serve aujourd'hui pour saisir et fixer l'amygdale dont on veut retrancher une partie. L'érigne double a l'avantage de mieux tenir la tumeur ; mais quelques praticiens lui préfèrent l'érigne simple , parce que , si l'on est obligé de suspendre l'opération et de retirer les instrumens , à cause de certains mouvemens involontaires de la gorge , qu'on ne peut ni prévoir , ni empêcher , on a plus de facilité à dégager l'érigne simple que la double. Nous nous servons cependant toujours de cette dernière , et nous n'avons jamais éprouvé de difficulté à la retirer , lorsque cela est devenu nécessaire. Au reste , le crochet de l'érigne doit être assez grand pour pénétrer dans les trois-quarts de l'épaisseur de la glande. Muzeux a imaginé , pour saisir l'amygdale avec plus de sûreté , des pinces d'environ six pouces de longueur , dont chaque branche se termine par deux crochets , lesquels forment une double érigne. Ces pinces dont les quatre pointes entrent dans l'épaisseur de la glande , la fixent très-solidement ; mais , outre que les amygdales ne sont pas moins bien assujetties avec une érigne ordinaire qu'avec les pinces de Muzeux , celles-ci ont un inconvénient qui en a fait rejeter l'usage. Les nausées et les soulèvemens obligent quelquefois de retirer l'érigne pour laisser au malade la liberté de cracher ; mais l'opérateur ayant une fois saisi l'amygdale avec les quatre coins des pinces de Muzeux , ne pourrait dans aucune circonstance les dégager , et il serait obligé de laisser en place cet instrument , dont la présence exciterait des envies de vomir , des mouvemens involontaires du gosier et de la langue qui rendraient l'opération plus longue et plus difficile.

Il est à peine nécessaire de dire que la ligature que Wiseman plaçait autour de l'amygdale pour faciliter la section de cette glande, aussi bien que la pince à polypes dont Foubert faisait usage pour le même objet, sont tombées dans l'oubli et n'ont jamais été employées que par ces deux chirurgiens.

Lorsqu'on se sert des ciseaux pour faire la résection des amygdales, il n'y a qu'une manière de les employer. On saisit la glande, préalablement accrochée avec l'érigne, entre les deux lames de l'instrument, dont la convexité est tournée vers les piliers du voile du palais, et l'on retranche la portion de la tumeur qui excède les piliers, d'un seul coup ou de deux. Lorsqu'on coupe l'amygdale avec le bistouri, on peut le faire de haut en bas, de bas en haut, ou bien on peut faire agir l'instrument d'abord de bas en haut pour couper la moitié inférieure de la glande, et ensuite de haut en bas pour achever la section. Si l'on retranche la portion excédente de l'amygdale en coupant de haut en bas, on s'expose à plusieurs inconvéniens : le milieu de la glande étant plus tendu par l'érigne, se coupe toujours assez bien et assez profondément, au lieu que la partie inférieure, par ce défaut de tension directe, obéit, s'alonge sous l'instrument tranchant, et laisse presque toujours un lambeau ; quelque précautions qu'on prenne pour abaisser la langue durant l'opération, sa base s'élève presque toujours au-dessus de la partie inférieure de la tumeur, et l'on est exposé à la blesser si l'on continue la section de haut en bas. Mais un inconvénient beaucoup plus grave , c'est la chute du lambeau sur l'entrée du larynx, lorsqu'une toux violente et les mouvemens convulsifs de la gorge forcent le chirurgien à retirer l'érigne et le bistouri avant que la section ne soit achevée; et si le lambeau était assez considérable pour boucher exactement l'ouverture du larynx, il pourrait causer la suffocation, comme Wiseman et Moscati en ont vu le danger. Dans le cas de cette espèce qui s'est présenté à Moscati, il avait fait à peine les deux tiers de l'incision nécessaire, que la femme qu'il opérait fut saisie d'une toux violente, par laquelle il se trouva obligé de retirer l'érigne et le bistouri, et de suspendre l'opération. La malade ayant toussé trois ou quatre fois, et rejeté quelques crachats de sang, resta tout-à-coup immobile, ouvrant la bouche, et tendant les bras : elle était prête à être suffoquée. La première idée qu'eut Moscati dans ce cas, dont il est impossible de peindre l'urgence et la gravité , fut que l'amygdale renversée sur l'entrée du larynx mettait la malade dans cet état périlleux ; sans autre réflexion, il porta le doigt indicateur et celui du milieu dans le gosier et arracha violemment l'amygdale. La respiration fut rétablie sur le champ.

En procédant de bas en haut à la section de l'amygdale , on n'a pas à craindre que le lambeau tombe sur l'entrée du larynx , si l'on est forcé de retirer les instrumens avant d'avoir achevé l'opération ; mais on est exposé à blesser le voile du palais, et à faire une coupe irrégulière de laquelle il résulte un lambeau dans la partie supérieure de la glande.

Le procédé par lequel on coupe l'amygdale,

d'abord de bas en haut jusque vers le milieu de la tumeur, et ensuite de haut en bas dans le reste de son étendue, n'a aucun des inconvéniens des deux autres procédés. Dans celui-ci, la glande saisie dans sa partie moyenne avec l'érigne, étant également tendue par-tout, se coupe avec plus de facilité et la coupe est plus régulière. Voici de quelle manière on pratique l'opération : le malade est assis sur une chaise vis-à-vis une fenêtre afin d'éclairer autant qu'il est possible l'arrière-bouche ; après l'avoir fait gargariser et cracher pour enlever les mucosités de la bouche et la salive qui pourraient masquer les parties sur lesquelles on doit opérer, on lui fait renverser la tête qui est contenue sur la poitrine d'un aide et l'on place un corps dur entre les dents molaires ; un aide placé du côté opposé à celui sur lequel on opère, abaisse la langue avec le doigt indicateur, qui ne doit pas être porté trop près de la base de cet organe, crainte d'exciter des envies de vomir. L'opérateur situé vis-à-vis du malade et un peu de côté, accroche la glande dans sa partie moyenne et postérieure avec l'érigne qu'il tient de la main gauche, pour le côté gauche, et de la main droite pour le côté droit : de l'autre main, il prend le bistouri dont la lame a été enveloppée d'une bandelette jusqu'à quinze ou dix-huit lignes de sa pointe ; il porte l'instrument à plat entre la langue et la partie inférieure de la tumeur, le dos du bistouri tourné vers les piliers du voile du palais, et l'enfonce jusqu'à la paroi postérieure du pharynx ; ensuite il tourne le tranchant en haut, et tirant l'instrument à soi pour le faire agir en sciant, il

coupe de bas en haut la moitié inférieure de
la base de la tumeur. Aussitôt il porte l'instrument entre le voile du palais et la tumeur,
avec les mêmes précautions qu'il a prises pour
le bas, et il coupe de haut en bas le reste de
la glande. Cette opération n'est presque jamais
suivie d'hémorragie : le peu de sang qui coule
s'arrête bientôt de lui-même, ou en faisant
gargariser avec de l'eau fraîche ou de l'oxycrat.
Cependant si le sang n'était pas étanché par
ce moyen, il serait facile de l'arrêter en touchant la surface de la plaie avec un pinceau
de charpie trempé dans une liqueur styptique,
telle que l'eau de Rabel ou une dissolution
de sulfate de cuivre. On aurait recours à la
cautérisation avec un fer rougi au feu, si
l'hémorragie continuait et menaçait les jours
du malade. Lorsque les deux amygdales sont
affectées en même temps, on peut les emporter
l'une après l'autre, en ne laissant d'autre
intervalle entre ces deux résections que le
temps nécessaire pour que l'effusion du sang
qui résulte de la première, soit arrêtée. Cette
opération est simple et n'a d'autres difficultés
que celles qui proviennent de la profondeur,
du resserrement de la bouche, des mouvemens de la langue et des nausées. On sur-
monte aisément ces difficultés dans les jeunes
gens et les adultes, sur-tout dans ceux qui
se prêtent à l'opération avec courage ; mais
elles sont presque insurmontables chez les
enfans, et ce n'est guère qu'à l'âge de dix ou
douze ans qu'ils peuvent la supporter. Cependant, si avant cet âge les amygdales étaient
si volumineuses que la moindre inflammation
pût mettre le malade en danger de suffoquer,
il ne faudrait point hésiter à les couper.

Après l'opération il survient une légère inflammation que l'on combat avec les gargarismes émolliens. Lorsqu'elle est dissipée on a recours à l'eau d'orge miellée. Le malade guérit promptement, et n'est plus sujet à l'esquinancie, en prenant d'ailleurs les précautions convenables contre les causes qui la produisent ordinairement.

Le gonflement chronique des amygdales dépend quelquefois en partie de concrétions pierreuses plus ou moins grosses, formées dans l'épaisseur de ces glandes. Les causes qui déterminent la formation de ces calculs sont tout-à-fait inconnues. Aucun symptôme ne fait d'abord connaître leur présence ; ce n'est qu'à l'époque où ils ont acquis un certain volume qu'ils commencent à produire une sensation incommode dans la gorge et à gêner la déglutition. Alors, dans quelques cas, le calcul fait saillie sous la membrane muqueuse et on peut reconnaître sa présence par le toucher. Dans d'autres cas, le calcul prépare ou détermine l'inflammation de la glande ; il se forme un abcès qui s'ouvre spontanément ou qu'on incise, et d'où tombe, outre le pus qu'on savait y être contenu, un ou plusieurs calculs dont on n'avait pas soupçonné l'existence. On a vu quelquefois un grand nombre de ces concrétions sortir successivement pendant plusieurs semaines, et la plaie ne se cicatriser qu'après leur expulsion complète.

Le seul cas dans lequel la présence d'un calcul dans l'amygdale réclame les secours de la chirurgie, est celui où on a reconnu sa présence par la vue, le toucher, en explorant avec une sonde avant ou après l'incision ou l'ouverture spontanée de la glande. Il faut alors procéder à l'extraction du corps étranger : à cet effet on le saisit avec des pinces, s'il existe une ouverture, et on le retire de la glande. S'il n'y a point eu d'incision préalable, et qu'on ait reconnu le calcul à travers la membrane qui le couvre, on fait à la glande, sur l'endroit même où on sent de la résistance, une incision proportionnée au volume présumé de la pierre, et on cherche ensuite à le saisir et à l'extraire avec des pinces. On conseille au malade l'usage d'un gargarisme adoucissant, et la plaie se cicatrise bientôt.

ARTICLE XII.

Des Maladies du Voile du palais et de la Luette.

Ces maladies sont les vices de conformation, les plaies, l'inflammation, le gonflement de la luette, les ulcères, etc.

— On voit des enfans qui viennent au monde avec le voile du palais fendu. Ce vice de conformation se présente sous plusieurs aspects : tantôt le voile du palais est divisé de devant en arrière en deux parties égales qui se réunissent en formant un angle plus ou moins ouvert vers la portion osseuse du palais, et qui se terminent l'une et l'autre par une appendice flottante qui correspond à la luette ; tantôt la division contre-nature du voile du palais est accompagnée de celle du palais osseux, et alors le plus souvent il y a en même temps un bec-de-lièvre ; quelquefois cependant le palais osseux et le voile du palais sont fendus sans qu'il y ait aucun vice de conformation à la lèvre supérieure, et dans ce cas les os maxillaires sont unis comme dans l'état ordinaire. Le vice de conformation dont il s'agit nuit à la déglutition et à la parole ; mais ces fonctions sont plus ou moins lésées selon la longueur de la fente et le degré d'écartement de ses bords. Quand elle est bornée au voile du palais, la déglutition en souffre à peine et la prononciation est peu altérée ; mais lorsqu'elle s'étend à la voûte du palais et que ses bords sont fort écartés, comme cela a presque toujours lieu alors, la déglutition est troublée par le passage des alimens dans les fosses nasales, et la prononciation est singulièrement difficile et désagréable. J'ai vu une jeune fille de 17 à 18 ans, qui était dans ce cas : les sons qu'elle articulait étaient si désagréables qu'elle osait à peine parler ; je lui conseillai l'usage d'un obturateur ; M. Catalan, un des plus habiles dentistes de Paris, lui en construisit un au moyen duquel elle parlait si bien qu'on aurait été fort loin de soupçonner qu'elle n'avait presque point de palais. L'obturateur dans ce cas consiste en un palais d'or ou de platine, qui embrasse les dents molaires autour desquelles il est fixé, et présente à sa partie postérieure un prolongement qui remplit la fente du voile du palais, et dont l'extrémité recourbée en bas et arrondie tient lieu de la luette. Il serait beaucoup plus difficile de faire usage d'un obturateur lorsque la fente est bornée au voile du palais ; mais

aussi alors cet instrument est moins nécessaire et la plupart des personnes qui sont dans
ce cas peuvent s'en passer.

— La situation du voile du palais le met à
l'abri de l'action des corps extérieurs : aussi les
plaies de cette partie sont-elles très-rares. Lorsque
que ces plaies sont superficielles, elles n'offrent
aucune indication particulière, et guérissent
facilement d'elles-mêmes. Mais lorsqu'elles sont
profondes et qu'elles forment de véritables
plaies à lambeaux, elles demandent des soins
particuliers, soit à raison de l'hémorragie dont
elles peuvent être accompagnées, soit à raison
de la réunion des parties divisées. Lorsqu'une
artère a été ouverte et qu'elle verse assez de
sang pour qu'il soit nécessaire d'en arrêter l'é-
coulement, le meilleur moyen pour y parvenir
est d'appliquer un stylet rougi au feu sur l'ouverture du vaisseau. Quant à la réunion des
parties divisées, elle présente plus de difficultés
à cause de la mobilité des parties, qu'on parvient
toutefois à modérer au moyen d'une plaque de
plomb ou d'argent, fixée aux dents.

— Le voile du palais est quelquefois le siège
d'une inflammation plus ou moins vive qui s'e-
tend aux amygdales, ou qui se transmet,
comme cela arrive le plus souvent, des amygdales au voile du palais. On reconnaît cette affection à la douleur, à la chaleur qui se font
sentir dans la partie enflammée ; au gonflement
et à la rougeur qu'on y voit en examinant le
fond de la gorge. L'action de parler et sur-tout
celle d'avaler sont plus ou moins gênées ; et lorsque la maladie est portée à un certain degré,
le voile du palais ne s'oppose plus au passage
des boissons dans les fosses nasales. Cette in-

flammation se termine presque toujours par résolution, quelquefois par gangrène, et plus
rarement par suppuration. Dans ce dernier cas,
si l'on ne juge pas à propos d'abandonner à la
nature l'ouverture de l'abcès qui résulte de cette
terminaison, on l'ouvrira avec la pointe d'un
bistouri dont la lame sera entourée d'une bandelette.

— La luette est sujette à des engorgemens de
différentes espèces : tantôt l'engorgement est
inflammatoire ; tantôt il est séreux, et tantôt
squirrheux.

L'engorgement inflammatoire de la luette
existe rarement sans qu'il y ait en même temps
inflammation des amygdales et du voile du palais. On le combat par la saignée, le régime
humectant, les boissons délayantes et les gargarismes émolliens et rafraîchissans.

L'engorgement séreux de la luette est connu
vulgairement sous le nom de relâchement ou de
chute de cette partie. Dans cette affection la
luette se présente sous des aspects différens : le
plus ordinairement sa grosseur et sa longueur
sont augmentées ; quelquefois elle est plus longue sans être plus grosse que dans l'état naturel ;
d'autres fois en s'alongeant elle devient plus mince ; enfin dans quelques cas sa pointe seule est
alongée et présente une petite tumeur transparente formée par l'accumulation de la sérosité sous la membrane muqueuse. La tuméfaction séreuse de la luette n'est accompagnée
ni de douleur ni de chaleur ; mais l'extrémité
de cette appendice appuyant sur la base de la
langue où elle se replie quelquefois, occasionne
une irritation continuelle, de laquelle résulte
l'envie d'avaler, des efforts continuels de dé-

glutition et d'expulsion du mucus de la gorge.
Lorsque la luette est excessivement prolongée,
son extrémité peut s'étendre jusqu'à l'entrée
du larynx et causer une toux habituelle ; mais
il n'est guère probable que le simple engorgement séreux de cette appendice puisse être porté
au point de produire la difficulté de respirer ,
l'épuisement, une affection de poumons, et
menacer le malade de suffocation, comme le disent la plupart des auteurs.

Lorsque la tuméfaction séreuse de la luette
est récente et peu considérable, on parvient
ordinairement à la dissiper par des gargarismes
astringens et résolutifs ; on peut aussi faire
cesser le prolapsus de cette partie, lui donner
du ressort en y portant avec une petite cuiller
du poivre on du gingembre en poudre fine. Mais
lorsque la maladie est ancienne, que la luette
est fort alongée, blanche, dans un état d'atonie
extrême, il faut en retrancher une portion.

On a imaginé plusieurs instrumens plus ou
moins compliqués pour la rescision de la luette ;
mais ces instrumens sont tout-à-fait inutiles, et aucun d'eux ne vaut de simples ciseaux ,
droits, mousses et longs. Le malade étant assis
vis-à-vis d'une croisée bien éclairée , sa tête
appuyée contre la poitrine d'un aide, on place
un corps dur entre les dents molaires ; on saisit
de la main gauche, avec de petites pinces à polype , l'extrémité de la luette qu'on tire en bas
et en devant, et on en retranche une portion
d'un seul coup, avec les ciseaux qu'on tient
de la main droite. Le suintement sanguin qui
suit cette opération s'arrête de lui même, ou à
l'aide de gargarismes astringens.

Il se développe quelquefois dans la luette

une tumeur dure, squirrheuse qui, abandonnée à elle-même, prend un accroissement considérable et dégénère en cancer. Lorsque cette
tumeur est récente, peu volumineuse et que
ses limites sont bien tracées, on doit l'emporter ou avec des ciseaux ou avec le bistouri dont
on se sert pour retrancher une portion des amygdales. Mais lorsqu'elle est ancienne, très-gros-
se, inégale, livide, entourée de veines variqueuses, et que ses limites sont indéterminées,
on doit imiter la circonspection de Fabrice
de Hildan qui, dans deux cas de cette espèce,
refusa de toucher à la maladie, et se contenta
de prescrire un régime convenable et des remèdes palliatifs.

—La membrane qui tapisse la voûte palatine,
est le siège de tumeurs de différentes espèces.
Quelquefois ces tumeurs sont dures, compactes,
blanches non susceptibles de devenir cancereuses, et ressemblent beaucoup à certaines épulies
qu'on voit devenir énormes sans dégénérer en
cancer. D'autres fois les tumeurs de la membrane palatine sont moins dures, leur surface
est inégale; elles saignent avec facilité; leurs
progrès sont plus rapides, et elles deviennent
presque toujours cancéreuses quand on les
irrite par des mauvais topiques.

Les tumeurs de la première espèce tiennent
ordinairement par un pédicule plus ou moins
épais, et on peut les enlever facilement avec
l'instrument tranchant, sans craindre qu'elles
se reproduisent lorsqu'on les a emportées en
totalité. Quand le pédicule est mince, on le
coupe avec des ciseaux convexes sur leur plat;
mais lorsqu'il est épais, un bistouri convexe
sur son plat est préférable. C'est avec un his-

touri semblable que j'avais fait construire ex-
près, sur un modèle en plomb qui imitait
exactement la concavité de la voûte palatine,
que j'enlevai une tumeur de cette espèce qu'une
dame portait depuis plus de dix ans. Cette tumeur qui était située un peu derrière la partie
moyenne du palais, égalait par son volume
une grosse noix; elle était très-dure, blanche,
indolente, et ne causait d'autre incommodité
qu'une gêne assez grande dans la mastication
et la déglutition. Je l'emportai avec le bistouri
dont j'ai parlé, et après l'avoir enlevée, je me
servis d'une petite rugine pour détruire la portion de la membrane du palais d'où la tumeur
prenait naissance. Mon intention était de cautériser avec un fer rouge, mais la malade avait
une telle répugnance pour ce moyen, que je
me déterminai à employer la rugine. Cette opération ne fut suivie d'aucune hémorragie ; le
suintement sanguin qui l'accompagna, s'arrêta
aisément par des lotions avec l'oxycrat et par
l'application, pendant quelques heures, d'un
peu de charpie sèche. La plaie fut promptement guérie, et la tumeur ne s'est pas repro-
duite depuis plus de huit ans qu'elle a été emportée.

Les tumeurs de la seconde espèce, c'est-à-
dire celles qui ont une tendance marquée à
devenir cancéreuses, qui même ont déja ce
caractère, doivent être emportées lorsque leur
étendue est limitée, et qu'il est possible de les
enlever entièrement, ou d'en consumer les
restes avec le cautère actuel ; mais après cette
opération on a toujours à craindre la récidive
de la maladie. La base de ces tumeurs étant
toujours fort large, on ne peut pas les enlever

6.

avec les ciseaux. Le bistouri concave sur son plat, ou un scalpel à deux tranchans et à pointe mousse est le seul instrument convenable pour cette opération. Lorsqu'on se sert du bistouri concave, il faut en avoir deux, dont l'un est tranchant sur le côté droit, et l'autre sur le gauche, afin qu'on puisse faire agir l'instrument, suivant le besoin, de droite à gauche et de gauche à droite. Quand la tumeur est enlevée, il faut cautériser la plaie avec un fer rougi au feu. Cette cautérisation a le double avantage d'arrêter le sang et de consumer les parties de la tumeur qui auraient échappé à l'instrument tranchant. J'ai pratiqué plusieurs fois cette opération ; mais j'ai toujours eu la douleur de voir le mal se reproduire et les malades mourir misérablement, lors même que j'avais cautérisé profondément avec un fer rouge appliqué à diverses reprises.

ARTICLE XIII.

Des Ulcères de la Gorge.

Nous comprenons sous ce titre les ulcères des amygdales, de la voûte, du voile et des piliers du palais, de la luette et même du fond du gosier, c'est à-dire, de la paroi postérieure du pharynx. Ces ulcères sont de plusieurs sortes ; les plus simples et les plus faciles à guérir sont ceux qui succèdent à la chute des aphtes, d'une escarre, à l'ouverture d'un abcès, ou qui se manifestent au déclin de certaines maladies aiguës, dont ils paraissent être la crise. Tous ces ulcères guérissent d'eux-mêmes, ou par l'usage d'un gargarisme d'eau d'orge et de miel rosat. Les ulcères de la gorge qui dépendent d'une vice interne, sont beaucoup plus graves, plus difficiles à guérir, et altèrent quelquefois tellement l'organisation des parties qu'ils attaquent, que leurs fonctions en éprouvent un dérangement considérable. Parmi ces ulcères, les plus fréquens sont ceux qui dépendent du virus vénérien : ce sont aussi les seuls dont il sera question ici.

Les ulcères vénériens de la gorge sont toujours consécutifs, c'est-à-dire qu'ils se manifestent plus ou moins long-temps après que le virus syphilitique a été introduit dans l'économie animale. Ils succèdent aux chancres des parties sexuelles qu'on a fait disparaître par la cautérisation; aux chancres bénins promptement cicatrisés, et dont le traitement général a été interrompu prématurément; aux pustules trop vîte effacées par les topiques mercuriels, sans traitement général; enfin, aux blennhorrhagies négligées, et sur-tout à celles qu'on a arrêtées par des injections astringentes. On voit quelquefois ces ulcères se montrer presque immédiatement après la guérison d'un chancre aux parties génitales, ou après la suppression intempestive d'une blennhorrhagie; on en voit d'autres qui n'ont lieu qu'au bout de plusieurs mois après l'absorption du virus syphilitique : il n'y a rien de positif à cet égard.

Les ulcères vénériens de la gorge s'annoncent par une douleur sourde, ou simplement par un peu de mal-aise dans le gosier et de gène dans la déglutition. En examinant la gorge on ne trouve quelquefois qu'un gonflement considérable des amygdales et de la luette, accompagné d'une rougeur plus ou moins foncée de ces parties et de celles qui les avoisinent. Cette inflammation, dont le malade et quelquefois même le medecin ne soupçonnent pas la cause, et qu'ils regardent comme une esquinancie légère et ordinaire, subsiste plus ou moins long-temps sans produire aucune ulcération : il se forme enfin un ulcère dans l'endroit qui a été primitivement affecté. Quelquefois ces ulcères attaquent d'abord la luette, mais bien plus souvent l'une des amygdales ou même toutes les deux. Ils ressemblent en général aux chancres ou ulcères vénériens des parties génitales. Leur fond est communément couvert d'une croûte blanchâtre, épaisse, à peu-près semblable à la croûte qu'on observe sur le sang dans les in-flammations ; leurs bords sont coupés perpendiculairement ; les parties environnantes sont toujours rouges et un peu gonflées. Les progrès de ces ulcères sont généralement très-lents ; quelquefois cependant, si l'on n'emploie sur le champ les remèdes les plus efficaces, ils creusent et s'élargissent considérablement. L'ulcère assez souvent ne s'étend au-delà de l'amygdale qu'après en avoir rongé une grande portion ; mais plus souvent encore il se porte le long de l'arcade qui réunit l'amygdale avec la luette. Ces parties et quelquefois une grande portion du voile du palais sont détruites avant que l'autre amygdale soit affectée. Lorsque l'ulcère est placé sur la face postérieure ou nasale du voile du palais, il peut avoir fait des progrès considérables avant même qu'on en ait soupçonné l'existence ; alors le voile du palais dont on n'aperçoit que la face antérieure, paraît seulement rouge et tuméfié, tandis que sa face opposée est déjà rongée dans une grande étendue ; et quand l'ulcère se montre en avant, on pourrait croire qu'il a marché avec une rapidité extraordinaire, parce que, au moment où on le voit le voile du palais est déja percé. Mais ce que nous venons de dire montre que cette rapidité n'est qu'apparente, et que la maladie a suivi son cours ordinaire, c'est-à-dire, une marche lente et progressive.

Les ulcères de la membrane palatine sont moins fréquens que ceux des amygdales, de la luette et du voile du palais ; ils font des progrès moins rapides, sans doute parce que cette membrane est épaisse et dense. Cependant on a vu des ulcères détruire la membrane palatine dans toute son épaisseur, et altérer ensuite la voûte du palais ; mais ce cas est rare, et le plus ordinairement la maladie a déjà attaqué les os qui forment cette voûte avant d'atteindre la membrane qui la couvre : alors la maladie s'étend de l'intérieur vers l'extérieur, et quand la membrane commence à être affectée, le mal s'annonce par un tubercule rond, tantôt enflammé, tantôt sans inflammation, et qui, en s'ulcérant, verse une humeur de mauvaise nature ; en portant un stylet dans cette ulcération on sent l'os à nu. Pour que l'ulcère puisse guérir, il faut que la portion d'os malade se sépare de la portion saine ; et comme l'os est presque toujours frappé de nécrose dans une etendue plus grande que l'ulcération de la membrane, il ne peut sortir qu'après avoir été brisé, ou après qu'on a agrandi l'ouverture de la membrane. Dans ce cas, la membrane pituitaire est presque toujours perforée, et quand l'os nécrosé est sorti, il reste une communication entre la bouche et le nez. Cette disposition est incurable ; elle altère singulièrement le

timbre de la voix, mais on peut y remédier au
moyen d'un obturateur.

Les ulcères vénériens du pharynx peuvent
occuper différens points de cet organe : ceux
qui sont placés à la partie du pharynx qui correspond à l'isthme du gosier sont faciles à ap-
percevoir ; il n'en est pas de même de ceux qui
sont situés à sa partie supérieure ou à sa partie inférieure : cachés par le voile du palais ou
par la base de la langue, et ne causant presque
pas de douleur, ces ulcères font souvent des
progrès considérables avant qu'on puisse les découvrir, sur-tout si le malade est du nombre de
ces personnes dont on ne peut examiner la gorge
qu'avec la plus grande difficulté, à cause des
mouvemens qu'excitent dans cette partie les
tentatives qu'on fait pour abaisser la base de la
langue et élever le voile du palais. La marche
de ces ulcères est ordinairement très-lente.
Quelquefois cependant ils font des progrès rapides, deviennent en quelque sorte rongeans, et
finissent par attaquer le corps des vertèbres.
Dans ce cas, la maladie est presque toujours
incurable. Le malade succombe épuisé par l'a-
bondance de la suppuration, la déglutition de
cette matière et l'excès de la douleur.

Le diagnostic des ulcères vénériens de la
gorge est en général assez facile : la situation
de ces ulcères, leur marche, leur aspect, l'état
des parties circonvoisines et les circonstances
commémoratives suffisent ordinairement pour
les faire reconnaître. Cependant on regarde
quelquefois comme vénériens des ulcères ou
d'autres affections qui n'ont point ce caractère ;
et d'autres fois on ne croit point vénériens des
ulcères qui le sont réellement. Il importe d'au-

tant plus d'éviter toute méprise que, dans le premier cas, on fait subir au malade sans né-cessité, et souvent même à son préjudice, un traitement anti-vénérien ; tandis que dans le second, la maladie peut faire des progrès con-sidérables parce qu'on néglige les remèdes qui peuvent seuls la guérir.

La surface des amygdales présente naturel-lement des espèces de bosselures séparées par des enfoncemens et des ouvertures dans lesquelles aboutissent les orifices des follicules muqueux dont ces glandes sont composées. Lorsque les amygdales sont gonflées et enflammées par une cause quelconque, la profondeur de ces enfrac-tuosités augmente ; la matière muqueuse que sécréte la glande s'y amasse, s'épaissit, et l'on pourrait, dans cet état, les prendre pour des ulcères vénériens ; mais cette méprise ne peut jamais avoir lieu que par ignorance ou dé-faut d'attention.

La surface de la membrane muqueuse du pharynx est souvent inégale et de couleur va-riée, blanche, rouge, violette : en l'examinant légèrement, sur-tout chez une personne qui a essuyé quelque maladie vénérienne, on pour-rait croire qu'elle est engorgée, épaissie, ulcé-rée même, quoiqu'elle soit très-saine ; mais cette erreur ne sera jamais commise par un homme instruit et attentif : c'est ordinairement celle des personnes qui, ayant été affectées de mal vénérien, et ne se croyant pas guéries, cherchent par - tout les preuves de son exis-tence, et croyent les trouver dans la disposi-tion naturelle de la membrane muqueuse du pharynx, dans les lacunes des amygdales ou des papilles fongueuses de la langue. Heureuses celles qui ont assez de confiance en un Chirurgien habile pour renoncer à leur erreur et échapper aux mains de l'ignorance et du charlatanisme !

Les ulcères de la gorge qui sont la suite de l'inflammation de cette partie se distinguent des ulcères vénériens en ce qu'ils sont ordinairement précédés d'un abcès, que d'ailleurs leur surface est presque toujours nette, rouge, vermeille, et qu'ils ne sont point accompagnés de l'inflammation érysipélateuse particulière aux ulcères syphilitiques.

Il survient fréquemment des ulcères dans la bouche ainsi que dans la gorge, lorsqu'on administre le mercure à trop forte dose, ou lorsque le malade s'est exposé au froid pendant son usage. Il est quelquefois très-difficile de distinguer ces ulcères des véritables ulcères vénériens : outre qu'ils leur ressemblent beaucoup, ils surviennent pendant le traitement de la syphilis, ce qui suffit pour les rendre suspects : leur situation seule, d'ailleurs, les fait souvent supposer vénériens, tant on est disposé à juger ainsi tout ulcère de la bouche.

Les ulcères de la bouche et de la gorge qui sont dus à l'action du mercure, ne se manifestent que chez les personnes qui font usage de ce remède ; ils peuvent se montrer dans tous les points de la bouche ; mais comme ils sont principalement déterminés par la pression qu'exercent les dents et les gencives sur les parties vers lesquelles se porte spécialement l'action du mercure, on les trouve toujours dans les endroits où le gonflement est plus grand et la pression plus forte : tels sont communément les côtés de la langue, les environs des angles des mâchoires et l'intérieur des joues. Ces ulcères paraissent sur différentes parties de la bouche en même temps ; ils sont larges, superficiels et ne font point de progrès par érosion ; leur surface est couverte d'une escarre blanchâtre qui leur donne une apparence laiteuse, comme si le malade venait de boire du lait : leurs bords ne sont point élevés, et leur circonférence n'est point entourée d'une rougeur érysipélateuse, comme dans les ulcères vénériens : ajoutez à cela que les ulcères produits par le mercure sont précédés et accompagnés d'une abondante salivation, et que la bouche exhale une odeur fétide toute particulière. En considérant ces circonstances et en prenant les informations convenables, on distinguera aisément les ulcères vénériens de la bouche de ceux qui sont produits par l'action du mercure. S'il restait cependant quelque incertitude, le plus sûr serait de suspendre entièrement l'usage du mercure. On voit alors bientôt les ulcères empirer quand ils sont vénériens, ou disparaître promptement à mesure que le gonflement et l'inflammation causés par le mercure cessent, quand ils ne le sont pas. Il est bon d'observer néanmoins que ces ulcères ne guérissent pas toujours aussi vîte qu'on pourrait le croire. Le gonflement de la bouche, causé par le mercure, dure quelquefois très-longtemps. Il n'est pas rare de le voir subsister ainsi que les ulcères, deux ou trois mois après qu'on a cessé entièrement l'usage du mercure. Il faut prendre garde de s'en laisser imposer par l'opiniâtreté de ces ulcères, afin de ne pas revenir à l'usage du mercure, et de n'en pas donner une trop forte dose ; car non-seulement la constitution en souffrirait, mais le remède même que l'on prescrirait pour dissiper les ulcères, les ferait empirer.

Le pronostic des ulcères vénériens de la gorge est subordonné à leur situation, à leur étendue, à l'état général du malade et aux traitemens anti-vénériens qui ont été administrés. Les ulcères qui attaquent les amygdales et la luette sont moins graves que ceux qui affectent le voile du palais, la membrane palatine et le pharynx. La raison en est sensible : la destruction de la luette et d'une partie des amygdales ne nuit presque en rien à la déglutition, à la voix et à la prononciation ; il n'en est pas de même de la destruction du voile du palais : la perte de cette partie altère singulièrement la voix, la prononciation et gêne la déglutition. Cependant, lorsque cette cloison mobile n'est détruite que dans une petite étendue, il n'en résulte pas des inconvéniens aussi graves qu'on pourrait le penser. Quand l'ulcère est encore dans toute sa vigueur, les parties sont irritées, gonflées, douloureuses et gênées dans leurs mouvemens ; mais lorsque la cicatrice est formée, tout cela disparaît, et la portion restante du voile du palais suffit à ses fonctions. Il n'en est pas de même quand cette partie est entièrement détruite, ou quand il y a une échancrure profonde ou une large perforation ; cependant, dans ces cas, l'art peut encore réparer en partie les torts de la maladie, par un obturateur. Les ulcères du palais étant presque toujours accompagnés de la nécrose ou de la carie de la voûte palatine, il en résulte, comme nous l'avons dit, une communication de la bouche avec les fosses nasales, et cette communication nuit singulièrement à la voix et à la parole ; cependant ces fonctions peuvent être rétablies dans leur état naturel au moyen d'un obturateur. Les ulcères vénériens du pharynx sont d'autant plus fâcheux que leur situation les rendant très-difficiles à apercevoir, on ne les découvre que lorsqu'ils ont fait des progrès considérables, et qu'il est peu facile d'en obtenir la cicatrisation : d'ailleurs ils sont bien moins à la portée des remèdes locaux que les ulcères des autres parties de la gorge. Les ulcères vénériens de la gorge, ainsi que toutes les autres affections syphilitiques, sont plus difficiles à guérir chez les personnes d'une mauvaise constitution que chez les personnes bien constituées et qui jouissent d'ailleurs d'une bonne santé. Ils sont plus difficiles à guérir aussi quand le virus a été long-temps dans le corps, quand le malade a pris du mercure à plusieurs reprises pour la maladie actuelle, et que, faute d'en avoir continué l'usage assez long-temps, ou par quelque autre cause inconnue, le virus n'a pas été détruit.

Abandonnés à eux-mêmes, les ulcères vénériens de la gorge ne guérissent point, et font, au contraire, des progrès plus ou moins rapides. Cependant on a vu quelquefois des ulcères de cette espèce, récens et peu considérables, disparaître en quelques jours; mais alors la maladie s'est portée sur d'autres parties : il y a eu une véritable métastase. On doit donc opposer à ces ulcères, le plus tôt possible, un traitement convenable. Ce traitement est général ou local. Le traitement général consiste dans l'usage du mercure que l'on peut administrer en frictions, ou que l'on peut faire prendre par la bouche. Dans ce dernier cas, on se sert ordinairement du muriate suroxigéné de mercure, et on lui associe les sudorifiques. Dans le choix de l'une de ces deux méthodes, on doit avoir égard à l'état général du malade et aux traitemens mercuriels qu'il peut avoir subis précédemment. Il n'est pas rare de voir des malades qui ont pris le mercure sous toutes les formes, sans en avoir retiré le moindre avantage, guérir par l'usage seul des sudorifiques.

Le traitement local des ulcères vénériens de la gorge est différent suivant l'époque et l'etat de la maladie. Lorsque les ulcères commencent et que l'inflammation est considérable, la méthode anti phlogistique est la seule convenable : ainsi on prescrira les boissons délayantes et rafraîchissantes; on fera tenir continuellement dans la bouche du lait tiède, des décoctions de racine de guimauve, de graine de lin, ou de figues, etc. Si l'inflammation était très-intense, le malade fort et pléthorique, il faudrait avoir recours à la saignée et à l'application des sangsues sur les parties supérieures et latérales du cou. Lorsque la période inflammatoire est passée, rien n'est plus utile que l'usage fréquent des gargarismes ou des injections avec une dissolution de muriate oxigéné de mercure dans l'eau simple, dans l'eau de chaux ou dans une forte décoction des bois sudorifiques, épaissie avec du miel presque en consistance de sirop. J'ai plusieurs fois employé ce dernier gargarisme avec beaucoup de succès. Lorsque l'engorgement des parties est flasque, que les ulcères sont dans un état stationnaire, sur-tout lorsque leur surface est lardacée et blanche, les caustiques sont nécessaires : le meilleur est le collyre de Lanfranc dans lequel on trempe un pinceau de charpie qu'on porte sur la surface de l'ulcère. Si ce collyre n'a pas une action suffisante, on le remplacera par le nitrate d'argent ou par la dissolution d'un gros de muriate suroxigéné de potasse dans douze onces d'eau distillée. Mais lorsque la substance lardacée qui couvre l'ulcère est tombée et que celui-ci est vermeil, on doit renoncer aux caustiques dont l'application causerait des douleurs très-vives et pourrait même exciter des convulsions. On a recours alors aux gargarismes détersifs, comme l'eau d'orge miellée à laquelle on ajoute une certaine quantité de muriate oxigéné de mercure.

Article XIV.

Des Aphtes.

On donne le nom d'aphtes à des tubercules blanchâtres, superficiels, ronds, de la largeur ou d'un grain de millet ou d'un grain de chanvre, tantôt agglomérés, tantôt isolés, qui occupent les lèvres, les gencives, la partie interne des joues, la langue, le palais, la luette, les amygdales, le pharynx, l'œsophage, l'estomac et le canal intestinal. Ces tubercules qui ne sont probablement que des follicules muqueux aplatis, et qui paraissent avoir à leur partie moyenne une petite ouverture, rendent une humeur séreuse, et tombent en écailles par le détachement de la pellicule qui couvre la membrane muqueuse.

Il ne faut pas confondre les aphtes proprement dits avec de petits ulcères superficiels, blancs ou bleuâtres à leur centre, rouges et douloureux à leur circonférence, qui se manifestent sur différens points de l'intérieur de la bouche , et auxquels on donne communément le nom d'*aphtes*. Ces petits ulcères dépendent quelquefois d'une affection des dents ; d'autres fois ils surviennent sans qu'on puisse en assigner la cause et sans avoir été précédés d'aucune autre maladie. On les guérit en combattant la cause à laquelle on peut les attribuer, et en les touchant légèrement avec des acides tels que le vinaigre , le jus de citron , avec le nitrate d'argent fondu ou le sulfate de cuivre.

Les aphtes diffèrent des ulcères en ce qu'ils s'élèvent comme des pustules de la surface des parties qu'ils affectent, n'y forment pas de cavité , ne fournissent point de pus , et disparaissent sans laisser de cicatrice après le desséchement et la chute d'une substance membraneuse qui les couvre.

Les aphtes se montrent rarement chez les adultes ; il sont beaucoup plus fréquens chez les vieillards , plus fréquens encore chez les enfans. Nous allons les considérer dans ces trois âges de la vie.

Aphtes des adultes. Ces aphtes ne se montrent pas également dans tous les climats : on n'en voit presque jamais dans les pays chauds ; on les observe rarement dans les contrées tempérées : c'est parmi les peuples du Nord qui habitent les endroits bas et marécageux, que cette maladie se déclare le plus communément. Dans la Zélande , les aphtes sont si communs qu'ils y forment, selon Ketelaër , une maladie endémique , sur-tout en automne , quand la saison est humide et chaude.

Les aphtes se montrent rarement chez les individus bien portans d'ailleurs ; et lorsque cela a lieu, on ne peut les regarder que comme une légère indisposition qui cède aisément à des boissons rafraîchissantes et adoucissantes, et à des gargarismes de même nature. Presque toujours les aphtes surviennent pendant le cours ou vers le déclin d'une autre maladie, et particulièrement des fièvres putrides ou des fièvres intermittentes devenues continues, sur tout lorsqu'elles ont commencé avec la diarrhée ou la dysenterie.

Avant l'apparition des aphtes, les malades éprouvent des nausées continuelles ou des vomissemens, des anxiétés précordiales très-vives et très-fréquentes, de la faiblessse, de la somnolence, de la stupeur, un sentiment douloureux et permanent de pesanteur à l'estomac.

Cependant les aphtes paraissent; ils se présentent sous la forme de petits tubercules superficiels, isolés et agglomérés, ronds, blanchâtres, du volume d'un grain de millet ou d'un grain de chanvre. Ces tubercules rendent une humeur séreuse et tombent en écailles par le détachement de la pellicule qui les recouvre. Disséminés d'abord sur la langue, la commissure des lèvres et l'arrière-bouche, ils deviennent par degrés plus nombreux et forment quelquefois une seule croûte dense, luisante, très-adhérente, et qui finit cependant par se détacher. Alors il renaît de nouveaux aphtes dans le même endroit ou ailleurs; quelquefois il n'en paraît plus. Dans quelques cas, les aphtes ne se bornent pas à la cavité de la bouche, ils s'étendent dans le pharynx, l'œsophage, l'estomac, le conduit intestinal, et y déterminent des accidens très-graves. Lorsqu'ils sont très-nombreux, ils sont accompagnés fréquemment par des symptômes adynamiques.

Les aphtes sont en général bien moins graves chez les adultes que chez les vieillards et les enfans nouveaux-nés. Ceux qui sont transparens, blancs, isolés, superficiels, sont peu inquiétans. Il n'en est pas de même des aphtes jaunes, fauves, cendrés, noirâtres, épais et rapprochés. Ceux qui sont tenaces et qui renaissent aussitôt après leur chute, sont plus graves que ceux qui ne reparaissent point.

Lorsque les aphtes se détachent, on doit examiner avec soin la surface qu'ils abandonnent; si elle est rosée et humide, on peut espérer que les aphtes ne reparaîtront plus ou du moins qu'en très-petite quantité; mais lorsqu'elle est sèche, on peut être presque assuré qu'ils reviendront. Dans quelques cas le fond de la gorge paraît en quelque sorte tapissé d'une toile mince et blanchâtre : il est certain alors qu'une nouvelle éruption va se faire.

L'époque de la chute des aphtes ne peut être déterminée précisément. Quelquefois douze jours suffisent, d'autres fois ils restent adhérens bien plus long-temps. Ils ne tombent pas tous ensemble; mais ils se détachent en différens temps et dans diverses parties de l'intérieur de la bouche. Le temps qui s'écoule entre la chute des aphtes et une nouvelle éruption, n'a rien de constant : dans quelques cas il se passe cinq à six jours avant qu'il en reparaisse d'autres. Il est important de connaître cette particularité, afin de ne pas se livrer à une trompeuse sécurité. Mais si après la chute des aphtes l'intérieur de la bouche est pur et humide, si le malade n'éprouve aucune anxiété dans la région précordiale, aucun assoupissement, aucune pesanteur d'esprit, si la fièvre cesse ou diminue, on est sûr que la guérison est radicale.

Le traitement des aphtes est général et local. Le traitement général est subordonné à la maladie pendant laquelle les aphtes paraissent, et doit varier suivant la nature de cette maladie. Ainsi la saignée a été employé avec succès par Ketelaer dans une pleuresie compliquée d'aphtes; le quinquina par Sydenham dans une fièvre rémittente accompagnée d'une éruption aphteuse. Dans des circonstances pareilles, chez des individus très-faibles, et dont le gosier était couvert d'aphtes, Van-Swieten ne pouvant administrer le quinquina en substance, le faisait prendre en décoction, pour appaiser la fièvre; mais comme il craignait que la propriété topique de ce remède ne fut nuisible aux aphtes, il employait en même temps et presque continuellement les décoctions émollientes. Il fut étonné de voir, chez ces malades, les croûtes aphteuses tomber plus tôt que dans ceux où le bon état des forces, et l'espèce de la fièvre avaient dispensé de l'usage de quinquina. Lorsque la maladie pendant laquelle les aphtes sont survenus ne présente aucune indication particulière, on s'en tient aux boissons délayantes et adoucissantes, telles que le bouillon de poulet, l'infusion de mauves, de guimauve ou de tussilage, dans laquelle on ajoute un peu d'émulsion d'amandes douces et de miel. Ketelaer a remarqué que cette boisson suffit pour aider la maturité des aphtes et modérer l'irritation qu'ils occasionnent. Le régime du ma-

malade sera réglé sur l'état des forces ; mais comme la déglutition est difficile et douloureuse, il ne prendra que des alimens liquides ou très-mous.

On doit avoir pour objet dans le traitement local des aphtes, de faciliter la séparation et la chute des croûtes aphteuses, et le retour des surfaces qu'elles ont abandonnées à leur état naturel. Dans cette vue on emploie les gargarismes émolliens et adoucissans que le malade tient presque continuellement dans la bouche. On compose ces gargarismes avec des liquides assez visqueux pour adhérer aux parties qu'il s'agit de relâcher. Lorsque les croûtes sont tombées, si les parties qu'elles laissent à nu sont très-douloureuses, on a recours aux liqueurs visqueuses dont nous venons de parler ; on y ajoute la crême de lait, le sirop de pavot ou toute autre substance anodine. Quand la sensibilité des parties commence à s'émousser, on a recours aux légers fortifians et détersifs, comme la décoction d'orge, d'aigremoine, d'hypéricum, etc., avec le miel rosat. Mais il ne faut commencer l'usage des fortifians que quand la cessation de la fièvre, le dépôt de l'urine annoncent que le déclin de la maladie est arrivé ; ou, comme on dit, que la dépuration des humeurs est complètement achevée. Employés avant cette époque, ces remèdes pourraient occasionner une récidive à laquelle le malade, déjà épuisé, pourrait succomber. C'est pour la même raison qu'on doit s'abstenir sévèrement des gargarismes astringens et rafraîchissans. On termine la cure des aphtes par un doux purgatif qui ait en même temps quelque qualité tonique et astringente, et qui soit propre par conséquent à chasser les croûtes aphteuses dont le canal intestinal peut être rempli, et à donner un peu de ton à ce canal.

Aphtes des Enfans nouveaux-nés. — Cette maladie que l'on a appelée *morbus miliaris infantum*, muguet, blanchet, maladie aphteuse des nouveaux-nés, se rencontre rarement dans les villes, où les enfans aussitôt après leur naissance sont livrés pendant quelques jours à la surveillance des gens de l'art, recoivent les soins et le lait maternels, ou sont confiés à une bonne nourrice. Elle est bien moins rare dans les campagnes où les secours les plus essentiels aux nouveaux-nés sont presque toujours négligés, et ou le défaut d'attention et de vigilance parmi les nourrices n'est que trop commun. C'est sur-tout dans les hôpitaux destinés aux enfans abandonnés, que le muguet est plus fréquent : c'est là qu'il se montre sous l'aspect le plus effrayant, et qu'il exerce les ravages les plus funestes. Cette maladie n'est pas propre aux contrées septentrionales, comme les aphtes des adultes : on l'observe sous presque toutes les latitudes, au midi de la France, comme au nord de l'Allemagne. Elle est commune dans l'hôpital des Enfans-trouvés de Paris.

Plusieurs causes se réunissent dans ces précieux asyles du malheur pour produire le muguet. Ces causes sont la privation du sein maternel, une nourrice mal saine, intempérante ou en proie à des affections vives de l'ame, le défaut de soins, la malpropreté, une nourriture peu saine, l'insalubrité de l'air, la contagion enfin , qui n'a lieu cependant que par l'usage commun des ustensiles qui servent à abreuver les enfans , des hardes qui les couvrent , et la fréquentation trop grande des enfans affectés avec les enfans encore sains.

L'époque précise à laquelle les enfans sont exposés au muguet , et le terme fixe où ils cessent d'y être sujets , sont également indéterminés. M. Auvity , chirurgien de l'hôpital des Enfans trouvés de Paris , dans l'excellent mémoire duquel nous avons puisé tout ce qui a rapport à cette maladie , dit avoir vu des enfans qui dès le 3.e ou le 4.e jour de leur naissance en avaient été attaqués , d'autres qui n'en avaient été affectés que le vingtième jour , d'autres enfin qui n'avaient pu en être préservés dans le 2.e 3.e et 4.e mois , et même jusqu'au huitième , de manière qu'il paraît vraisemblable que le muguet est une maladie propre aux nouveaunés pendant tout le temps , pour ainsi dire , de l'allaitement.

On a admis deux espèces de muguet : le *muguet discret* ou benin , et le *muguet confluent* ou gangreneux. Les mêmes symptômes précurseurs sont communs à l'une et à l'autre espèce. Ces symptômes sont l'augmentation de la chaleur , l'accélération du pouls , un sommeil profond , l'agitation des muscles de la face , la sécheresse de la gorge , la difficulté d'avaler , les nausées , les vomissemens , la cardialgie , la gêne de la respiration , l'altération de la voix. A ces symptômes qui précèdent le développement du muguet , il s'en joint bientôt d'autres qui annoncent que l'éruption ne tardera pas à se faire : ces nouveaux symptômes sont une rougeur très-foncée des lèvres et de tout l'intérieur de la bouche ; la langue est sèche, ardente et un peu tuméfiée, la bouche est brûlante, ce qu'on sent très-bien en y portant le doigt.

Un ou deux points blanchâtres au frein de la langue ou aux gencives, dans l'endroit que doivent occuper les dents incisives, la vîtesse et l'élévation graduelle du pouls, indiquent le commencement de l'éruption. Ces points blanchâtres se multiplient, et bientôt les commissures des lèvres, la surface interne des joues, celle des lèvres, la langue, les gencives en sont toutes recouvertes et l'éruption alors est complète. Dans cet état, l'enfant est brûlant et agité, son visage est comme crispé, il ne prend le sein de sa nourrice et n'avale les boissons qu'avec difficulté, ce qui annonce que la maladie s'étend à l'œsophage ; un dévoiement séreux et verdâtre survient quelquefois, et alors on observe des rougeurs très-vives à l'anus.

Dans le muguet benin, l'intérieur de la bouche présente des boutons blancs superficiels, séparés les uns des autres, et dont les intervalles ne sont ni rouges, ni enflammés. Le fond de la bouche est peu altéré dans sa couleur et la chaleur y est modérée ; la déglutition est libre ; l'enfant peut prendre le sein de sa nourrice, le sommeil est presque naturel et la diarrhée légère. Les boutons, dans les premiers jours, conservent leur transparence et leur blancheur ; ils prennent ensuite une couleur jaunâtre, s'exfolient par pellicules et se dissipent entièrement vers le neuvième ou dixième jour, sur-tout lorsque l'enfant a une bonne nourrice. On ne rencontre ordinairement

cette espèce de muguet que chez les enfans élevés
à la campagne ou dans les maisons particulières.
Si on l'observe quelquefois dans les hôpitaux
destinés aux enfans à la mamelle, il prend
bientôt un caractère plus grave : il n'est en quelque sorte que le prélude du muguet confluent.

Le muguet confluent succède donc quelquefois au muguet benin ; mais le plus souvent
il se présente dès le début avec le caractère
qui lui est propre. L'intérieur de la bouche
est tapissé de petites pustules presque contiguës
les unes aux autres, répandues non-seulement
sur les lèvres, les gencives, la langue et l'intérieur des joues, mais encore dans l'arrière-
bouche, d'où elles paraissent s'étendre dans
l'œsophage. Quelquefois c'est de ce conduit
même que les aphtes semblent se propager
dans l'intérieur de la bouche, comme on est
porté à le croire lorsqu'on voit s'élever de la
partie la plus basse du pharynx une croûte
blanche, épaisse, luisante, qui s'étend progressivement sur le voile du palais, la langue et
l'intérieur des joues. Dans le muguet confluent, la bouche de l'enfant est brûlante ;
ses lèvres ne s'appliquent qu'avec peine sur le
mamelon qui s'excorie quelquefois par leur
contact. La déglutition est gênée ; les boissons
ne parviennent qu'avec une difficulté extrême
dans l'estomac ; quelquefois elles ne peuvent
point y arriver ; on a vu même dans quelques
cas la croûte épaisse qui tapissait tout l'intérieur de la bouche, s'opposer au mouvement
des lèvres et des joues, ensorte que les petits
malades ne pouvaient point retenir dans la
bouche le liquide qu'on y versait et qui s'en
écoulait à l'instant. Cette concrétion ou croûte

aphteuse, d'abord blanche comme du lait coagulé, devient jaune, cendrée ou noirâtre, et forme une escarre dont la chute laisse voir des ulcères quelquefois rouges et d'autres fois d'un jaune brun. Ces ulcères sont dans quelques cas d'une sensibilité telle que le contact des boissons les plus douces produit une douleur très-vive, et qu'après plusieurs efforts pénibles pour avaler, les enfans finissent par repousser toute espèce de boisson. D'autres fois les parties dénudées paraissent presque insensibles ; elles exhalent souvent dans l'un et l'autre cas, un liquide sanieux qui afflue en abondance dans la bouche. A ces symptômes locaux, se joignent des excrétions d'une matière verdâtre qui produit des excoriations à l'anus, de l'assoupissement ou de l'insomnie, une agitation violente et continuelle, des cris faibles et languissans, une diminution progressive des forces. A mesure que la maladie avance, les excrétions alvines deviennent plus fréquentes et les matières plus âcres. Souvent alors on voit succéder aux excoriations de l'anus des espèces d'escarres qui avancent la mort des malades ; c'est toujours au milieu des douleurs les plus cruelles, de l'anxiété la plus déchirante, qu'elle arrive.

Tels sont les symptômes et la marche du muguet confluent ou gangreneux. Cette espèce ne s'observe guères que dans les hôpitaux où les enfans nouveaux-nés sont réunis en très-grand nombre. Si à l'époque où le mal commence les enfans sont soustraits aux causes qui l'ont déterminé, il arrive quelquefois que les symptômes deviennent moins graves et que la santé se rétablit ; mais cette heureuse terminaison est rare. Le muguet, considéré en général, a une marche fort insidieuse : on a vu périr des enfans qui paraissaient atteints du muguet bénin, et ceux qui sont affectés du muguet confluent ne périssent pas toujours.

Pour prévenir le développement du muguet, il faut soustraire les enfans aux causes capables de le produire. Ainsi on placera les enfans dans un air pur, on les tiendra très-proprement, et on les confiera à une bonne nourrice. Si les circonstances ne permettent pas de leur donner une nourrice soigneuse et saine, on leur fera prendre d'abord du petit-lait de vache récent, préparé sans acide et édulcoré avec du miel et du sirop de violette, pour faciliter l'évacuation du méconium ; on nourrira ensuite l'enfant avec du lait mêlé à deux tiers d'eau d'orge et on diminuera la quantité de la décoction d'orge à mesure que l'enfant prendra des forces. On aura soin de tenir le lait dans un lieu frais, de ne jamais le garder trop long-temps, de ne point le chauffer ; mais de le donner à une douce température en faisant tiédir l'eau d'orge avec laquelle on le mêle.

Les moyens hygiéniques dont nous venons de parler, secondés par les remèdes locaux, suffisent pour la cure du muguet bénin. On fera donc des lotions fréquentes dans la bouche avec une décoction d'orge, à laquelle on ajoutera du miel rosat et une quantité d'acide sulfurique nécessaire pour donner au mélange une saveur légèrement acide. On étuvera cinq ou six fois par jour les endroits affectés, avec un pinceau ou un petit linge fin imbibé de ce mélange. Les gens de la campagne se servent communément en pareil cas d'huile d'olive chaude,

dont ils frottent la bouche de l'enfant, ou d'huile
de navette ou de rave dans laquelle ils font
dissoudre un peu de sucre. Ces moyens leur
réussissent ordinairement assez bien. Quant aux
rougeurs et aux excoriations de l'anus, on peut
les saupoudrer avec les poudres de bois pourri,
de lycopode ou d'amidon.

Le muguet confluent exige qu'on mette la
plus grande promptitude dans l'emploi des remèdes convenables, et sur-tout qu'on éloigne
l'enfant des causes auxquelles la maladie est
due. Le sein d'une bonne nourrice et de fréquens allaitemens seront le plus sûr moyen
de guérison. Si l'enfant n'a pas encore de nourrice, on aura recours au petit-lait pur et préparé
sans acide, au bouillon de veau, de poulet ou
au lait coupé avec l'eau d'orge. On débarrassera
l'estomac des mucosités qu'il contient, en provoquant le vomissement par le tartrite de potasse et d'antimoine, ou l'ipécacuanha. On cor-
rigera le levain acide qui domine dans les voies
alimentaires en donnant deux ou trois fois par
jour, six, huit ou dix grains de carbonate de
magnésie qu'on mêlera dans toutes les boissons
de l'enfant. On peut donner aussi dans la même
vue, toutes les deux ou trois heures une demi
cuillerée à café d'une potion composée de la
manière suivante:

℞ Savon amygdalin,
  Carbonate de magnésie,   } ãã.............. deux gros.

  Eaux de menthe,
    de fenouil,   } ãã.............. deux onces.

  Sirop de guimauve, demi-once.

  Mêlez.

Lorsqu'on présume que l'éruption s'est étendue

dans l'œsophage ou même dans l'estomac et les intestins, on donne souvent à l'enfant une cuillerée à café de jus de raves cuites sous la cendre, auquel on ajoute un peu de miel rosat. Si l'enfant est faible et exténué, on ranimera ses force par de légers cordiaux, tels que l'eau de menthe, la teinture alcoolique de quinquina mêlée à du sirop d'œillet ou d'écorce d'orange.

La bouche de l'enfant demande des soins particuliers et très-assidus : on l'humectera sans cesse avec une décoction de feuilles de sauge, de plantain, ou avec le suc de joubarbe, de ronces, etc, dans lesquels on ajoutera du miel rosat et de l'acide sulfurique. S'il survient des ulcères gangréneux dans le fond de la bouche, on aura recours à des remèdes plus actifs : on emploiera alors avec avantage l'eau de chaux avec la décoction d'orge et le miel rosat ; on en bassinera souvent les parties affectées. On se sert aussi pour le même usage du sirop de quinquina ou d'une décoction de guimauve et d'aristoloche ronde édulcorée avec la conserve de roses ou de cynorrhodon liquide, et acidulée avec quelques gouttes d'acide sulfurique. Lorsque les croûtes aphteuses sont tombées, il convient de donner un purgatif léger et tonique. Le sirop de rhubarbe seul ou mêlé avec quelques grains de rhubarbe en poudre est très-utile dans ce cas : on peut l'administrer dans quelques cuillerées de décoction de quinquina ; on peut aussi se servir d'huile de ricin unie à un sirop agréable au goût. Pendant tout le cours de la maladie on ne doit pas omettre de donner des lavemens émolliens à l'enfant, sur-tout lorsqu'il a de violentes tranchées, et que les excrémens sont verdâtres.

Le plus souvent, lorsque la terminaison du muguet est heureuse, il se manifeste une éruption de petits boutons, au cou, aux fesses ou ailleurs. Si ces boutons viennent à disparaître tout-à-coup, ou, comme on dit, à rentrer, le muguet reparaît, et l'enfant dont les forces sont déjà épuisées, ne peut supporter cette seconde attaque ; il périt au moment où l'on croyait toucher à sa guérison. Il est donc bien important de favoriser et d'entretenir cette éruption précieuse en tenant l'enfant chaudement, et en lui faisant prendre des boissons diaphorétiques.

FIN DU SIXIÈME VOLUME.

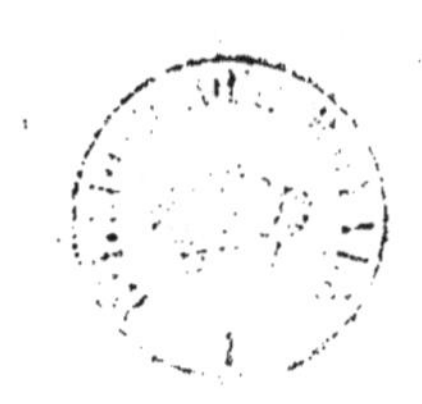

TABLE

DES MATIÈRES

Contenues dans ce Volume.

SUITE DES MALADIES DE LA FACE.

CHAPITRE PREMIER.

CHAPITRE II.

CHAPITRE III.

FIN DE LA TABLE.